Bio-color information medicine

색채의학 입문

Bio-color information medicine

색채의학 입문

카시마 하루키 · 이준육 지음

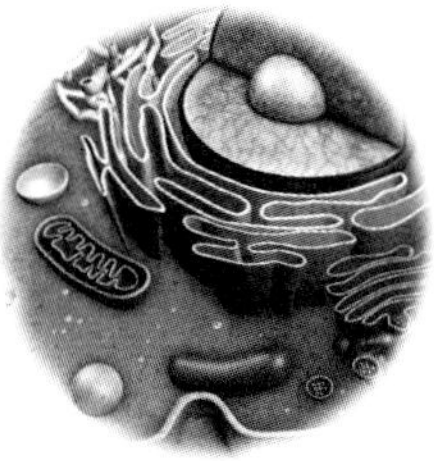

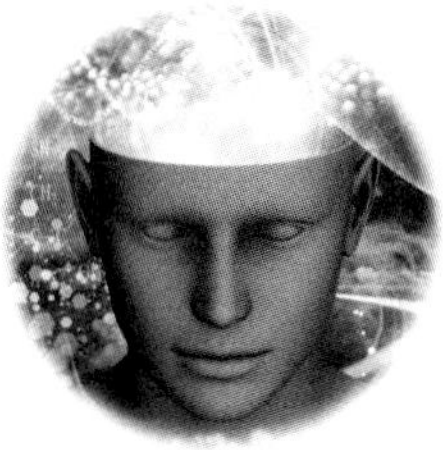

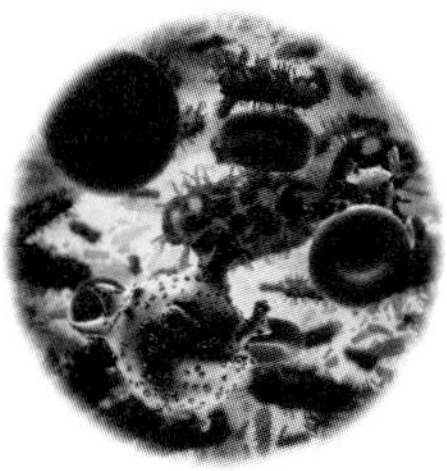

중앙생활사

저자 서문

지구상의 거의 모든 생물 종은 태양 에너지를 생명활동의 원동력으로 활용해 왔다. 대부분의 생물 종은 태양의 빛을 보다 효율적으로 포착해 이용하기 위하여 안테나 색소계(antenna pigment system)를 38억 년이라는 진화의 초기과정부터 체내에 생성하였다고 추정된다.

빛과 색채는 생물에게 생육 및 생활환경의 정보를 얻기 위해서도 필수불가결한 요소이다. 특히 색소는 물질계에서도 독특한 에너지를 가지고 있으며, 물리적인 신호를 발하고, 때로는 화학반응에도 관여하고 있다. 색채는 정보의 저장매체이며 그 신호는 상징적인 언어 그 자체이고, 물질과 물질, 물질과 생물 사이에 커뮤니케이션의 미디어로서 기능을 하고 있다.

우리가 발견한 색채의 새로운 효용은 생체에서 발생하는 다양한 질병에 대하여 치유현상을 일으키는 치료도구로서의 기능을 갖고 있다. 우리는 색채치료의 연구를 통하여 다양한 병원체(pathogen)를 비롯한 생체를 구성하는 생체조직이나 기관, 세포, 생체관련 물질 등의 다중계층구조가 가지고 있는 기질적 또는 기능적 정보를 색채의 특정 파장에 실어 운반할 수 있다는 사실을 알게 되었다. 이러한 '색채에 담고 있는 생물정보가 생체에 다양한 통증을 비롯한 질병에 간섭작용을 일으킨다'는 사실이다. 생체는 색채에 담긴 정보의 간섭작용에 의하여 정상상태로부터 벗어난 이상(異常 = 질병)을 정상(正常 = 치유)의 방향으로 활동하게 된다. 이와 같은 이유에서 색채의학은 의미론적으로는 정보의학(intelligence medicine)이다.

본서는 색채를 사용한 진단 및 치료법이 개발된 연원을 비롯한 색채의학으로 발전과정에 이르는 20여 년 동안의 진보한 방법들을 한 권의 책으로 엮은 것이다. 이른바 색채치료는 동서양 의학의 장점을 융합하고, 분자생물학의 발달에 따라 해명된 분자기구를 망라한 재생의학의 줄기세포 주(株)에 관한 색채소자를 임상에 적용하는 것까지 포괄하고 있다.

또한 이 책은 1부에 색채요법의 발원 연원과 개발의 역사, 색채진단과 치료의 방법론을 싣고 있으며, 색채진단치료 각론 및 임상사례가 있는 2부에 임상연구가들이 일선 임상현장에서 창의적으로 활용하실 수 있도록 다양한 증례도 소개하고 있다.

그리고 저자가 16년에 걸쳐 색채진단치료라고 하는 색채요법을 연구하면서 색채를 도구로 사용하는 치료법의 작동 메커니즘에 관한 이해를 바탕으로 정리한 논리적 틀을 6장 〈창발생명과학으로의 도전〉에서 소개하고 있다.

특히 이 장은 색채를 적용한 치유현상에 관한 메커니즘의 추론 방향을 색채의 물리화학적 특성에 대하여, 그리고 저자가 색채현상에 대한 연구 방법론의 틀에 도입하는 신개념으로서 장(場), 피부라는 장소를 개재한 색채정보를 받아 읽고 조작정보를 창출해 내는 생체의 기능, 즉 생명계가 갖고 있는 특유의 기능계에 초점을 맞추고 논지(論旨)를 전개하고 있다.

본서는 저자가 카시마 하루키 선생님이 쓴《경이(驚異)의 색채치료》에 진보해온 이론을 정리하여 한국어판으로 편역 출판(《경이로운 색채치료》, 중앙생활사 발행)한 것을 기반으로, 금번에 다시 색채의학 입문서로 대폭 개정을 보았다. 여기에서 그 경위에 대해 간략하게 언급하기로 한다.

일본어판《경이의 색채치료》가 1998년 10월에 1쇄 출판된 이래로, 필자가 연구회에서 개최하는 각종 강습회 및 학술세미나에서 발표된 다양한 이론과 방법들을 정리한 것을, 카시마 하루키 선생님의 허락과 격려에 힘입어 가필(加筆), 편역하여 한국어판으로 출판한 시점이 2003년이었다. 그 이후, 색채치료의 임상방법론과 효과적인 색채를 선별하는 기술은 매우 빠른 속도로 진전을 거듭하고 있으며, 다양한 질환에 적용하는 효과적인 색채 종류의 증가와 더불어 임상기술도 폭발적으로 진보, 축적되고 있다.

마치 산처럼 쌓인 색채와 다양한 방법들에 대하여, 연구에 입문한 선생님들이 색채치료를 보다 쉽고 효과적으로 적용하실 수 있도록 하기 위한 텍스트북이 절실하게 된 것이다. 이에 필자는 색채치료의 치유 메커니즘의 해명을 위한 이론적 연구 방향을 제시하는 논리의 틀을 개발하고 정립할 필요성을 생각해 오던 중 출판사로부터 개정판에 대한 요청을 받았다.

지난 2015년 11월, 일본에서 개최된 정기학술대회에 참가하여 카시마 하루키 선생님과 나누던 대화 중에, 필자가 편역한《경이로운 색채치료》를 기반으로 16년 이상 진보해온 색채치료법과 그간 연구해온 이론 등을 정리해 '색채의학 입문서'를 공동 저작물로 출판하고자 하는 나의 제안을 기쁘게 받아주셨다.

서울에 돌아와 서둘러 원고를 정리하며 집필작업을 개시하였다. 한편으로는, 카시마 하루키 선생님께서 이루신 색채치료의 개발 업적에 누를 끼치게 되지나 않을까 하는 삼가는 마음도 크게 일어났지만, 색채치료를 연구하시는 회원 선생님들과 향후 입문하게 될 연구자들이 참고할 수 있는 텍스트북으로써의 기틀을 다진다는 사명감을 갖고 작업을 진행하였다.

작업 중에도 줄곧 선생님을 비롯한 가족 여러분, 그리고 일본의 동료 회원 선생님들의 깊은 학식과 연구 경지에 비해 나의 얕은 지견과 부족한 필력에 대해 부끄러움이 앞섰지만, 향후 더욱 연구에 정진하겠다는 일념으로 원고를 끝까지 정리하였다.

특히 2부의 6장 〈창발생명과학으로의 도전〉에 필자가 색채치료의 작동 및 치유기전에 대해서 연구해온 것을 간략하게 기술하였다. 지구상의 생명계에 있어서 색채와 불가분의 관련성을 인접과학의 이론들을 살피면서 논리의 틀을 짜고자 하는 노력을 하였다.

색채의학 입문서인 이 책이 질병치료와 건강에 관한 연구를 하는 일선의 임상의사 선생님들과 대체의학을 전공하는 과학도들에게 참고가 된다면 다행이겠다. 또한 자기 자신과 가족의 건강을 스스로 지키기 위해 안전하고 효과적인 방법을 찾고 있는 분들과 지금도 병고에 시달리고 있는 환자분들께도 색채치료가 도움이 된다면 기쁘기 그지없겠다.

이준육 씀

추천사

색채의학을 다룬 이 책의 출간은 참으로 반가운 일입니다. 가려운 데를 긁어주는 기분이요, 한 모금의 물이 마른 목을 축여주는 느낌이기 때문입니다.

자고로 의(醫)는 하나이지만 의학(醫學)은 여럿일 수 있습니다. 나아가 요법 역시 수백 가지 또는 수천 가지가 있을 수 있습니다. 동양에는 동양의학이, 그리고 서양에는 서양의학이 있어 온 것이나, 서양의학에 가까우면서 제도권 의료의 틀 안에 속하지 않거나 동양의학에 가까우면서도 역시 제도권 의료 범주에 포함되지 않는 요법들이 무수히 등장하는 최근의 실태가 이를 잘 보여주고 있습니다.

그중에서도 최근에 와서 크게 두드러지고 있는 의학, 다시 말해 제도권 정통의학의 틀 속에 포함되지 않은 여타 전통의학이나 민간요법을 통틀어 보완대체의학이라 부릅니다.

일반인은 일반인대로, 의료 전문인들은 의료 전문인대로 대체의학에 대한 관심과 연구열이 날로 고조되고 있으니, 전 세계적으로 시대적 붐을 이루고 있다고 해도 과언이 아닙니다. 이러한 세계적 추세는 기존의 정통적 의학이 한계점에 도달하여 새로운 돌파구를 모색해야 하는 시점이기 때문이라는 지적도 있습니다.

그러나 인류 역사상 의학의 한계를 느끼지 않았던 적은 없었으며, 오히려 이러한 한계점을 극복하기 위한 노력이 의학의 부단한 발전을 가져왔다고 할 수 있습니다. 특히 대체의학에 대한 관심이 확산되고 연구열이 고조된 것은 21세기에 접어들면서 세계의 정보화 또는 정보의 세계화 현상의 영향 때문이라고 봅니다.

세계의 정보화로 인해 그전에는 듣지도 보지도 못하던 낯선 치료법들이 매일 지구촌 구석구석에서 홍수처럼 우리에게 다가오고 있는 것입니다. '확실한 실패'의 정보도, '막연한 희망'의 정보도, '호기심을 자아내기에 충분한 희귀한' 정보도 폭발적으로 우리에게 접근해 오고 있습니다.

새로운 도전에 직면할 때 인간은 3가지 유형으로 반응을 보입니다. 예를 들어 새로운 것이 우리에게 소개되면 이에 대해 '무조건 부정하는 부류'와 '무조건 수용하는 부류' 그리고 '진지하고 심각하게 연구하는 부류'의 3가지로 나뉘어집니다.

그런데 의학 발전에 도움을 준 것은 무조건적인 배척도 아니었고, 무조건적인 수용도 아니었습니다. 실질적인 의학 발전에 획기적으로 기여한 것은, 있는 그대로를 마음을 열고 바라보면서 "그게 그렇다면 사실이 그런가, 아닌가 살펴보자" 하는 태도와 조용한 연구였습니다.

대체의학에 속하는 요법들은 지금까지 소개된 것만도 200가지가 넘습니다. 전 세계적으로 대체의학에 대한 공부를 하는 젊은 의학도들의 수가 나날이 늘어가고 있고, 연구가와 연구시설의 수도 날로 증가하고 있습니다. 대체의학에 속해 있는 진단법과 요법 또한 무수히 많이 있으나, 그중 어떤 것은 비교적 잘 알려져 있고 많이 이용되고 있는가 하면, 어떤 것은 매우 생소하고 희귀한 것도 있습니다.

이렇듯 대체의학이 전 세계적으로, 그것도 빠른 속도로 확산되고 있는 현상에 대하여 "대체의학은 초월적인 해결사 역할을 하는 것도 아니고, 만병통치의 치료법도 아니며, 객관적, 과학적으로 다 검증된 것도 아니라는 사실을 아울러 주지하여야만 한다"는 경고의 목소리도 만만치 않습니다.

그러나 대체의학에 관심을 갖고, 이 분야에 대한 정보를 광범위하게 흡수하고, 또 이를 연구하려는 대체의학도들의 학구적인 욕심은 세계 추세에 발을 맞추자는 것과 폭넓은 의학 지식을 보급해 주자는 것, 많은 연구 발상을 이끌어내어 이를 실제 연구로 이어주자는 것과 새로운 전일의학 창출에 기여할 수 있도록 해주자는 것입니다.

이러한 시점에서 색채치료 분야의 세계적 전문가인 카시마 하루키 선생님과 우리나라에서 색채치료 분야 연구 활동을 가장 활발히 전개하고 있는 이준육 선생님이 이 책을 출간하는 것은 참으로 다행한 일이라 아니할 수 없습니다.

이 책에서는 우선 색채치료란 도대체 무엇인가 하는 근본적 궁금증을 알기 쉽게 설명해주고 있고, 색채가 어떻게 우리 인체에 생리적 반응을 일으키는가에 대한 이론을 전개했으며, 색채-생체 반응을 평가하는 방법도 소개하고 있습니다. 더불어 색채를 가지고 나름대로 진단하고 치료하는 방법을 임상사례를 토대로 제시하고 있습니다.

특히 저자는 "색채는 눈으로 볼 수 있는 가시적 자극으로 생체반응을 유도할 수 있을 뿐만 아니라, 눈으로 직접 보지 않더라도 각각의 색깔이 지니는 에너지 정보로 각각의 고유한 생체반응을 이끌어낼 수 있다"는 새로운 사고체계를 제시해주고 있고, 독자들로 하여금 "이러한 연구를 한번 해보고 싶다"는 강한 연구 의욕을 북돋우는 연구 발상(research idea)도 수없이 많이 제공해주고 있습니다.

그런 점에서 이 책은 건강을 추구하는 사람들이라면 새로운 건강의 상식을 추가하기 위해서, 그리고 건강에 대해 연구하는 사람들은 연구의 발상을 이끌어내기 위해서, 환자를 다루는 의료인들은 임상에 접목 응용하기 위해서 한번 읽어볼 만합니다.

전세일 박사

차례

2부
색채치료 실천편

5장 색채진단 치료 각론

7장 색채치료의 임상사례

1부
색채치료 입문편

1장
색채치료란 무엇인가

01 색채치료의 연원

중국의학과 색채치료

중국의 의술은 전통적으로 주술(呪術), 탕액(湯液), 수기(手技)의 3가지 요소로 이루어져 있으며, 지역과 민족에 따라 특색 있게 발달해 왔다. 중국 최고의 의학서인《황제내경소문(黃帝內經素問)》〈한방석원명저(漢方石原明著)〉에서 다음과 같은 기록을 볼 수 있다.

“동방 지역은 해변에 위치하여 어업을 위주로 하기 때문에 생선과 염분을 많이 섭취한다. 따라서 피부병이 많고 악성종양이나 농양을 앓는 경우가 많다. 그리하여 폄석(돌침)에 의한 외과적 요법이 발달했다.

서방 지역은 불모의 산악지대로 수렵이나 광업을 주로 하였고, 격변하기 쉬운 기후를 가지고 있다. 따라서 두꺼운 옷을 입고 기름진 음식을 먹기 때문에 내장질환이 많다. 독성이 강한 약물을 사용하여 치료하는 의술은 서쪽으로부터 기원했다.

북방 지역은 고원지대이기 때문에 기후가 차고 주민은 유목생활을 하여 육류나 유제품이 주식이다. 그런 환경 때문에 울혈(鬱血)에 의한 내장질환이 많다. 따라서 북방에서 뜸

(灸), 즉 온열작용(溫熱作用)에 의한 요법이 발달한 것도 당연하다.

남방 지역은 습기가 많은 평야로, 주민은 농경을 업으로 삼고 있다. 고온다습하고 곡물을 주식으로 삼고 있기 때문에 혈행장애에 의한 근맥(筋脈)의 병이 많다. 이와 같은 표재성(表在性)의 신경질환에는 미침(微針, 가느다란 금속을 이용한 자침요법)이 좋다.

중앙부는 평원으로 습하여 교통이 편리하고 촌락을 이루어 생활한다. 이들은 정신노동이 많고 운동이 부족하여 사지빈혈과 위축을 불러오기 쉽다. 따라서 도인(導引), 안마(按摩), 운동요법과 마사지 방법이 성행하게 되었다."

중국의 의학은 이와 같이 오랜 세월 동안의 경험이 축적되어 현대의 중의학으로 발전해 왔다. 현재 행해지고 있는 침이나 뜸치료는 지금으로부터 2,500년 전 중국 황하(黃河) 문화권에서부터 행해졌다고 전해진다. 신체 특정 부위의 자극점인 경혈(經穴)과 경락(經絡)을 발견하고 오늘날의 침구의학(鍼灸醫學)의 기초를 쌓았던 것이다. 그 당시 이미 진료 차트를 가지고 있었다는 것은 놀라운 일이다.

사원의 배색과 음양오행설

색채치료에 대하여 설명하기 전에 고대 동양권에서는 색채가 어떻게 인식되어 왔고, 색은 그 시대로부터 어떠한 의미적 존재였으며 활용되어 왔었는지 살펴보기로 한다.

중국이나 인도의 사원(寺院)과 불각(佛閣)에는 다양한 색들로 칠해져 있는 것을 볼 수 있다. 그러한 색은 단순히 화려하게 보이고 눈에 띄게 하는 역할만을 하는 것은 아니다. 그와 같은 배색은 사원이 있는 지역의 기후나 풍토, 생활양식 속에서 어떠한 색이 사람들의 신체에 적합한 것인지, 그리고 어떠한 색이 마음에 영향을 미치는지에 대한 사려 깊은 의

도가 숨어있다고 할 수 있다.

그 하나의 예로써 중국의 고궁을 살펴보면 황제가 내려다보는 신하의 자리는 대체로 녹색이나 청색, 금색, 황색, 낮은 비율의 붉은색을 배합하고 있다. 반대로 신하가 황제의 자리를 올려다보는 시선으로 보면 입구에는 적색 기둥, 황제가 앉아 있는 의자의 정면은 적색과 황금색 배색이 많은 것을 볼 수 있다.

그렇다면 이러한 배색은 어떤 의미를 지니는 것일까? 당시 중국의 문화에서는 이미 색채에 대한 인식이 탁월했었다. 그리고 색은 중국의학에서 중요한 의미를 지니고 있었다.

이것은 음양오행설(陰陽五行說)의 자연관에 기인한다. 중국의 중의학(中醫學)이라고 하는 전통의학의 근간을 이루는 사상이 바로 음양오행설이다. 이 세상의 모든 사물에는 반드시 상반되는 2가지 성질이 존재하고 있다고 보고, 이것을 음과 양이라는 속성으로 체계화시킨 것이 음양설이다. 이 음양설의 해석은 강약(强弱), 과부족(過不足), 장단(長短), 표리(表裏) 등 대립적 평형관계를 파악하는 개념으로서, 대자연의 운행과 인간생활의 발흥성쇠를 파악하는 것을 비롯한 한의학에서 질병의 진단 및 치료의 방침을 정하는데도 필수불가결한 요소로서 위치를 점한다.

한편, 이 세상의 모든 사물은 목(木), 화(火), 토(土), 금(金), 수(水)라는 5가지 성질이 있다는 사상에 기반한 것이 오행설이다. 오행설을 해석하기 위해 사용되는 상생(相生)이란 용어는 '태어나다, 도와주다'라는 의미로 받아들여진다.

따라서 목생화(木生火)는 '나무는 연료로서도 사용하지만, 불은 나무가 있기 때문에 타오를 수가 있다'고 해석할 수 있다. 토생금(土生金)은 '광물질은 모두 흙에서 생성되기 때문에 흙은 금, 은, 다이아몬드 등을 낳게 할 수 있다'고 해석되며, 화생토(火生土)는 '불은 모든 것을 태워버려 재로 만들고, 불에서 나온 재로부터 흙을 만들 수 있다'고 해석된다.

금생수(金生水) 역시 '물의 수원은 흙 속에 있으므로 흙은 광물을 낳고, 만물의 성장에 없어서는 안 되는 물을 저장하는 수원을 만들기 때문에 광물질은 물을 낳게 한다'는 것이다. 마지막으로 수생목(水生木)은 '나무의 생장은 흙 속의 수분을 흡수함으로써 자란다'는 것을 가리킨다.

또한 상생과 대립적 관계로서 상극(相剋)이란 개념이 있다. 상극이란 '이기다, 제압하다, 이용하다'라는 뜻이다. 수극화(水剋火)는 '불기운은 왕성해도 물을 부어버리면 소멸한다. 따라서 물은 불을 이길 수 있다'고 해석된다.

화극금(火剋金)이란 '광물은 불기운에 닿으면 녹아서 액체화된다. 화기에 의해 광물은 정련되고 주조되어 물건으로 제조되는 것처럼, 불이 쇠를 이겨서 이용되어질 수 있다'는 것이다. 금극목(金剋木)은 '광물에 의해서 나무의 생장이 닫히고 광물의 독성으로 초목이 말라버리는 것은 금의 차가움이 강하기 때문'이다.

목극토(木剋土)는 '토기(土氣)의 본성은 만물을 길러내는 것이지만, 나무가 생장하기 위해서는 흙의 영양이나 정기를 흡수하기 때문에 흙으로부터 양분을 섭취해 감으로써' 상극을 이룬다. 그리고 토극수(土剋水)는 '물은 흘러가는 것에 의해서 맑고 신선함을 유지할 수 있는데, 흙에 의하여 물의 흐름의 방향이 막히거나 제한됨으로써 연못처럼 고인 물이 되어버린다면 탁해지고 썩게 된다. 이것은 흙의 기운(土氣)에 제압되어지기 때문이다'라고 해석할 수 있다.

이와 같이 대우주의 운행법칙을 음양오행설로서 파악하는 중국 특유의 자연철학은 인간의 몸을 우주의 축소판으로 보았으며, 건강을 관리하거나 질병을 치료하는 의료 분야에 응용하는 중국의학의 기초가 되었다.

중국의학의 진단체계에는 사진법[1]이라는 진찰방법이 있다. 사진이란 망진(望診), 문진

1) 사진법(四診法 = 望診, 聞診, 問診, 切診) : 4진이란 한의학에서의 주된 진찰법으로 망진(望診), 문진(聞診), 문진(問診), 절진(切診)을 말한다. 환자의 상태를 보며(視診), 어떤 증상인지 들어보고, 또 어떻게 불편한지 등을 질문하고, 그 경중을 촉진하며 환자의 병상(病狀), 병태(病態)를 최종적으로 판단하는 진단법이다.

(聞診), 문진(問診), 절진(切診)을 말한다. 이는 각각 바라보고, 듣고, 물어보고, 만져봐서 환자의 병 상태를 파악하는 것이다. 이 중 가장 첫 단계인 망진은 형과 색을 관찰하는 것으로 병의 정도를 파악하는 것이다. 망진 중에서도 몽색진(蒙色診)은 진단시에 피부색이나 안면색이 중요한 진단 요소가 된다.

예를 들어 안색을 살펴서 증상을 보는 경우 하얀색은 허증(虛證), 한증(寒證), 실혈증(失血證)으로 진단한다. 청자색은 한증(寒證), 통증(痛證), 어혈증(瘀血證), 경증(驚證)으로 진단한다. 한편 적색은 열증(熱證), 황색은 비허증(脾虛證)과 습증(濕證), 그리고 흑색은 신허증(腎虛證), 수음증(水飮證), 악혈증(惡血證)이라는 식으로 진단한다.

또 일상의 음식물에도 색으로 말하면 파란색은 간과 담(木)에 좋고, 붉은색은 심장과 소장(火)에 좋으며, 노란색은 비와 위(土)에 좋고, 흰색은 폐와 대장(金)에 좋고, 검은색은 신장과 방광(水)에 좋은 음식물이라고 설명이 된다.

이제 앞으로 되돌아가 건물의 배색과 연관시켜 보자. 중국의 건물의 배색에는 이러한 음양오행설의 사고방식이 크게 영향을 미치고 있다. 불은 심장에 관계하고 있는 색으로,

| 음양오행과 각 장부의 관계 |

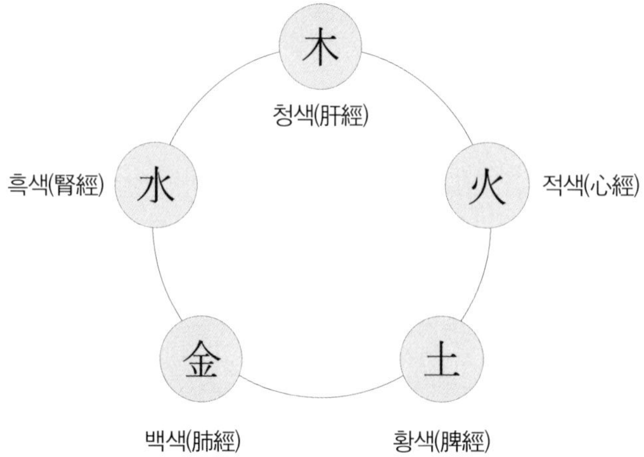

교감신경을 흥분시키는 작용을 한다. 결국 적색은 황제 앞에서 긴장하고 있는 자의 힘조차도 잃어버리게 만들고, 황제의 입장에서는 복종시키는 데 좋은 색이라 말할 수 있다.

반면에 황제 측에서는 자극이 적은 배색으로 청색이나 황색 등을 볼 수 있도록 색이 사용되어지고 있다. 이것은 아드레날린 분비를 억제하고 부교감신경계의 작동을 통해 여유로우며 냉정하게 신하들과 정견을 나누는데 도움이 되는 인테리어 디자인일 것이라고 생각된다.

이러한 배색 역시 당시 생활의 경험으로부터 얻은 지혜일 것이다. 이를 볼 때 사원이나 불당(佛堂)의 배색도 인간의 정신과 신체구조, 기능을 고려하여 세워진 것임을 알 수 있다.

황제내경의 오색의 의미

중국의학의 오색에 대해서는 《황제내경(黃帝內經)》〈오색편(五色編)〉에 구체적으로 서술되어 있다. 이것은 현재에도 이용되고 있는 유용한 자료이다. 한방의료의 사진법 중 망진에 속하는 몽색진이 피부색과 안면색을 중심으로 병을 진단한다는 것은 앞서 말한 바 있다.

그밖에도 몸의 색깔을 볼 수 있는데 이때에는 등, 배, 흉부, 사지와 전신 도처의 피부를 본다. 각 부위를 관찰하여 진료의 대상으로 삼고 있는 것이다. 혀나 볼 안쪽의 점막 등도 몽색진의 대상이 된다. 물론 이것들은 맥진과 병행해서 이루어진다.

안면에 대해서는 명당(明堂, 코), 궐(闕, 미간), 정(庭, 이마), 번(蕃, 뺨), 폐(蔽, 이개부 부근) 등의 부위를 관찰한다. 청, 적, 황, 흑, 백의 오색은 각각 얼굴의 일정 부위에 나타나고 있다. 이때 발현한 색택(色澤)이 뼛속까지 침투해 있는 것처럼 깊은 것은 병적이지만, 이 경우에도 각각 나타나야 할 부위에 발색되었다는 것은 병이 중하게 보여도 죽을 정도까지는 아니라고 볼 수 있다.

그러나 오행의 상극에 해당하는 색이 나타났다면 죽을병이라고 보았다. 예를 들면 본래 적색이 나타나야 할 부위에 물에 의해 불을 꺼뜨리는 흑색이 나타나는 경우(水剋火) 생명이 위험하다고 할 수 있다.

그렇다면 실제로 신체에 나타나는 오색과 신체의 증상과는 어떠한 관계가 있는 것일까? 일단 청색과 흑색이 나타났을 때는 통증(痛症)이 있다. 황색과 적색의 발현은 열증(熱症)이 있을 때이다. 흰색은 한증(寒症)이 있을 때로서, 이것을 '오관(五官)'이라고 한다.

병의 경중과 색과의 관계를 살펴보자. 낫기 쉬운 병은 오색의 발현이 얕고 표면이 맑아 보인다. 반대로 오색의 발현이 깊고 탁하며 유달리 뚜렷한 경우는 격한 병증이라고 볼 수 있다. 발색이 상행으로 보이는 경우 병이 점점 더 격해져간다는 의미이고, 반대로 발색이 하행으로 뭉게구름이 흩어진 것처럼 보이는 경우 병이 낫기 전의 징후이다.

안면에 오색이 나타나는 부위는 정해져 있으며, 장(臟)이나 부(腑)에 대응하고 있다. 건강한 오색이라 함은 비장(脾臟)의 경우, 하얀 비단에 웅황(雄黃)을 싼 것처럼 보이는 색이다. 폐(肺)라면 하얀 비단에 홍색을 싼 것처럼 보이는 색이고, 심장(心臟)은 주사(朱沙)를 싼 것처럼 보이는 색이다.

신장(腎臟)은 하얀 비단으로부터 검은 것의 안쪽으로부터 붉은 기운을 표출하고 있는 느낌의 색, 간장(肝臟)은 감싼 하얀 비단으로부터 남색(藍色)이 안쪽으로부터 비쳐 붉은 기운이 표출되는 느낌의 색이라 말할 수 있다. 소위 그윽하고 깊이가 있는 색으로 염(艶), 휘(輝), 화(華)를 들 수 있다. 얕고 칙칙해서 염도 화도 없는 색이라면 사색(死色)이라고 생각해도 좋을 것이다.

이러한 색깔을 보는 진단에서는 얼굴의 모양이 중요시된다. 그 진단방식을 살펴보면 다음과 같다.

- 이마에는 목으로부터 위쪽의 병의 색택(色澤)이 나타난다.
- 미간(眉間)의 바로 위에는 후두부의 병의 색택이 나타난다.
- 양눈 사이는 심장(心)을 본다.
- 그 조금 아래쪽의 콧등에서는 간(肝)을 본다.
- 간 부위의 왼편에서는 담(膽)을 본다.
- 간 부위의 아래쪽 코의 끝에서는 비장(脾)를 본다.
- 비장 부위의 양측 바로 위는 위(胃)에 대응하는 색택이 나타난다.
- 코끝과 볼의 중앙 광대뼈 아래에 해당하는 것에서는 대장(大腸)을 본다.
- 대장 부위 바깥쪽의 볼은 신장(腎)을 본다.
- 신장 부위의 바로 아래쪽에는 배꼽을 본다.
- 대장 위쪽 부위에는 소장(小腸)을 본다.
- 코 아래에는 방광(膀胱)이나 자궁(子宮)에 대응하는 색택이 나타난다.
- 광대뼈가 있는 곳에는 어깨에 대응하는 색택이 나타난다.
- 어깨 부위의 뒤쪽에서는 팔을 본다.
- 팔 부위 아래쪽에서는 손을 본다.
- 눈의 안쪽 똑바로 위쪽에는 가슴과 유방에 대응하는 색택이 나타난다.
- 귓바퀴 바로 앞에는 등을 본다.
- 하악골 구석으로부터 뺨 아래쪽으로는 허벅지를 본다.
- 뺨의 중앙부에서는 무릎을 본다.
- 무릎 부위로부터 아래쪽으로는 정강이를 본다.
- 정강이 부위로부터 아래쪽으로는 발에 대응하는 색택이 나타난다.
- 입의 양옆에 골공부(骨空部)에서는 안쪽 허벅지를 본다.

• 안쪽 허벅지 부위보다 아래쪽에는 슬부, 무릎의 뒤쪽에 대응하는 색이 나타난다.

얼굴에는 오장육부와 사지의 색채가 나타난다. 이때 중요한 것은 안면의 왼쪽은 양(陽)을, 오른쪽은 음(陰)을 나타낸다는 것이다. 남자는 양이고 여자는 음이기 때문에 안면에서도 반대가 된다. 이러한 오색에 의한 진단법, 즉 안모(顏貌) 보는 법을 《황제내경》에서는 또한 다음과 같이 기술하고 있다.

• 오색의 발현이 깊고 탁해져 있으면 병은 안쪽에 있다.
• 오색의 발현이 얕고 염(艶)을 띄고 있을 때라면 병은 바깥쪽에 있다.
• 적색과 황색은 풍사, 감기로부터 온다.
• 청색과 흑색일 때에는 통증이 있다.
• 백색은 한증이다.
• 황색으로 기름을 칠한 것처럼 윤택할 때에는 농(膿)이 있다.
• 적색이 강한 것은 어혈이 고여 있는 것에 의한 통증을 의미한다. 심할 때에는 경련을 일으키기도 한다.
• 백색이 두드러질 때는 한(寒)이 심해서 지각마비를 일으키기도 한다.
• 오색의 발현이 흐릿한 것은 병이 가볍다는 것을 나타내며, 발색이 여기저기에 흩어져 한곳에 집중되어 있지 않은 것은 병이 아직 나타나지 않고 있다는 것이다. 이를테면 통증이 있어도 아직은 병이라고까지는 할 수 없는 상태이다.
• 신장(腎臟)의 색인 흑색이 심장(心臟)에 대응하는 양눈 사이에 나타났다면, 심장이 병으로 쇠약해져서 신장이 이것에 극(剋)하여 발색한 것이라고 볼 수 있다. 또한 남자의 코 바로 아래에 발색한 경우에는 아랫배에 통증이 있다는 것을 나타내며, 그 하방에

발색하였다면 고환에 통증이 있다는 것이다.

- 인중(코 아래의 골진 곳)에서 발색할 때는 음경통이 있다는 것이다. 인중의 상부에 색채가 나타났다면 음경이 붙어있는 뿌리가, 하부뿐이라면 귀두에 아픔이 있다는 것이다. 여성일 경우라면 방광이나 자궁이 아프다는 것을 나타낸다.
- 발색이 왼쪽에 있다면 병도 신체의 좌측에 있다.
- 정상적인 안색은 각각 고유의 안면부위뿐만 아니라 다른 부위에도 올바르게 나타나며, 이것이 춘하추동의 사계절에 따른다. 여름도 아닌데 야자열매 정도의 붉은색이 심장 부위 이외의 곳, 이를테면 코의 끝부분에 나타난다면 며칠 이내로 급변이 일어난다. 이때 그 색이 위쪽을 향하며 뾰족해 있다면 병은 신체의 위쪽을 향해 진행되어가고 있는 것이며, 아래쪽을 향하면 아래쪽으로 진행되어가고 있는 것으로 볼 수 있다. 왼쪽과 오른쪽도 마찬가지이다.

02 세계 의료 속에서의 색의 응용

중국의학에서 색의 중요성에 대해서는 앞에서 설명하였는데, 색채를 이용하는 치료에 관한 연구는 고대 이집트와 그리스를 비롯하여 세계의 각 문화권에서 행해지고 있었으며, 현재에도 의료 분야에서 많이 활용되고 있다.

티베트의 밀교에서는 명상을 할 때 색채가 지니는 특성을 활용하고 있으며, 인도에서는 지금도 전통적인 방법으로 색채요법(色彩療法)이 행해지고 있다. 인도의 전통적 색채요법에 대해 간략하게 설명하면 적, 황, 청, 녹색 등의 색깔이 들어 있는 물을 컵에 담아 태양에 비춘 다음 그것을 환자에게 마시도록 하는 것이다. 환자는 그 색에 의하여 활동적으로 되거나 온순해지기도 하는데, 그것을 보고 상태를 진단하는 것이다. 때로는 산성 체질과 같은 특수한 상태까지 색채로 치료하고 있다.

또 인도의 요가에서는 육체의 에너지를 7개의 차크라(chakra)로 나누고 있다. 차크라는 각각의 색을 가지고 신체의 특정 부위에 집중하는 에너지를 조정한다고 한다. 7개의 차크라는 다음과 같다.

• 두정(頭頂) - 자색(紫), 이마의 중앙 - 남색(藍), 선골(仙骨) - 주황색(橙), 척수(脊髓) - 적색(赤), 목 부분 - 청색(青), 심장 - 녹색(綠), 복부 - 황색(黃)

각각의 차크라는 주요 내분비선에 있는 송과체, 뇌하수체, 갑상선, 흉선, 부신(피질, 수질), 난소, 고환으로 연결되어 있다.

다음은 근현대의 연구자들이 색채요법에 관한 연구 내용을 간략하게 기술하는 것으로써 세계 의료 속에서의 색채를 이용한 대표적 선행 연구자들의 면모를 정리하고자 한다.

1897년, 인도의 의사 딘샤 P. 가디알리(Dinshah P. Ghadiali)는 특정 색이 생체의 특정 부위 내분비선에 영향을 준다는 것을 발견했으며, 스펙트로크롬 컬러테라피(Spectro-Chrome color Therapy)라는 색채요법을 창안했다. 인간의 신체에 색상을 적용하는 것에 대한 효과적인 체계를 발전시킴으로써 광선요법의 과학을 확립시켰다. 그는 성장활성 빛에는 따뜻한 계열의 붉은색, 오렌지색, 노란색, 황록색을, 성장억제 빛으로는 차가운 계열의 파란색, 청자색과 청록색을 연결시켰다.

1903년, 덴마크의 의사 핀젠(Finsen)은 빛과 색채의 작용에 관한 첨단 의학적인 색채 분야 연구결과로 노벨 의학상을 받았다. 그의 연구에서 피부 결핵 퇴치에 파란빛을 이용한 치료법을 다각적으로 다루었고, 자외선 방사가 생물학적 효과를 가지며 결핵과 천연두를 치료하는데 사용될 수 있다는 사실을 입증하였다.

1921년, 루돌프 젠나(Rudolf Jenner)는 증상의 보조적 치료로서 색채의 형을 응용할 것을 제안하였다. 색채의 농도 변화는 시각뿐만 아니라 피부와 같은 모든 체표에서도 감지되는데, 시각장애인인 경우에도 색에 반응한다고 하였다. 색채요법에 응용되는 색은 적(赤), 오렌지, 황(黃), 녹(綠), 터키블루, 청(青), 자(紫), 마젠타(magenta)의 8종의 자연분광의 색채이며, 구체적인 방법으로 색칠해진 천이나 벽 또는 조명 등을 사용하거나 색채 리듬 방사기, 색채 레벨램프, 벽의 색, 색채 조정기 등의 장치를 이용하였다.

1932년, 미국의 로버트 제라드(Robert Gerard)는 색과 빛의 효과에 대한 일련의 연구에서 교도소 수감자들을 대상으로 실험하였는데, 빨간빛에 노출시켰을 때 그들은 불안, 동요, 공격적인 성향을 발했다. 빨간빛은 생리적, 정신적 활동이 활성화되며, 파란색을 적용하였을 때에는 분위기가 진정되고 평온해지는 효과가 나타났다고 했다.

그의 실험 결과에 따르면 빨간색은 불안감을 유발하고 심장 박동과 호흡수와 근육 활동을 활발하게 자극하며, 반면에 파란색은 침착하고 긴장이 이완되는 느낌을 유발하고 생리적으로 혈압을 낮추고, 호흡기와 근육 활동도 빨간색에 노출되었을 때보다는 느슨해진다고 주장하였다.

비렌(Birren)은 색채 에너지가 인체에 미치는 물리적인 효과에 대하여 연구하였는데, 밝은 빛의 따뜻한 컬러는 자율신경계를 자극하여 혈압을 상승시키고 그에 따라 맥박수를 증가시킨다고 하였다. 색채와 빛에는 원심적 작용과 구심적 작용이 있다고 주장했으며, 원심적 작용이란 난색계(暖色系) 조명으로 우리의 관심을 밖으로 하여 몸의 활동성이 증가되어 민첩해지며 좀 더 외향적이 된다는 것이다. 구심적 작용을 하는 것은 한색계(寒色系)의 조명으로 우리의 관심을 자신의 내면으로 향하게 하여 덜 산만해진다고 하였다.

1960년대, 바젤대학교 심리학 교수인 로르샤흐(Rorschach)는 73장의 색채카드를 사용하여 성격을 검사하는 로르샤흐 테스트를 개발하였다. 감색, 적색, 황색, 녹색의 4가지 색을 심리적 원색으로 분류하고, 자색, 갈색, 회색, 흑색의 4가지 색은 보조 색으로 분류하여 이 8가지 색을 사용함으로써 심리적 및 육체적 스트레스가 있는 부분을 판정하였으며, 이러한 테스트를 통하여 병의 징후를 조기에 발견하여 대응할 수 있다고 하였다.

1978년, 독일의 피터 만델(Peter Mandel)은 서양의 빛과 색에 관한 지식과 동양의학의 음양오행론, 침과 경락에 관한 연구와 포톤(photon)에 관계하고 있는 생물학적, 물리학적 연구를 통합하여 색채광자극요법(Colorpuncture)을 개발하였다. 이것은 침(鍼) 대신 12색의 광선을 사용해 경혈에 조사(照射)하는 방법으로 하는 일종의 광자극요법이다.

또한 독일의 물리학자 프리츠 알버트 포프 박사는 모든 생명체의 세포가 바이오포톤(Bio-Photon[2] = 생체광자)을 발하고 있다는 것을 실험을 통하여 입증했다. 생명체는 물질적 육체 외에 전자장적 에너지 체를 가지고 있다는 것을 발견한 것이다. 동양의학에 있어서의 경락과 경혈은 바로 이 광(光)네트워크의 무언가와 관련이 있다고 말하고 있다.

일본의 도호쿠공업대학교 정보처리기술연구소(東北工業大學校 情報處理技術硏究所)의 진 마사테루(神正照) 씨는 생체의 광네트워크 시스템에 대하여 다음과 같이 이야기하고 있다. "생체는 광(光) 커뮤니케이션을 하기 위하여 광 커뮤니케이션 시스템(Photo-Communication System)을 가지고 있다. 생물포톤에서 극미약한 생물포톤 발광이 생체계의 다중계층 구조 각각의 레벨에서의 내부 및 각 레벨 간에서의 협력현상과 피드백(Feed back) 작용을 통해서 형성되어지고 있다"는 것이다. 다시 말해서 이것은 질서 있는 생명시스템 그대로, 항상성(Homeostasis)의 상태나 거동을 알리는 새로운 생체광정보(生體光情報)라고 이해할 수 있을 것이다.

1980년, 치지이와 히데카게(千々岩英影)는 색채의 연상에 대한 일본과 미국 학생의 비교 연구에서 색채의 지각은 개인이나 국민성에 따라 다소 차이는 있고, 색채는 시각치료뿐 아니라 생리학적으로도 중요하다고 하였다.

2) 양자론(量子論)에서 빛의 속성에 대한 의론은 입자설과 파동설로써 오랫동안 분분했었다. 즉, 빛을 특정의 에너지와 운동을 가지는 일종의 입자와 파동으로 취급할 경우에 생각하는 빛의 입자를 광자라고 한다. 생체 세포단위에서 극미약 광자를 발(發)하고 있다는 사실을 구르비치가 발견했으며 포프가 입증한 것이다.

| 색채의 연상에 대한 일본과 미국 학생의 비교 |

■ 미국 학생
■ 일본 학생

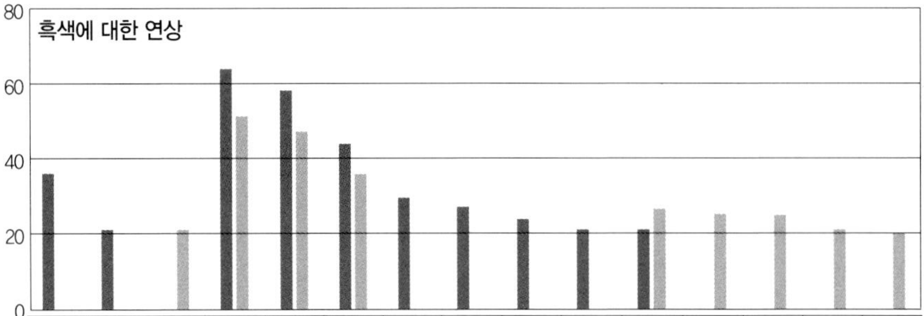

걱정	손해	고난	죽음	밤	살인	비참	시기	거짓	도둑	독약	남자	원한	증오	영혼
36	21	0	64	58	44	30	28	25	21	21	0	0	0	0
0	0	21	51	47	36	0	0	0	0	27	26	25	21	20

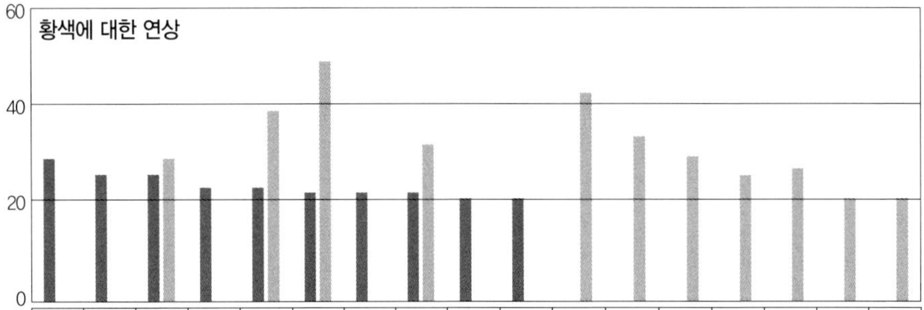

질투	혐오	쾌락	권력	웃음	농담	고통	기쁨	야심	자발	아동	단순	성공	이익	유아	미래	협력
28	25	25	22	22	21	21	21	20	20	0	0	0	0	0	0	0
0	0	28	0	39	49	0	31	0	0	43	33	29	25	23	20	20

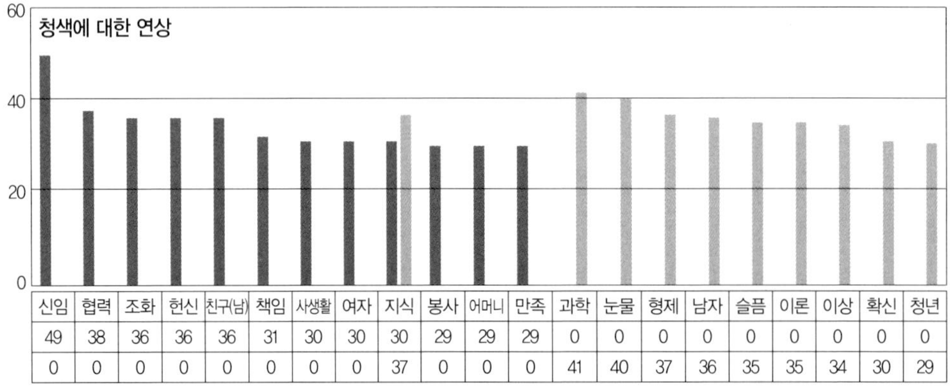

신임	협력	조화	헌신	친구(남)	책임	사생활	여자	지식	봉사	어머니	만족	과학	눈물	형제	남자	슬픔	이론	이상	확신	청년
49	38	36	36	36	31	30	30	30	29	29	29	0	0	0	0	0	0	0	0	0
0	0	0	0	0	0	0	0	37	0	0	0	41	40	37	36	35	35	34	30	29

■ 미국 학생
■ 일본 학생

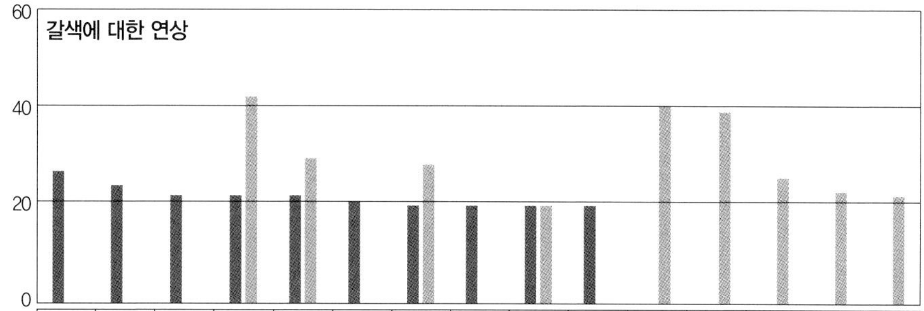

남자	여자	혐오	부	일	의존	직업	형제	도둑	불행	노인	노동	사회적	불리	고난
26	23	21	21	21	20	19	19	19	19	0	0	0	0	0
0	0	0	42	29	0	28	0	19	0	40	39	24	22	21

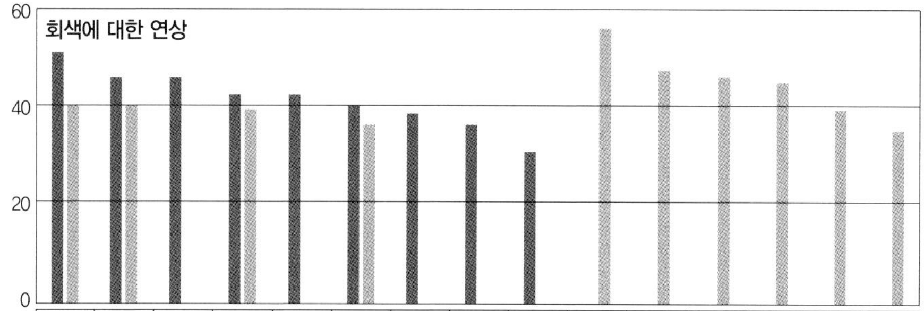

퇴진	낙담	과거	노인	친구(남)	걱정	일	역경	고독	패배	기계	불행	병	고난	고뇌
51	47	47	42	42	40	38	36	30	0	0	0	0	0	0
40	40	0	39	0	36	0	0	0	56	47	46	45	39	35

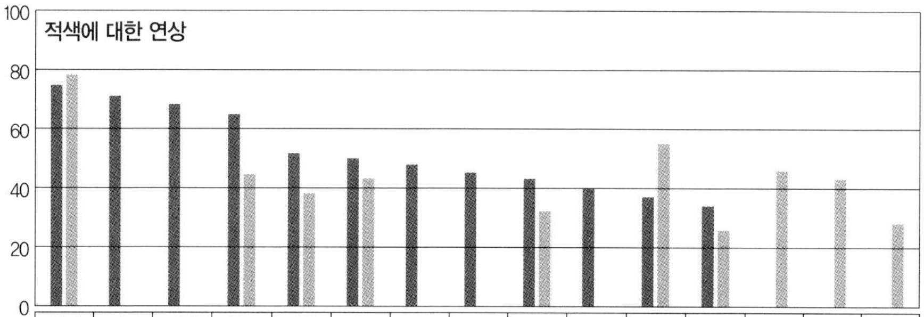

열정	정서	기질	활동	반항	힘	성욕	긴장	애정	자발	승리	수치	야망	축제	질투
75	71	69	65	52	50	48	46	43	40	38	36	0	0	0
79	0	0	45	39	43	0	0	33	0	57	25	46	43	28

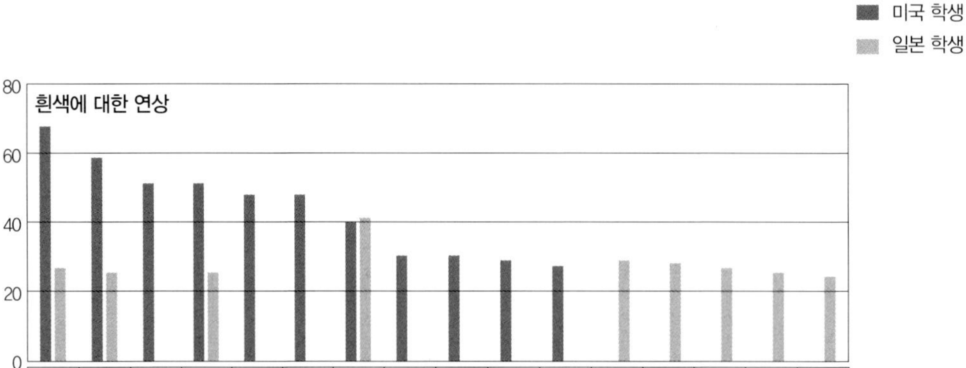

평화	나체	유아	영혼	단순	아동	마음	공경	어머니	종교	고독	선	자유	미래	개인	양심
68	59	51	51	48	48	40	30	30	29	27	0	0	0	0	0
26	25	0	25	0	0	41	0	0	0	0	29	28	26	25	24

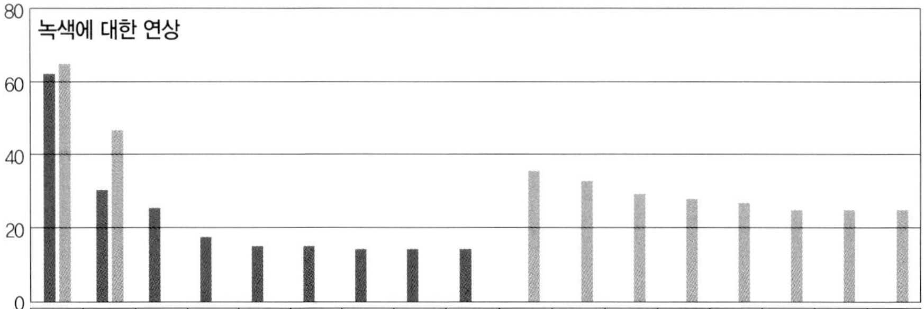

자연	자연적	독약	청년	소망	선	이익	자선	봉사	조화	협력	순종	교육	유용	친절	평화	자식
62	30	25	18	16	16	15	15	15	0	0	0	0	0	0	0	0
64	47	0	0	0	0	0	0	0	36	33	29	28	27	25	25	25

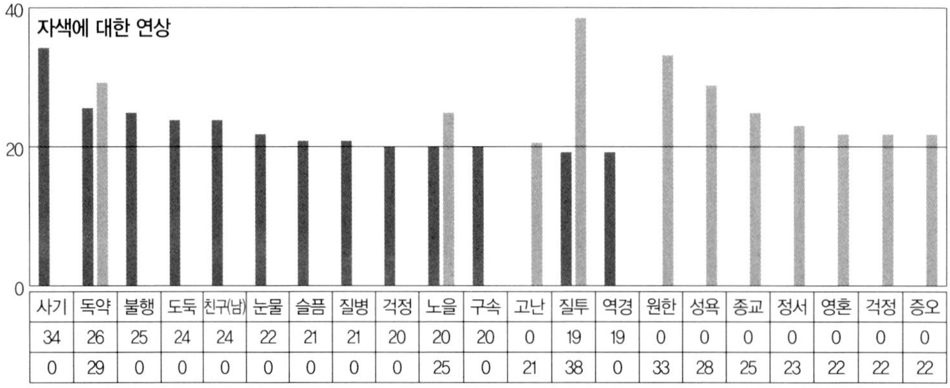

사기	독약	불행	도둑	친구(남)	눈물	슬픔	질병	걱정	노을	구속	고난	질투	역경	원한	성욕	종교	정서	영혼	걱정	증오
34	26	25	24	24	22	21	21	20	20	20	0	19	19	0	0	0	0	0	0	0
0	29	0	0	0	0	0	0	0	25	0	21	38	0	33	28	25	23	22	22	22

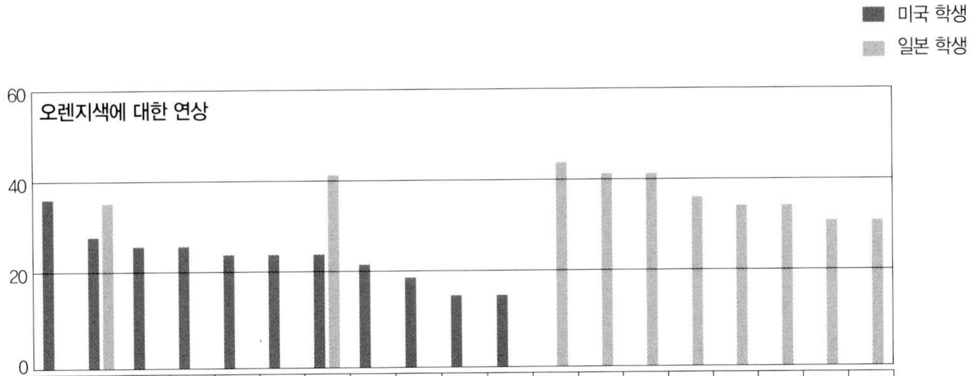

희롱	웃음	축제	쾌락	아침	승리	기쁨	독창	성공	조화	이익	딸	가정	친구(남)	만족	애정	어머니	행복	여자
36	27	25	25	23	23	23	21	19	15	15	0	0	0	0	0	0	0	0
0	34	0	0	0	0	41	0	0	0	0	44	41	41	36	33	33	30	30

03 색채가 치료도구로서의 성립 이유

색의 즉효적인 에너지

색채치료를 한마디로 정의하면, '색으로 진단하고, 색을 붙여 병을 낫게 하는 치료법'이라고 말할 수 있다.

우리는 늘 다양한 색의 범람 속에서 살고 있다. 의복의 색에서부터 두 눈을 감았을 때 느끼는 색에 이르기까지 주위의 어느 곳을 둘러보아도 모두 어떤 색으론가 뒤덮여 있다. 색채치료는 이러한 색을 사용하여 객관적이고 구체적인 방법으로 진단하고 다양한 질병을 직접적으로 치유하는, 지금까지는 없었던 획기적인 치료법이다.

각각의 색은 질병이나 증상에 따라 다르게 반응한다. 또한 색을 사용하여 각각의 증상과 질병을 치료할 때, 색을 꼭 붙여야 효과가 있는 피부의 특정 부위가 있는데, 이것을 색채응답점(color response point : CRP)이라고 한다. 동양의학의 경락조정을 하는 경우에 전통적 경혈(經穴)을 응용하기도 한다. 색채치료는 질병이 있는 장기 및 기관에 색채의 정보를 작용시키는 색채응답점에 질병 또는 병태에 해당하는 색채를 붙이는 것이다.

예를 들어 위장의 상태가 좋지 않을 때에는 황색이 효과적이지만, 그렇다고 해서 노란 색 내의나 겉옷을 입는다고 위장병이 고쳐지지는 않는다. 치료적 효과는 목표하는 해당 경혈에 규정된 크기의 색을 붙이는 것에 의해서만 확실하게 나타난다. 한편, 이상부위에 치료를 위한 색을 붙인 다음 그 위에 같은 색의 옷을 겹쳐 입었을 경우에도 색의 상쇄하는 간섭작용이 일어나지는 않는다.

20세기가 시작한 초기에 빛을 물리학적으로 규명하는 논의가 한동안 지속되었는데, 결국 현대 물리학에서 '빛은 입자성(粒子性)을 가진 전자파(電磁波)'라는 결론을 지었다는 것을 전제로 하여, 빛의 반사파인 색에 의한 인체에서 일어나는 상호작용을 쉽게 추론할 수 있도록 하는 설명을 기술(記述)하고자 한다.

생체에서는 바이오포톤(Bio-Photon, 생체광자 = 전자파)이라고 하는 극미약한 빛이 나온다. 생체의 포톤, 즉 미약한 빛 역시 스펙트럼이 있어서 색채를 띠고 있는데, 이 색에는 저마다의 온도와 파장이 있다. 정상세포에서 발하는 바이오포톤의 파장은 세포가 비정상(병적 상태)으로 되면 변하게 된다. 이것은 다시 말하면, 비정상의 병든 상태의 세포가 내는 파장은 그 비정상을 야기시킨 원인에 따라서 그 병든 세포가 내는 바이오포톤, 즉 병든 세포로부터 발하는 전자파도 각각 달리 변형된 파장을 발하고 있다는 의미이다.

이렇게 질병으로 인해 변형된 비정상세포가 발하는 바이오포톤 파장과 위상(位相)정보가 같거나 정반대의 파장인 색채를 붙였을 때, 비정상세포를 수복시키는 놀라운 힘을 색채가 가지고 있다는 사실을 임상연구를 통해 발견하였다.

또 이상한 전자파를 내는 비정상세포는 바로 그 특정의 한 색에만 반응할 뿐 다른 색에는 전혀 반응하지 않는다는 것도 알게 되었다. 이러한 현상은 마치 20리터의 통 속에 물을 가득 채워놓았다고 가정했을 때, 여기에 물을 계속 들이붓는다 해도 통 속에는 20리터 이상은 들어가지 않는 이치와 동일한 것이다.

이와 같이 같은 색 계통의 옷이나 내복을 입었다하더라도 별다른 영향이 나타나지 않는 것이다. 설령 같은 색의 옷을 입었다하더라도 파장이나 온도차가 다르기 때문에 치료 효과에는 영향을 미치지 않는다. 이와 같은 이유로써 색채를 질병의 치료에 적용하는 것이 가능한 것이다.

색의 속성

색에 관해 최초로 이야기한 사람은 뉴턴(Isaac Newton)이다. 뉴턴은 프리즘을 사용한 실험에서 빛이 서로 다른 분광 띠로 나타나는 것을 발견하였다.

19세기가 되자 영국의 토머스 영(Thomas Young)은 '빛은 파동(波動)'이라고 주창하였고, 스코틀랜드의 물리학자 맥스웰(James Clerk Maxwell)은 빛을 전자장의 일종이라고 하였다. 현재에는 빛이 파동(波動)과 입자(粒子)로 구성되어 있다는 설이 주류를 이룬다. '빛은 색이고, 색이 없는 곳에는 빛이 없다'고 본 것이다.

그러나 여기서 문제가 되는 것이 색온도(色溫度)이다. 과연 색에는 온도가 있을까? 이와 관련하여 영국의 물리학자 켈빈(Baron Kelvin)은 빛의 흑체방사가 온도와 관계가 있다고 하였다. 고체는 고온에서 빛을 발하는데, 이상적인 고체에서는 빛의 강도나 분광분포가 온도만으로 결정된다고 하였다.

빛과 온도를 응용한 사례로 컬러 필름을 들 수 있다. 컬러 필름에는 색온도가 설정되어 있어서, 이 온도에 적합하지 않으면 제대로 찍히지 않는다. 비가 오는 날 찍은 사진이 푸르스름한 것은 필름이 날씨가 맑은 날의 온도(6.140°k)에 맞춰서 만들어져 있기 때문이지 결코 당신의 기술이 나쁜 탓은 아니라는 말이다.

색은 시각을 통하여 입력되어 대뇌의 시각영역에서 처리된다. 색의 정보가 처리되는 장소는 대뇌 후두엽의 피질영역으로 시각피질이라고 한다. 시각영역은 고도의 정보처리가 가능하므로 시각중추의 세포는 색뿐만 아니라 크기라든지 형태, 방향 등도 선택하여 보고한다. 또한 시각중추에는 파장선택성(波長選擇性)이 있어서, 예를 들어 적색의 파장에 반응한다면 녹색의 파장에는 반응하지 않는다. 이와 같이 복잡한 선택성을 지닌 신경세포 기능이 있다.

한편, 바이디지털 오링테스트(Bi-Digital O-Ring Test)를 통해 감각기관이나 피부도 빛에 반응한다는 것이 발견되었다. 시각장애인에게 오링테스트를 해본 결과, 시각장애인의 등 뒤에 빨간색 종이를 대고 테스트를 하면 손가락이 열리지만, 녹색을 대면 손가락이 열리지 않았다. 이러한 파장에 의한 반응은 한편으로 색온도와도 관계가 있다. 다른 실험에서 빨간색 위에 녹색을 얹어보면 크기에 관계없이 열렸던 손가락도 닫혔다. 여기에서도 역시 색 파장과 색온도 모두가 작용했다고 볼 수 있다.

이와 같은 실험을 통해서 뇌는 물론 피부로부터도 색온도나 파장을 수용하여 처리하는 정보조직 세포가 있고, 또 세포의 병적 변화도 포착하여 서로 다른 포톤을 내놓고 정보를 처리하는 세포가 있다고 추측할 수 있게 되었다. 세포의 변화에 의해 포톤의 에너지가 바뀌고, 파장과 색온도도 당연히 변한다는 것이다.

뇌에 그것들을 처리하는 정보계가 있다고 한다면, 생체의 변화와 색의 파장, 그리고 색온도에 동조하는 색깔이 있다고 해서 이상할 것도 없다. 색채가 질병 치유에 효력을 발휘하는 이유가 여기에 있다. 피부에도 눈과 마찬가지의 광수용기(光受容器)가 있다고 추측할 수 있는 것이다.

색을 읽어 들이는 피부 – 피부의 광수용기와 체내시계

전술한 색채치료의 정의에서 색을 피부에 붙이는 것으로써 치료목적을 달성한다는 내용을 적었는데, 과연 시각기관인 눈으로 보지 않고 피부에 색채를 붙이는 것으로 치료효과가 나타날 수 있는 것일까라고 생각할 수 있을 것이다.

피부에는 빛을 흡수하는 광수용기(光受容器)가 있다고 하는 연구를 덴다 미츠히로(傳田光洋) 박사의 연구논문과 그의 저서《현명한 피부》,《제3의 뇌》라는 단행본을 통해 소개하고 있다. 또《피부감각의 불가사의》라는 서적의 저자인 야마구치 하지메(山口創)라는 학자도 피부의 특수한 기능에 대하여 소개하고 있다.

그러나 색채를 피부에 붙이면 어떠한 경로를 통하여 생체가 작용하여 치료효과를 나타내는가에 관한 분자생물학적 메커니즘은 해명되지 않았다. 하지만 시각기관인 망막에서처럼 간체(桿體)와 추체(錐體)와 같은 역할이 피부 속에서도 행해지고 있지 않을까 추측하게 한다.

뿐만 아니라 피부는 파장을 사용하여 색의 종류를 시각보다 훨씬 정확하게 파악하고 있는 것처럼 보인다. 피부도 빛을 흡수한다는 것이 증명됨으로써 색채진단과 치료법이 공식적으로 인정받고 있는 요즘, 앞으로의 의료에 색채가 큰 역할을 담당할 것이라고 확신한다.

'인간이나 동물은 눈만이 아니라 피부에서도 빛을 느끼고, 체내시계인 시간 조정을 하고 있다'는 것이 미국 노스캐롤라이나대학교 미야모토 연구원과 아지스 산카 교수에 의해 발견되었다. 이러한 사실이 미국과학 아카데미지에 개재되었다.

생물은 24시간 주기의 일주기 리듬(circadian rhythm)에 맞추어 수면을 유발하는 멜라토닌 호르몬을 분비하는 등 신진대사를 조절한다. 이러한 주기를 체내시계라 한다. 해외여

행으로 일어나는 시차 부적응은 체내시계가 실제 밤낮과 어긋나는 데서 비롯된다.

기존의 연구에서는 이러한 체내시계가 눈으로 빛을 느껴 조절한다고 생각되었지만, 미야모토와 아지스는 눈뿐만 아니라 피부나 뇌 등 전신 세포가 있는 단백질에 빛을 느끼는 기능이 있다고 확신했다. 이 단백질을 크립토크롬(cryptochrome)이라고 한다. 식물 내에서 크립토크롬이 빛에 반응하여 성장을 촉진하는 작용을 한다. 사람에게도 크립토크롬이 있다는 사실이 최근에 밝혀졌지만 그 역할은 아직 모호하다.

미야모토와 아지스는 시각장애인이라도 아침이 되면 눈이 떠지는 등 체내시계가 정확히 유지되고 있다는 점에 착안하여, 사람에게는 눈 이외에도 빛을 느끼는 기관이 있다는 가설을 세웠다. 이들은 크립토크롬의 역할을 분석한 결과 사람이나 쥐의 크립토크롬은 눈과 피부 등 체표면에 많고, 파란빛을 흡수한다는 사실을 밝혀냈다. 또한 체내시계의 중추인 뇌의 일부에 집중되어 있다는 것도 밝혀냈다.

크립토크롬은 뇌에서 24시간 주기로 증감을 되풀이함으로써 체내시계를 실제의 태양주기에 맞추어 놓은 광수용기의 역할을 하고 있다는 결론에 도달했다. 무릎 뒤쪽에 광선을 조사하면 혈압 등 일주기 리듬이 뒤틀린다는 최근의 보고도 이로써 설명이 가능하게 되었다.

일주기 리듬에 대한 연구발표에도 밝혔지만, 그밖에도 피부로부터의 광수용기 크립토크롬은 파장을 지니고, 그에 따라 색채 파장을 분류 · 흡수하고 있다. 왜냐하면 파란색 빛을 흡수한다는 것은 생체로부터 방사하는 포톤이 555nm라고 하는 나의 생각과, 푸른빛이 역시 500nm 전후라는 것에서, 또한 녹색의 빛이 555nm에 이르는 범위까지 생각할 수 있기 때문에 이번의 발표와 일치한다.

따라서 생체로부터 나오는 포톤과 피부로부터 흡수하는 빛의 파장을 동일한 파장으로 볼 수 있기 때문에 오라(Aura)탐색봉으로 몸의 이상부위를 정확하게 진단한다는 확신을 가질 수 있게 된 것이다.

앞으로도 모든 질병에 관한 색을 연구하며, 보다 효과를 나타내는 색을 탐색하고, 일련의 색을 조합하는 등 임상과 더불어 하나하나 효과적인 것을 개발하고자 한다. 연구가 더욱 진전하게 된다면 세포의 변화에 따른 파장이 각각 서로 다른 색의 파장과 일치한다는 것에 의해서, 왜 통증이 즉시 소실되는 것인지 그 메커니즘이 해명될 것이라고 기대하고 있다.

색채치료는 만성질환에 대해서도 현저한 효과를 발휘하고 있다. 최근에 진행하는 실험은 임포텐츠(impotence)이다. 미국에서 폭발적으로 팔리고 있는 비아그라를 채택한 색을 만들어 테스토스테론(testosterone)과 평활근 이완에 작용하는 색채을 조합함으로써 효과를 나타내는 것을 확인할 수 있었다. 그러나 아직은 임상사례가 적어서 확신하기는 이르다.

다음으로 암에 대해서 살펴보자.

기시모토 타다미츠(岸本忠三) 오사카대학교 의학교수와 오사카시 부설 모자보건종합의료센터 연구팀은 면역체계의 조혈에 관여하는 생리활성물질의 단백질인 케모카인(chemokine)에 착안하여, 케모카인의 혈관내피세포 표면에 있는 수용체인 CXCR4에는 '혈관을 형성하는 미지의 신호전달체계'가 있다는 것을 밝혀냈다. 연구팀은 "암세포는 스스로 영양을 받아들이기 위해 혈관을 만들어가면서 증식하기 때문에 혈관 형성이 제어가 된다면 암을 치유할 수 있는 가능성이 있다. 이는 망막에 새로운 혈관이 생기는 당뇨병의 망막증 연구에 도움이 된다"고 말했다.

미국의 포크만 박사는 종양에 영양분을 보내주는 혈관 형성을 억제하여, 종양을 병량공격(兵糧攻擊)으로 하는 엔도스타틴(endostatin)과 안지오스타틴(angiostatin)이 암에 대해 특효약이 될 것이라고 발표하였다. 여기에도 여러 가지 이론이 있지만 혈관 형성 저지효과는 동물실험에서도 확인되었다. CXCR4는 아직 손에 넣지 못하였는데 안지오스타틴과 엔도스타틴을 이용해서 색으로 만들어도 부작용의 염려는 없다. 따라서 당뇨성 망막증에도 응용해 볼 가치가 있는 것이다.

또한 말기암의 경우에 척수로 전이하고 있는 동통 질환과 운동신경마비에 대하여 색채 43번(말기암의 동통)과 병행해 경과를 살펴보았다. 더욱이 43번에 모르핀의 색을 첨가하면 말기암의 동통에 효과가 있다는 것을 확인할 수 있었다.

2장
색채진단과
바이디지털
오링테스트

01 전통을 과학으로 발전시킨 오링테스트

오링테스트란 무엇인가

바이디지털 오링테스트(Bi-Digital O-Ring Test)란 도대체 무엇일까? 이 말을 처음 듣는 사람도 많겠지만, 이것은 지금까지의 의학상식을 거꾸로 뒤엎는 이상적인 검사방법이다. 색채치료는 오링테스트와의 만남을 통해 크게 도약하였다. 따라서 색채치료를 좀 더 이해하기 위해 오링테스트에 대한 이야기를 하지 않을 수 없다고 생각한다.

현대의료적 검사의 일면을 살펴보면 뢴트겐 촬영, 위내시경검사, 대장내시경검사, 초음파검사, 바륨 검사 등 고비용이 발생하는 검사를 비롯해 예를 들자면 끝도 없다. 환자들은 '의료적 검사라는 것이 원래 이런 것인가 보다'라고 체념한 채로 고통스런 검사를 받아들이지만, 질병으로 기력이 쇠진해진 환자에게는 가혹한 방법이 아닐 수 없다. 환자의 입장을 무시한 이러한 검사 때문에 더욱더 병이 악화되는 것은 아닐까 불안해지기조차 한다. 오링테스트는 이러한 고통으로부터 환자를 해방시킬 수 있을지도 모른다.

그렇다면 오링테스트란 도대체 무엇인가? 이해를 돕기 위해 기본적인 오링테스트 기

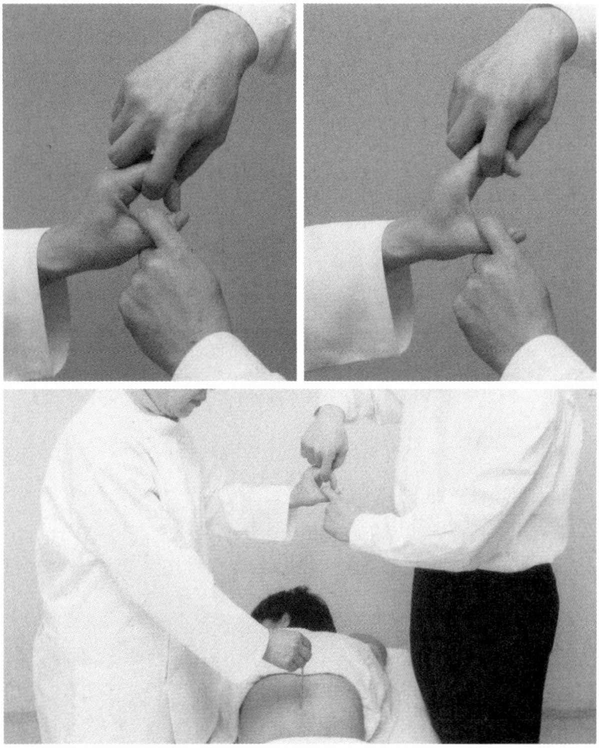

| 오링테스트를 이용한 진단 |

법을 살펴보자.

우선 환자에게 한쪽 손의 엄지와 시지(示指, 집게손가락)로 동그랗게 알파벳의 O자 형태를 만들게 한다. 그런 후 검사자는 양손의 손가락으로 환자의 손가락을 붙들어 손가락의 고리를 벌린다. 오링테스트는 검사자가 억지로 손가락 고리를 벌리려고 할 때, 이에 저항해서 그대로 유지하려고 하는 환자의 손가락 힘의 강약을 판정하는 것이다.

판정 기준은 편의적으로 +6에서 -6까지 12단계로 나눌 수 있다. 오링이 벌어지지 않는 것을 플러스라고 하고 벌어지는 것을 마이너스라고 할 때, +6에 가까울수록 정상으로 판정하고 -6에 가까울수록 이상의 정도가 크다고 판정한다. 단, 사람마다 손가락의 힘에 차이가 있기 때문에 정확한 단계를 판단하기는 어렵다. 또한 아이들이나 손에 장애가 있는 사람의 경우에는 이들에게 직접 이 방법을 적용할 수 없기 때문에 제삼자를 개입시켜 검사한다.

그렇다면 인체는 왜 오링테스트에서 볼 수 있는 반응을 나타내는 것일까? 오링테스트의 창안자인 오무라 케이쇼우(大村惠昭) 박사는 여기에 대해 다음과 같이 분석한다.

"인체의 모든 이상부위(병적 상태부위)는 정상부위와는 다른 전장(電場) 및 자장(磁場)을 가지고 있다. 신체의 이상부위에 가벼운 기계적 압력이나 광선, 전장, 자장을 사용해서 지각신경을 자극하면 뇌의 중앙에까지 그 자극이 전달된다. 이때 전신의 어느 부위에 이상이 있어도 똑같이 오링이 약해지는 반응이 일어난다.

예를 들어 몸의 이상부위에 가볍게 압력을 가하면 오링을 강하게 유지하고 있는 근육의 긴장은 알파모터 뉴런(α-motor neuron)의 마이너스적인 자극으로 인해 약해진다. 이때 신체 이상부위의 어느 곳을 압력을 가하더라도 그 신호는 전신근육의 알파모터 뉴런에 입력되고, 동시에 뇌로부터 신체의 각 부위의 골격근을 약하게 하는 자극을 동시에 전달하는 것이다. 이 때문에 전신의 어느 부위를 테스트하더라도 똑같은 반응이 나타난다." (《바이디지털 오링테스트의 실습》, 日本社 발행)

오링테스트의 기전을 과학적으로 설명하면 이해하기 쉽지 않다. 전통적인 민간요법인 오스테오파시(Osteopathy) 수기요법이나 한방 등에서 행해지는 치료법, 인체의 생리에 관한 지식을 기초로 하여 개발한 것이 오링테스트라고 생각하면 된다. 결국 동서양을 불문하고 조상들이 시행착오를 되풀이하면서 확립한 전통적인 치료법을 오링테스트가 과학으로 발전시킨 셈이다.

오링테스트의 발전과정

이상적인 검사법인 바이디지털 오링테스트는 오무라 케이쇼우 박사가 미국에서 개발한 것이다. 오무라 박사는 자신의 저서인 《바이디지털 오링테스트의 실습》에서 "발상의 원점은 어플라이드 키네시올로지(applied kinesiology = 응용운동기능학)에서 힌트를 얻었다"고 말한다.

오무라 박사는 1957년 와세다대학교 이공학부 응용물리학과를 졸업하였고, 이듬해인 1958년에 요코하마시립대학교 의학부를 졸업하였다. 그 후, 도쿄대학교 부속병원에서 인턴을 마치고 1959년에 도미한 이래로 줄곧 미국에 거점을 두고 연구 활동을 하였다.

미국에 건너간 초기에 그는 여러 대학과 연구소를 전전하면서도 주어진 일에 감사하며 온몸을 다해 연구 자료와 씨름했다. 그 결과 1965년부터는 뉴욕의과대학교 약리학부 조교수, 외과 강사, 맨해튼대학교 공학과 객원 연구교수로도 근무하게 되었다.

그 무렵 오무라는 주로 생체전기(生體電氣)에 관심을 가지고 전기자극이 순환기, 신경, 근육, 통증에 미치는 영향 등에 대해 의학적 연구를 계속하였다. 동시에 오무라의 전문 분야인 순환기 중에서도 심혈관계의 약리전기생리학과 신체 각 부위의 혈류, 혈압 측정이나 뇌순환에 대한 연구도 계속하였다.

한편, 오무라는 1970년경부터 응용운동기능학에 대한 연구도 추진하고 있었다. 어플라이드 키네시올로지는 카이로프랙터(chiropractor)인 조지 굿허트(George Goodheart) 박사와 동료에 의해 개발된 것이다.

어플라이드 키네시올로지에 대해 자세히 알아보면, 우선 환자로 하여금 신체의 이상부위에 자신의 오른쪽 손가락을 대고 있게 한다. 이때 검사자는 피검자를 마주 바라보고 왼손으로 피검자의 오른쪽 어깨를 누른다. 그런 다음 환자의 왼쪽 팔을 옆으로 뻗게 하고 검사자는 오른손으로 환자의 뻗은 손목을 아래쪽으로 눌러내리며 환자의 팔의 저항하는 힘을 조사한다. 이상부위에 환자의 손가락이 닿아 있을 때는 환자의 왼쪽 팔의 완력이 약해지는데, 이러한 완력의 강도를 통하여 병의 유무를 진단할 수 있다고 한다. 이 방법을 어플라이드 키네시올로지라고 부른다.

서구의 민간요법 중에 오스테오파시(Osteopathy)라는 수기요법이 있다. 이 치료법은 급성 및 만성의 근골격계 질환 등의 치료에 효과가 있다고 한다. 이것은 카이로프랙틱과 같이 척추에만 수기치료를 시행하는 것이 아니고, 전신의 뼈에 가벼운 자극을 더하는 기법이다. 이해를 돕기 위해 오스테오파시의 예를 들어보자.

오스테오파시는 환자의 신체에서 이상부위에 접촉하였을 때, 환자가 수평으로 들어 올린 팔의 힘이 빠지는 현상을 이용한다. 각 장기는 각각 특정한 근육과 상관관계가 있고, 장기의 건강상태는 관련한 근육에 반영된다는 원리를 토대로 한 것이다. 오스테오파시야말로 긴 역사 속에서 시행착오를 되풀이하면서 발전되어 온 서구의 민간요법으로, 어플라이드 키네시올로지의 출발점일 것이다.

그러나 여기에는 몇 가지 불안정한 요소가 있기 때문에 미국의학에서는 어플라이드 키네시올로지를 객관적 · 과학적으로 근거가 약한 학문으로 간주한다.

오무라는 연구를 통해 이것을 발전시켰다. 기존의 어플라이드 키네시올로지에서는 질병검사에 평소 자주 사용되는 대근육을 이용하는데, 오무라는 가장 피로가 적으면서도 뇌를 최대한 대표하는 소근육을 사용하면 좋지 않을까라고 생각했다.

그 결과 일상에서 가장 많이 사용되는 골격근이면서도 수차례의 검사에도 쉽게 피로를 느끼지 않고 피로회복도 빠른 손가락 근육에 생각이 미치게 되었다. 더군다나 손가락 근육은 대뇌피질의 감각영역과 운동영역을 가장 대표하고 있다. 오무라는 이러한 생각을 바탕으로 손의 악력과 뇌순환의 관계를 6년간 연구하여 1987년에 논문으로 정리하였다.

한편, 오무라는 동양의학에도 관심을 갖고 1959년부터는 침을 사용한 치료도 연구하였다. 그가 미국 노워크 병원에서 인턴으로 일하고 있을 때 우연히 환자에게 침을 시술할 기회가 주어졌다. 침치료가 좋은 결과를 나타낸 것에 고무된 오무라는 토끼를 대상으로 저주파 펄스와 통증과의 관계를 관찰했다. 이 실험에서 얻어진 데이터를 바탕으로 토끼의 피부 여기저기에 침을 꽂아 침의 마취효과를 확인하여, 전통적인 동양의학인 침치료를 근대과학으로 해명하는 데 성공하였다.

이렇게 해서 오무라는 침치료에 의해 일어나는 전신의 미소순환(微小循環) 데이터를 다양하게 모을 수가 있었고, 그의 이와 같은 연구는 학계에서 조금씩 인정받기 시작했다. 또한 전통적 진단방법의 하나인 압통을 근대과학으로 측정하는 데도 성공하였다.

오링테스트가 완성되기까지의 과정은 대단히 드라마틱하지만, 이것은 오로지 오무라의 끊임없는 호기심과 끈질긴 노력이 있었기에 가능했다. 오무라가 이와 같이 오링테스트 연구를 거듭해 가고 있는 동안, 그의 테스트법은 '오무라 테스트'라고 불리며 유럽, 스칸디나비아 국가들, 미국, 일본에서 조금씩 알려지고 있었다. 1973년 2월에 오링테스트는 드디어 미국특허청에서 지적 소유권으로 등록을 하기에 이른다. 이후 미국과 유럽 등지에서 오링테스트가 임상현장에 적극적으로 수용되고 있다.

오링테스트가 이룩할 장래의 역할

해마다 의료비가 증가하고 있는 오늘날, 오링테스트가 더 널리 활용된다면 의료비는 대폭 삭감될 수 있고, 환자의 부담이나 고통도 줄게 될 거라는 생각을 항상 하고 있다. 최근에는 오링테스트에 관한 기사를 매스컴에서도 자주 볼 수 있게 되었다. 아직까지는 실제로 오링테스트를 사용해서 진찰하는 의사나 한의사의 숫자도 적고, 진단학적 검사에 주로 스크리닝 테스트(screening test)로만 사용되고 있지만, 앞으로는 상당히 개선될 것이라고 확신한다. 따라서 빠른 시간 내에 오링테스트가 보급되기 쉬운 환경으로 제도를 재정비해야 한다.

한편, 오늘날에는 공명현상(共鳴現狀)의 발견과 더불어 오링테스트가 비약적으로 진보하였다. 공명현상이란 물리학에서 말하는 공명과 마찬가지로서, 피험자(환자)의 몸에 있는 이상 물질과 같은 물질을 가진 검사자가 피험자를 검사하면, 이 두 물질이 서로 공명을 일으켜 오링이 벌어지는 현상이다. 이것은 텔레비전의 구조와 비슷하다.

예를 들어 텔레비전을 피험자의 신체라고 하면, 설정된 채널은 피험자의 신체 속에 있는 이상 물질이라고 할 수 있다. 이때 안테나로 수신된 전파 중에서 텔레비전에 설정된 채널에 공명하는 주파수의 전파가 반응함으로써 모니터에 영상이 비춰지는 원리와 같다.

다시 이것을 환자에게 대입해보자. 검사자가 암세포의 공명 샘플을 가지고 있고(이것을 '암'이라고 하는 주파수의 전파라고 생각하자) 피험자의 신체에 공명 샘플과 동일한 암세포('암'이라고 하는 채널)가 있는 경우, 공명을 일으켜 피험자의 오링이 벌어져 피험자를 암이라고 진단하게 된다(모니터에 영상이 비춰짐).

오무라는 최근 혈당치나 콜레스테롤 수치까지도 오링테스트를 사용하여 추정할 수 있게 되었다고 보고하고 있다. 가까운 장래에는 채혈하지 않아도 오링테스트를 통해 간 기능 등 많은 생화학적 수치를 알 수 있게 될 것이다.

지금의 오링테스트는 시작 단계에 불과하다. 그러나 신뢰할 수 있는 공명 샘플을 만들 수 있다면 신체의 모든 것을 알 수 있고, 기초의학이나 임상의학에서도 중요한 역할을 담당하게 될 것이다. 오링테스트와 공명 샘플은 컴퓨터의 하드웨어와 소프트웨어의 관계와 같다. 따라서 오링테스트라는 하드웨어만으로는 충분한 기능을 하지 못한다. 여기에 소프트웨어인 공명 샘플이 있어야만 비로소 역할을 다할 수 있는 것이다.

공명 샘플은 오무라 박사의 지도하에 제작되었다. 앞으로 더욱 많은 사람들이 오링테스트를 활용할 수 있게 된다면, 각자가 독자적인 공명 샘플을 만들 수 있게 되고 오링테스트의 응용 범위도 더욱 늘어날 것이다. (《究極의 癌治療》, 요코우치 저, Tama出版社에서 발췌)

02 생체의 전자기적 센서, 파워테스트

파워테스트란 무엇인가

파워테스트(power test)는 색채진단치료의 진보에 따라서 오링테스트를 더욱 발전시킨 검사방법이다. 인간의 생체에 갖추어져 있는 정보계의 작동을 이용한다고 추정되는 검사방법이다.

파워테스트의 수기(手技)법에 관한 하나의 구체적 예를 소개하자면, 생체기능을 전자기기적 센서로 하여 한 손에는 오라탐색봉이나 해당 탐색봉을 안테나로써 쥐고 피검자(검사대상)의 이상부위에 접촉(contact)하며, 반대편 손가락의 엄지와 시지, 중지를 가볍게 모아 쥐고 모니터 기능을 하게 한다. 이때 안테나 역할을 하는 탐색봉의 첨단 부분이 검사대상의 이상부위에 이르게 되면 반대편 손의 세 손가락 끝에서 진동 또는 열감 등의 반응이 나타나게 된다. 색채탐색봉으로 검사할 때 이와 같은 반응을 파악하여 각종 질환을 탐색하는 데 응용하고 있다.

파워테스트는 검사자가 자신의 몸에서 이와 같은 반응이 나타나는 것을 감지하는 색채진단에서의 독특한 기술의 하나이며, 이 파워테스트라는 기술을 습득하기 위해서는 다소의 훈련이 필요한 것은 당연한 것이다. 이 파워테스트의 작동 메커니즘에 관해서는 오링테스트의 이론적 배경이 된 어플라이드 키네시오로지(Applied Kinesiology : AK)와는 별개로써, 신경생리학과 장(場)을 개재한 정보이론, 사이버네틱스(cybernetics) 등의 연구를 고찰한 결과 얻게 된 지견을 통해 정리하고 있다. 가까운 장래에 별도의 색채치료 전문가를 위한 검사와 진단의 지침서로써 펴내기 위해서 준비 중에 있다.

본문에서는 일본연구회의 콘도 료우(近藤良) 선생님이 발표한 원고에서 신비적 요소를 제(除)하고 파워테스트의 현상적 경험을 기반으로 하여, 파워테스트의 개요를 이해할 수

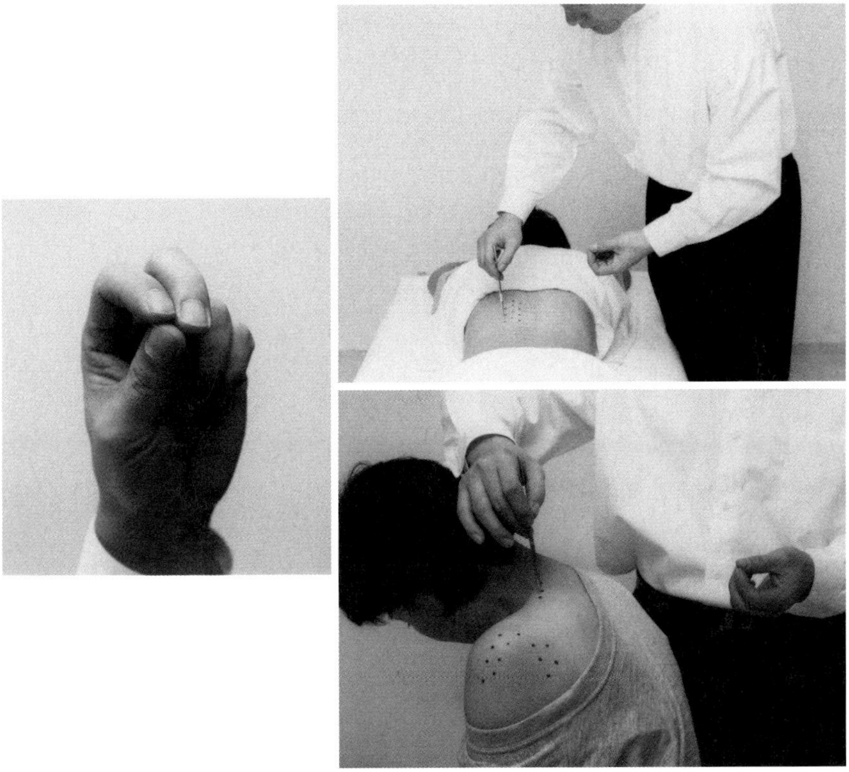

| 파워테스트를 이용한 진단 |

있도록 필자가 가필 수정한 내용을 정리하였다.

생체는 외계로부터 감수되어지는 빛은 두 개의 채널을 통해 중추신경계로 전달된다. 하나는 눈의 망막에 있는 로돕신 단백질이고, 다른 하나의 체계는 피부의 크립토크롬이라고 하는 광수용 단백질이다.

이 두 개의 채널을 통해 들어온 빛에 송과체가 반응을 한다. 로돕신(rhodopsin)이 반드시 빛이 있어야 반응하는 것에 비해, 크립토크롬(cryptochrome)은 빛이 없는 어두운 곳에서도 반응을 한다는 특징이 있다.

송과체는 지자기(地磁氣)나 외기공(外氣功), 그리고 빛에 반응하며, 송과체 세포의 자발성 전기활동은 이들에 의해 억제된다. 송과체에 존재하는 세로토닌을 아세틸세로토닌으로 변환시키는 효소인 NAT의 활성은 자기에 의해 억제되기 때문에 이에 의해 세로토닌의 양은 증가되고, 이것은 뇌파의 변화로 나타난다.

송과체에는 자기에는 반응하지 않지만 빛에는 반응하는 세포가 있다. 만약 이 세포가 NAT 효소활성을 억제한다면, 세로토닌의 양에 변화가 나타나고 손가락의 근긴장에 영향을 미치게 된다.

근방추체(筋紡錘體)에서는 근신전(筋伸展)에 의해 구심성 충격이 발현되는데, 근방추체에 부착된 근육을 지배하는 감마운동 뉴런계에 의해 근육의 긴장이 조절되고 있다. 뇌중추로부터 감마계에 대한 하행성 신경활동의 변화에 의해 운동을 일으키는 알파 뉴런에 근방추체로부터 구심성 충격의 과다가 나타나고, 근육의 긴장도가 조절된다. 이 하행성 신경은 세로토닌에 의해 활동한다.

파워테스트나 바이디지털 오링테스트는 손가락 근육의 수의운동에 관여하는 근육의 긴장도의 변화를 지표로 삼고 있는데, 이 긴장도의 변화는 사람의 의지와는 관계없이 일어나므로 검사에 적합할 것이다. 아직까지는 두부에 있는 송과체에서 반응하는 신경전달물질인 세로토닌의 기작과 또 다른 자성물질에 반응하는 단백질이 그 메커니즘이라는 설이 있지만, 아직 밝혀지지 않은 무엇인가가 있다고 생각된다.

세포 내의 DNA에는 생명체의 생명활동에 관한 모든 정보가 축적되어 있다는 사실은 이미 현대과학에 의해 밝혀진 주지의 사실이다. 최초의 생명체가 탄생하여 지금까지 진화를 거듭해오는 과정에서 생존을 위해 필요한 모든 정보가 DNA에 저장되어 있다는 것이다.

인간의 몸을 구성하고 있는 세포의 수는 약 60조 개라고 한다. 그 세포의 개체 하나하나가 나 자신을 이루게 하는 것이고, 그 세포 하나 속에 나의 전체 몸에 관한 모든 것을 포함하는 것은 물론이다.

결국 유전인자에는 생명의 기원에서부터 현재에 이르기까지의 생존수단에 관한 모든 생존지수의 정보량을 가지고 있다는 이야기가 된다. 그 정보가치의 발현으로 인하여 파워테스트의 미묘한 반응이 나타나는 것이고, 생체에 유해한 것과 유익한 것을 검출하는 것이 가능하다고 본다. 생존을 위한 본능적인 반사인 것이다.

파워테스트의 활용 영역은 단지 생체에 어떤 것이 유익한 것이고, 어떤 것이 유해한 것인지를 가리는 것에만 국한되지 않는다. 파워테스트를 활용한다는 것은 인간의 뇌를 활용하는 영역을 한 차원 확장시킬 수 있다는 의미이다. 외계의 환경적응과 다양한 자극에 응답하는 생체의 고유기능인 정보계는 아주 미묘한 변화에 대해서도 신속하고 즉각적으로 반응하여 새로운 의미를 창출해 내고 있는 것이다.

뿐만 아니라 파워테스트는 기술적인 요소이므로 이러한 기술을 습득하기 위한 훈련을 통하여 각 개인의 잠재된 원시적 감각, 즉 예지력과 통찰력을 최대한 활용할 수도 있게 될 것이다.

파워테스트와 오링테스트의 비교

손가락에서 미묘한 근력의 변화를 파악하는 기술이 오링테스트이고 파워테스트이다. 오링테스트와 파워테스트에는 다소의 특징이 있다. 무엇보다 혼자서 할 수 있다는 것이 파워테스트의 가장 큰 특징이다.

오링테스트에는 오링을 만드는 사람이 필요하다. 환자나 제삼자가 손가락으로 오링을 만들면 검사자가 그 오링을 엶으로써 진단을 실시한다. 여기에서는 손가락으로 오링을 만드는 사람의 뇌가 센서로 작용하고 있다. 검사자는 그 센서로부터 이끌린 근력 변화를 검출하고 있는 것에 지나지 않는다. 정보의 포착과 그에 대한 반응은 오링을 만드는 사람이 행하고 있고, 검사자는 그것을 눈으로 확인하며 일정한 힘으로 오링을 벌리는 확인 작업을 하는 동시에 판정을 해야 하기 때문에 어느 정도의 숙련이 필요하다.

오링테스트의 성공 여부는 숙련된 우수한 조력자를 얻을 수 있느냐 없느냐에 달려있다고 말해도 과언이 아니다. 오링테스트를 잘 사용하는 사람의 배후에는 유능한 조력자가 있는 경우가 많고, 오링테스트에 흥미는 있어도 일상의 진료에 사용할 수 없는 것은 조력자를 얻을 수 없기 때문인 경우가 많다. 실제로 조력해주는 사람이 없다면 오링테스트는 연습도 할 수 없다. 다행히 조력자를 얻을 수 있다하여도, 연습을 하는 데 있어서 때와 장소에 대한 제한이 많다.

반면에 파워테스트는 혼자서 언제라도 숙달시키기 위한 훈련을 할 수 있다. 파워테스트에서는 대상물이나 피검자의 이상 여부를 감지하는 센서가 검사자 자신의 신체이다. 자신이 포착한 정보에 대하여 자신의 신체가 판단을 내리고, 자신의 신체가 거기에 반응하는 것이다. 그 반응(근력의 변화)을 포착하는 것도 스스로 할 수 있기 때문에 판정까지 검사자 혼자서 완결할 수 있다.

파워테스트의 판단기준은 '부(浮, lift)'와 '침(沈, sink)'을 상징한다. 강과 약이라고 인식해도 좋다. 운동 모터 뉴런을 통하여 반응하는 감각으로서 사람에 따라 진동과 열감 등 다양한 반응이 모니터링되기 때문이다. 이것은 검사자 당사자밖에 모른다. 따라서 검사자는 항상 선입견을 배제하고 자연스러운 상태에서 자신의 신체반응에 집중하는 것이 중요하다.

실제 검사현장에서는 파워테스트 결과를 오링테스트로 확인하는 것도 가능하다. 열리고 닫히는 가시적인 확인 작업은 피검자나 주위 사람들에게 객관적인 결과를 기대하게 할 수 있다. 파워테스트나 오링테스트 이 양쪽의 방법은 기술이므로 숙련될 때까지 연습해야 하는 것은 말할 나위가 없다.

| 오링테스트와 파워테스트의 비교 |

구분	오링테스트	파워테스트
메커니즘	손가락의 근력 변화 검출	손가락의 근력 반응 검출
소요 인원	검사자와 환자(직접법)	검사자
감지 센서	환자의 생체(직접법) 제삼자의 생체(간접법)	검사자 자신의 생체
판단 근거	오링의 오픈/클로스	강약, 진동, 한열감 등의 감각 포착
검출 특성	디지털적이며 불연속 반응	아날로그적이며 연속적임
감도	초고감도	오링테스트의 반응보다 감도가 높음
설정 필요 여부	필요	불필요

검출 특성

오링테스트에 의한 검출이 디지털적이고 불연속적인데 비해 파워테스트에 의한 검출은 아날로그적이고 연속적이다. 오링테스트가 디지털적이라고 분류하지만 엄밀히 따지면 오링테스트 역시 아날로그이다. 아날로그의 근력 변화를 검출한다고 해서 파워테스트와 어떤 차이는 없다는 것이다.

그러나 아날로그의 근력 변화가 오링의 열림과 닫힘으로 변환되기 때문에 결과는 디지털이 된다. 오링테스트에서는 열림과 닫힘뿐, 중간은 없다. 가령 근력이 약해지더라도 오링의 손가락은 일정한 역치(반응을 일으키는 최소의 물리량)에 이를 때까지는 열리지 않고, 반응을 일으키는 최소의 물리량(힘)이 있어야 열리기 때문이다.

이에 반해 파워테스트는 근력의 변화를 있는 그대로 검출한다. 근력의 변화는 연속적인 아날로그이기 때문에 파워테스트의 검출 특성도 아날로그이다. 손가락의 근력 또는 감각의 미묘한 변화까지 파악할 수 있지만 그 경계가 확실치 않다. 따라서 그 감각을 찾아내 뇌에 입력시키기까지는 훈련이 필요한 것은 물론이다.

오링테스트에 의한 검출은 국소적이고 불연속적이어서 일정 장소에서 열림과 닫힘을 체크하고 장소를 옮겨서 또다시 열림과 닫힘을 체크한다. 이와 같이 하면서 검사하는 구역을 커버하는 것이다.

그 구역 전체를 스캐닝하기 위해서는 오링테스트를 반복하여 자세한 부분까지 검색을 하는데, 구역 전체를 몇 분 비율로 분할하여 각 구역마다 오링테스트를 실시한다. 이때 탐색봉을 대상의 표면으로부터 10cm에서 15cm 떼어놓으면 한 번에 직경 10cm 정도의 영역을 스캐닝할 수 있으므로, 10cm 간격으로 오링테스트를 반복하면서 전체 구역을 커버한다.

한편, 파워테스트에 의한 검출은 연속적이다. 오라탐색봉을 대상의 표면으로부터 10cm 정도 떼어 이동해가면서 검사하는데, 이와 같은 방법으로 구역 전체를 스캐닝해가면 실시간 연속적으로 감각의 반응을 손가락 끝에서 포착할 수 있다. 따라서 이상(병소)을 오진할 가능성도 적고, 오링테스트를 여러 차례 반복하는 번거로움으로부터도 해방된다.

감도(感度)

오링테스트에 숙련된 치료사의 감도는 웬만한 검사기기를 뛰어넘는데, 파워테스트는 오링테스트보다 한층 더 감도가 높다. 그 이유에 관한 추측은 파워테스트는 근력 변화를 검출하므로 오링테스트와 같은 반응을 일으키는 최소의 물리량이 없기 때문이다. 파워테스트를 하고 있으면 자신의 일거수일투족에 신체가 반응하고 있는 것을 알 수 있다. 심지어 호흡에조차도 반응한다.

감도가 높다는 것은 좋은 의미가 될 수 있지만 그 반대로 너무 높아서는 곤란한 면도 있다. 게다가 아날로그의 반응이기 때문에 어디를 기준으로써 이상으로 판단할 것인지, 그 기준을 어디에 둘 것인지 곤란한 경우도 적지 않다. 이러한 경우에는 오링테스트로 확인하면 해결할 수 있다.

덧붙여, 감도와는 직접 관계없는 것이지만 파워테스트로 검토하면 눈을 감고도 신체가 잘 반응한다는 것을 알 수 있다. 그러나 오링테스트는 눈을 감은 상태에서는 실시할 수 없다. 그것은 오링테스트의 메커니즘이 송과체의 기능과 깊은 관련이 있기 때문이다.

설정

오링테스트에서는 설정(calibration)이 필요하다. 하나의 예를 들면 오링테스트의 간접법으로 항암제의 적합성을 알아보려고 하는 경우에 제삼자가 조사하고자 하는 항암제를 손바닥에 올려놓게 한다. 항암제는 일반적으로 맹독성이 있으므로 손에 들었다는 자체로 근력이 저하되어버린다. 그러한 상태에서 여느 때처럼 이상부위에 접촉하여 검사를 하는 것은 비록 그 병소에 적합한 항암제라 해도 제삼자의 오링은 열려버릴 것이다. 따라서 적합을 부적합으로 잘못 판단하게 되는 것이다.

이러한 현상을 피하기 위해 사전에 설정을 해두지 않으면 안 된다. 그것은 손가락의 선택이다. 엄지손가락과 집게손가락만으로 좌우로 당겨서 벌려도 오링이 열리지 않지만, 여기에 중지를 더해서 당기면 쉽게 열리는 조건을 만족하는 오링을 만들 필요가 있다. 제삼자가 만드는 오링이 평상시에는 엄지와 약지손가락이 만드는 구조로, 제삼자에게 항암제를 갖게 했더니 이 오링이 간단히 열린 반면에 엄지와 집게손가락에는 닫혔다고 한다면, 이 항암제의 적합성은 후자의 오링을 사용해서 체크하면 좋다.

만약 엄지와 집게손가락으로 만든 오링에서도 너무 약했다면 이제 더 이상 강한 편성을 할 수가 없다. 이런 경우에는 어떻게 하면 좋을까? 그렇다면 이번에는 검사자의 손가락의 힘을 약하게 할 수밖에 없다. 제삼자가 만든 엄지와 집게손가락으로 만든 오링이 검사자의 엄지와 중지, 엄지와 약지, 엄지와 새끼손가락으로 당겨도 열려버린다면 이제 오링테스트는 더 이상 진행할 수 없게 된다. 이것은 매우 극단적인 이야기라고 생각될지도 모르지만, 항암제와 같은 맹독의 경우에는 실제로 일어날 수 있는 일이다.

반면에 파워테스트에서는 어떤 맹독성 물질이든, 신체에 적합한 것이든 설정은 일체 불필요하다. 오링테스트의 열림(open)과 닫힘(close)이 절대적인 근력 변화를 검출하는 것인데 반하여, 파워테스트의 '부(浮, lift)'와 '침(沈, sink)'은 상대적인 힘과 감각 변화를 산출하는 것이기 때문이다.

검사자가 한 손에는 항암제와 탐색봉을 들고, 다른 한 손에는 손가락을 살며시 모아 쥔 상태의 시점에서 그 손가락이 접촉한 부분에서 느끼는 힘이 기준이 된다. 이때 탐색봉이 질병이 있는 이상부위를 향했을 때의 기준보다 힘이 약해지면 부, 강해지면 침이다. 샘플에 따라 손가락의 힘이 약해지거나 강해지려는 그 시점에서의 '힘 또는 감각'이 판정의 기준이 된다. 바꾸어 말하면 파워테스트에 있어서 설정은 자동적으로 행해지는 것이다.

03 병의 유전인자까지 알려주는 오라(Aura)

대부분의 사람들은 형체를 보지 않았지만 사람의 몸에서 나오는 기(氣)의 존재를 확신한다. 오라(aura)는 이처럼 물체에서 발산하는 에너지로써, 흔히 영화에서 볼 수 있는 최면술사의 손끝에서 흘러나오는 영기(靈氣)를 연상하면 이해하기 쉽다.

오라를 보는 훈련을 한 사람은 분명히 사람들에게서 고유의 오라의 색을 볼 수 있다고 한다. 오링테스트를 사용하여 우리들 역시 오라의 색을 알 수 있고, 개개인이 내는 오라의 색으로부터 여러 가지 것들을 파악할 수 있다. 이는 생체에서 방사하는 바이오포톤(Bio-Photon)을 오라라고 볼 수 있기 때문이다.

사람은 누구나 태어나면서부터 고유한 오라를 가지고 있다고 한다. 오라는 환경이나 생활 스타일에 따라 변화하며, 성장함에 따라 복수의 오라를 갖게 되어 결국 오라가 조합된 색을 발하게 된다. 이러한 오라의 색깔 변화는 킬리언(Kirlian) 부부에 의해 과학적으로 실증되었다.

또한 동물이나 갓난아이에게는 오라가 보인다고 한다. 개는 오라를 통해 낯선 사람을 구별하여 으르렁거리거나 짖는다. 갓난아이 역시 어떤 사람에게는 미소를 짓고 손을 내밀지만, 어떤 사람을 보면 울고 손을 거두어들이기도 한다. 갓난아이에게 친숙한 사람일지라도 어느 경우에는 갑작스럽게 울음을 터트리는 경우도 있다. 그 사람에게 걱정거리 등이 있으면 오라의 색이 달라지는데, 이미 익숙해진 사람이라도 이전의 오라의 색과 다르기 때문에 갓난아이는 두려워서 우는 것이라고 생각할 수 있다.

그러면 우리들 누구라도 오라를 볼 수 있는 것일까? 어떻게 하면 오라를 볼 수 있게 될까? 오라는 하얀 벽을 배경으로 앉아있는 한 사람을 대상으로 정신을 집중하고 잡념을 떨치는 훈련을 하면 누구라도 볼 수 있게 된다.

하지만 오라의 색을 구별할 수 있게 되기까지는 상당한 훈련이 필요하다. 그러나 오링테스트나 파워테스트를 사용하면 그러한 훈련을 하지 않더라도 누구나 개개인의 오라의 색을 판별할 수 있다. 개인 고유의 오라 색뿐만 아니라 여러 오라가 조합된 색까지도 구별할 수 있게 되는 것이다.

왜 갑자기 이렇게 오라에 대해 장황하게 서술하는가 하면, 오라가 색채치료와 깊이 관계하기 때문이다. 오라는 신체의 이상을 알려주는 것뿐만 아니라, 오라의 특정 부위(흉선)에 대한 색을 통하여 신체 이상 상태 이외의 것도 알 수 있게 된다. 흉선에서 볼 수 있는 색은 놀랄 만큼 정확하게 그 사람의 성격부터 현재의 상태, 환경, 직업, 정신상태 등 개개인의 인생 자체를 구체적으로 가르쳐준다.

미국의 파멜라 오즈리(Pamela Oslie)는 개개인의 오라의 색을 보는 과정에서 같은 색깔에는 공통된 라이프 스타일이 있다는 사실을 발견하였다. 실제로 시험해보아도 상당히 합치하는 점이 보이기 때문에 이것을 더욱 연구하면 현대인의 성인병을 비롯한 난치성질환의 원인의 하나라고 알려진 본질적 원인을 규명하는 것까지 이어질 수 있다고 생각한다. 여기서 본질적 원인을 규명하는 것은 유전자를 가리킨다. 고유의 오라 색을 분석함으로써 개개인의 성격을 비롯해서 병의 유전자까지 알 수 있는 날이 머지않은 것이다.

나는 고유의 오라 색을 통해 개인의 특유한 성격이나 걸리기 쉬운 질병에 이르기까지 상당한 정보를 얻게 될 가능성이 있다고 생각한다. 오라는 생활환경 등에 의해, 서로 다른 색이 중복된 색에 의해 고유색이 한층 강해지는 경우와, 반대로 환경 등에 의해 생긴 후천적 색채가 강해지는 경우가 있다. 더 나아가 후천적 색채와 혼합이 되면 고유의 색이 완전히 억압되어 성격파탄자와 같은 상태가 되는 경우조차 생각할 수 있다.

이러한 것들을 실제로 테스트하는 가운데, 색채와 유전자가 밀접한 관계가 있다는 생각이 들었다. 유전자의 작용 그 자체를 사전에 미리 알아내어 장래에 일어날 유전자의 변이 등을 예방하는 것도 가능해지지 않을까? 이것은 비약적인 사고이기는 하지만 결코 불가능한 것은 아니라고 생각한다.

또한 가까운 장래에 유전자를 파워테스트나 오링테스트로 알 수 있는 날이 도래할 것이라고 확신한다. 그렇게 된다면 병을 미연에 예방할 수 있는 의료의 진수에 도달할 수 있을 것이다.

라이프 컬러와 성격진단

한의학에 "미병(未病)에 치료하는 것이 명의"라는 말이 있다. 이것을 좀 더 확대 해석하면 어떤 사람이 태어나 자란 과정으로부터 그 사람을 둘러싸고 있는 가족의 구성, 생활, 가족의 병력, 가정환경, 직업, 직장에서의 지위, 직장의 환경상태 등 모든 것을 파악한 뒤의 총괄적 진단이야말로 진정한 의료를 구현할 수 있다는 뜻일 것이다.

현재 일본의 에히메이 현립병원 동양의학연구소에서는 '시계열분석법(時系列分析法)'이라는 새로운 진단법을 사용하고 있다. 이것은 연표식(年表式) 기입이 가능하도록 고안한 진료 차트에 가족의 구성에서 역사에 이르기까지를 기입하고, 그러한 것들을 포괄한 데이터로부터 진단 및 치료를 실시하고 있는데 높은 효과를 올리고 있다고 한다.

그러나 실제로는 환자들이 자신에게 불리한 부부관계라든가 친자관계, 금전문제 등 과거의 문제에 관한 대화에서는 그런대로 진솔하게 이야기를 하지만, 현재의 상황에 대해서는 감추고 있는 경우가 많다. 이렇게 감춘 것들 속에 병인(病因)이 있는 경우도 있다.

이와 같은 심리상태에서는 종교나 심리학적인 방법, 역학(易學)과 같은 것이 의외로 효과를 발휘한다. "물에 빠진 사람은 지푸라기라도 잡는다"라는 말처럼, 자기의 괴로움을 털어놓으면 어떻게든 해결될 수가 있다고 믿는 것과 같은 상황으로 심리적 변화가 일어난다면 의외로 좋은 치료효과를 얻을 수도 있다.

라이프 컬러(Life color)는 역학적인 요소가 다분히 있으므로 문진형식(問診形式)이 아닌 색채 반응에 근거하여 심리학적으로 환자의 내면세계에 들어가는 것이 가능하다. 따라서 성격분석으로부터 과거, 현재, 미래에 이르기까지의 상태 변화를 파악하고, 게다가 좋은 인생을 살기 위한 방법까지 알게 된다면, 의식을 하거나 그렇지 않던지 관계없이 상대방의 경계심은 기대로 바뀌게 된다.

종교에서는 참회를 하는 것으로 괴로움으로부터 구원을 받는다고 하는데, 색의 변화를 자기 자신이 확실하게 인식함으로써 그와 같은 상태가 되는 것이라고 생각된다. 라이프 컬러를 통해 알게 된 자기 자신을 냉정하게 성찰하는 것에 의하여 분명하게 라이프 컬러의 조합이 변화해 간다. 그렇게 해서 인생의 밝음을 의식적으로 유지해가는 것도 가능하게 되는 것이다.

흉선(胸線)에서 보는 라이프 컬러

라이프 컬러를 응용하는 제1단계는 먼저 자신의 라이프 컬러를 아는 것이다. 이것은 누구라도 간단히 파워테스트나 오링테스트를 통해서 알아낼 수 있다. 여기에는 흉선을 사용한다.

흉선은 흉골의 안쪽과 심장 사이에 붙어 있다. 흉선의 크기는 출생시에는 15g 정도이고, 조금씩 발달하여 사춘기 때는 약 30~40g 정도까지 된다. 이 시기를 정점으로 다시 작아지기 시작하여 40세에는 절반 크기로 줄고, 그 후에는 지방조직으로 변하게 된다.

흉선에서는 티모신(thymosin)이라는 호르몬이 분비되는데, 티모신의 역할은 현재까지도 정확히 규명되지는 않았다. 다만, 동물실험에서 갓 태어난 동물의 흉선을 제거하면 림프구나 항체가 생기지 않아서 허약해지고 죽게 된다고 보고되어 있다. 그러나 오무라 교수는 흉선에는 나이에 관계없이 중요한 역할이 주어지는데, 오링테스트에서 흉선은 전신의 이상 유무를 진단하는 데 가장 적합한 장소라고 주장하고 있다.

그러나 이것은 우리의 색채치료 연구에서 사용하는 백회혈(百會穴)과 중지첨단(中指尖端)에서 보는 경락별, 증후별, 질환별의 컬러와는 다르다. 우리들이 실시한 확인실험 - 흉선에 길이 3cm, 폭 5mm의 색을 붙이고 오링테스트를 실시하여, 오링의 개폐로 그 사람의 성격이나 처해 있는 환경상태 등을 조사하는 실험 - 결과, 흉선에서는 오링으로 열렸던 색이 백회혈에서는 열리지 않았다. 그러므로 흉선은 경락이나 증후와는 관계가 없다는 사실을 시사하고 있다는 결론을 내릴 수 있었다.

한편, 오즈리는 저서《오라의 운명학, 라이프 컬러》(타마출판사)에 라이프 컬러 이론을 응용해서 개발한 진단법을 소개하였다. 오즈리는 다음 14가지 색으로부터 성격진단을 하고 있다. 또한 이 색들과의 색조합에 의해서도 성격을 판단할 수 있다.

- 육체적인 생의 컬러(physical life color) : 레드, 오렌지, 마젠타, 옐로
- 정신적인 생의 컬러(mental life color) : 밝은 담갈색(윤리적인 면), 산림의 녹색(환경적인

면), 브라이트 블루(감각적인 면), 유광의 붉은색(추상적인 면). 이 4가지는 전부 고유의 컬러에 띠로 감싸고 있는 상태를 말한다.

- 초록
- 정서적인 생의 컬러(emotional life color) : 블루, 바이올렛, 라벤더, 크리스털, 인디고.

04 분자생물학 기반의 색채치료

유전자 의학과 색채치료

현대의학은 분자생물학의 발달에 의하여 유전자의 본체인 DNA(deoxyribo nucleic acid)를 조사하여 유전병이나 암, 감염증 등을 진단하고 감염된 세포의 분류까지 알 수 있게 되었다. 그러나 아직까지는 유전인자 진단이 치료에 연결되지는 않고 있는 실정이다.

DNA에 관한 연구는 오즈월드 에이버리(Oswald Avery)에 의해 비롯되었으며, 미국의 제임스 왓슨(James Watson), 영국의 프란시스 클리크(Francis Crick)에 의해 발전하게 되었다. 이들에 의하면 DNA는 핵산이라 부르는 화학물질의 하나로써 이것이 유전자의 본체라고 할 수 있다고 하였다.

우리 몸의 성분은 대부분 단백질이다. 이 가운데 여러 종류의 운동에 관여하는 근육의 90%를 미오신(myosin)과 액틴(actin)이 차지하고 있다. 콜라겐(collagen)은 생체내 단백질의 30%를 차지하며 피부나 목, 힘줄 등을 구성하고 있다. 이러한 생체 단백질을 합성하는 기관을 염기(鹽基)라고 하는데, 이는 유전암호의 바탕이 되는 화학물질로서 세포의 핵 속에 존재하여 유전정보를 담당한다. DNA는 이러한 유전정보를 결정하는 4종류의 염기, 즉 아데닌(A), 티민(T), 구아닌(G), 시토신(C)은 당의 일종인 디옥시리보스(deoxyribose)와 인산이 골격으로써 구성되어 있고, 이중의 나선형으로 연결된 이중나선구조를 가지고 있다.

사람의 몸은 약 60조 개의 세포로 이루어져 있고, 그 세포 하나하나에는 한 쌍의 유전자를 포함한 DNA가 들어 있다. 하나의 DNA를 실처럼 늘리면 길이가 1.8m에 이른다. DNA는 나선계단처럼 꼬아져 있으며, 자유롭게 변형할 수 있는 줄사다리 같은 형태이다.

사람의 DNA는 30억 개의 염기쌍으로 이루어져 있고, 부모로부터 10만 개의 유전자를 계승받는다. 이 염기 가운데 하나만 다른 것으로 바뀌어도 중병이 되는 수가 있다. 병에 관한 유전자는 5천여 종류가 있다고 한다. 예를 들어 암 억제유전자인 p53은 세포 내에서 세포 증식을 조정하여 암유전자를 억제한다.

커피를 좋아하는 사람에게서는 카페인을 분해하는 효소의 활동이 활성화되는데, 빠르게 효소를 만드는 유전자 타입의 사람일수록 커피를 더 잘 마신다. 알코올도 마찬가지로 아세트알데히드(acetaldehyde)라는 탈수효소의 기능이 강한 사람일수록 말술을 마셔도 취하지 않는다. 반면에 아세트알데히드의 기능이 약한 사람은 술을 입에만 가져가도 취해버린다. 이것은 모두 유전자가 만드는 작용이다.

동일한 맥락에서 색으로 통증을 가라앉힐 수 있는 기전을 알아볼 수 있다. 색에서 나오는 전자파 파장이 유전자에 영향을 끼치게 되면, 통증 유전자에 대한 억제유전자가 신속하게 작용하여 통증이 소실되는 것을 생각할 수 있다. 또한 색에서 나오는 파장은 병변(病變) 부위에 증식하고 있는 유전자에 대해, 염기를 통하여 질병 억제유전자가 통제하고 있기 때문에 질병이 치유될 수 있는 것을 추정할 수 있다. 그러므로 우리는 유전자가 관계하고 있는 5천 종류의 병에 대해서도 각각의 색채가 틀림없이 존재할 것이라는 추측을 하고 있다.

색채치료의 큰 과제는 유전인자의 고장으로 발생하는 다양한 질병에 대한 치료방법에 관한 연구라고 생각한다. 향후 이것을 어떻게 찾아내어 해결해 나아가는가에 관한 것이지만, 색채치료는 장래에 유전자 의학의 한 가닥을 담당하게 될 것임을 확신하고 있다.

나노테크놀로지 의료와 색채치료

모든 세포는 나노스케일(Nano-scale = 1nm는 100만분의 1mm)의 단백질, 핵산, 그밖의 복잡한 생체분자로 구성되어 있다. 의료계에서는 지금까지 인체를 나노테크놀로지(nano-technology)의 관점에서 보지 않았기 때문에 현재까지 분자의료로서의 고찰은 없었다. 그러나 색채치료에 있어서는 이미 분자생물학적인 선진적 나노테크놀로지 의료를 행하고 있다.

만약 분자 수준의 정밀함으로 물질을 조립할 수 있다면, 인체를 분자 스케일에서 복구하는 것도 가능할 것이다. 예를 들어 의료용 나노 로봇을 사용한다면 바이러스나 암세포를 파괴하거나, 파괴된 조직을 재생하거나, 각종 공해물질 등 생체에 쌓여있는 노폐물을 제거하여 건강한 육체로 되돌릴 수도 있을 것이다. 더욱 놀랄만한 예로, 생체의 기능정지(사망) 상태로 보존되어 있는 인체의 복구나 부활도 생각할 수 있을 것이다. 나노테크놀로지는 21세기의 최첨단 의료로서 현재 연구가 진행되고 있고, 장래에는 의료를 근본적으로 바꾸어 최첨단을 걷는 의료로서 중요한 역할을 할 것임에 틀림없다.

아직은 현실화되지 않았지만 자석명찰, 금속입자에 의한 바이오 진단, 나노스케일의 바코드 등이 연구 중에 있다. 그중에서 나노스케일의 바코드를 진단에 사용할 수 있지 않을까 기대하지만, 아직은 상상의 영역에서 벗어나지 못하고 있다.

색채치료는 진단만이 아니라 치료로서도 최고의 방법이지 않을까 생각한다. 이미 나노테크놀로지를 색채치료에서 실천하고 있으며 커다란 효과를 올리고 있다는 사실은, 나노테크놀로지 의료가 상상의 세계가 아니라 현실적인 것으로서의 밝은 전망을 의료계에 제공하는 것이다.

나노스케일의 바코드에 대하여 생각해 보자. 양자 도트(dot, 반도체 나노 결정)의 사이즈를 변환시켜 발하는 형광색을 조절한다. 그 수많은 색을 발하는 양자 도트를 하나의 라텍스(latex) 비즈에 담아 놓으면 아무리 많은 종류의 프로브(probe)에 대해서도 각각 식별 가능한 표지를 붙일 수가 있게 된다. 비즈에 빛을 쪼여 발하는 형광을 프리즘에 분광시키면, 비즈 속의 양자 도트의 조성에 따른 파장과 강도를 지닌 스펙트럼 패턴(컬러 바코드)이 얻어진다. 이 컬러 바코드는 양자 도트의 조성에 따라 서로 다르므로 비즈의 식별, 더 나아가 비즈에 결합되어 있는 프로브를 특정지을 수가 있게 된다.

이론상으로는 10억 개의 컬러 바코드를 만들 수 있다. 컬러 바코드가 진단뿐만 아니라 치료의 수단도 된다는 것은 이미 색채치료가 증명하고 있다. 서로 다른 양자 도트의 크기를 조절하면 빛의 조사를 받아 발하는 형광색을 결정할 수 있다. 단적으로 말하면, 서로 다른 크기의 양자 도트를 서로 다른 생체분자에 결합시킨다면, 같은 광을 조사해도 서로 다른 색을 발하기 때문에 각각의 분자를 개별적으로 추적할 수 있다. 이 파장을 색으로 치환시켜 놓은 것이 '색채생명정보칩'이다. 색채치료의 원리는 여기에 있다.

무기물의 나노 결정이 얼마나 쓸모가 있는지에 대한 좋은 예로 자성(磁性)세균을 들 수 있다. 자성세균은 물속이나 물밑의 진흙 속에서 서식하며, 정해진 깊이에서밖에 번식하지 못한다. 서식에 적합한 위치보다 얕은 장소에서는 산소가 너무 많아서, 반대로 너무 깊으면 산소가 너무 부족해서 서식할 수 없다. 따라서 서식에 적합한 깊이가 아니면 일반 세균과 마찬가지로 편모운동의 추진력을 이용하여 적합한 장소로 이동한다.

여기서 중요한 것은, 중력의 영향을 받지 않는 마이크로의 세계를 떠도는 세균이 상하를 구별할 수 있다는 것이다. 이것은 자성세균의 체내에 존재하는 미묘한 구조물 때문이다. 이 구조물은 직경이 35nm에서 120nm의 자성 결정이 약 20개 고리처럼 연결되어 자성 나노 결정으로서 모인 것으로, 이것이 나침반의 기능을 하는 것이다. 지구상의 모든 곳에서 지자기의 영향을 받기 때문에 자성세균은 체내의 나침반을 사용하여 자신에게 적합한 위치를 찾아 지자기를 따라 이동한다.

한편, 지구상의 다른 생물도 태양의 흑점 등에 의한 미묘한 지자기의 변동에 영향을 받는데, 이러한 영향을 자속 양자로서 포착한 것이 '부정수소'의 탐색봉이다.

특정한 사람이 느끼는 불안감이나 영장(靈障)이라고 불리는 현상에 대하여 설명해 보자. 인간은 자성세균처럼 자유롭게 지자기의 변동파장에 맞추어 이동할 수 없기 때문에, 체내에 있는 자성입자가 지자기의 변동에 맞지 않게 된다. 이때 지자기에 대한 허용범위차에 과민하게 반응하는 사람과 그렇지 않은 사람과의 차이가 불안감이나 영장이라는 현상이 되는 것은 아닐까 생각된다.

캘리포니아대학교 버클리 연구실에서는 병원체와 같은 특정한 대상물을 검출하는 데 자성 나노입자를 이용하고자 하였다. 그것은 특정한 표적에만 결합하는 항체를 선택하고, 다음으로 항체분자에 자성입자를 프로브로서 결합시켜 검사의 신속화를 꾀할 수 있게 한다. 현재 사용하고 있는 형광표지 프로브를 사용하여 어떤 특정한 색의 빛만을 흡수하여 여기(勵起)시켜 특유의 빛을 발하는 '형광표지물'을 사용하는 방법으로 표지물의 구조나 특성을 변화시키는 것에 의해 형광 색조를 광범위하게 조절할 수 있다. 이러한 색을 세포마다에 조절하는 것이 '색채'이다.

단백질 분자의 매우 작은 조각, 즉 반도체 나노 결정인 양자 도트는 양자역학의 세계에서는 원자 속의 전자가 어떤 불연속적인 에너지 수준에서 구속당하는 규칙과 마찬가지의 현상이다. 형광을 발하는 유기색소분자는 기저(基底)상태의 전자가 여기상태로 전이하는 에너지와 정확히 일치하는 포톤만을 흡수한다. 즉, 유기색소가 흡수하는 것은 흡수 에너지에 상응하는 특정한 파장(색)의 빛에 한정된다. 그리고 광자의 흡수로 여기한 전자가 낮은 에너지 준위로 되돌아갈 때에 형광을 발한다.

양자 도트와 같은 반도체 나노 결정에는 종래의 유기색소분자에 비하여 이점이 있다. 유기분자는 내광성이 낮고 바로 분해되는 결점이 있지만, 이 작은 무기결정체는 유기분자에 비하여 광여기와 형광발광을 몇 번이고 되풀이할 수 있는 내구성이 있다. 따라서 장시간 동안 세포나 조직에서 무슨 일이 일어나고 있는지를 추적할 수가 있다.

특히 반도체 나노 결정의 뛰어난 점은 미세한 크기로 만들어 여러 가지 색깔을 낼 수 있다는 점이다. 세포 내에 있는 수많은 분자 기계 중에는 다음과 같은 나노머신(nano-machine)의 걸작이 4가지가 있다.

첫 번째는 리보솜(ribosome)으로, 세포에서 매우 중요한 요소이다. 리보솜은 리보솜 RNA라는 단백질로부터 만들어지고, 정보 확산과 단백질 합성을 중개한다. 놀라울 정도로 정교하게 만들어진 기계로서 mRNA(messenger RNA)에 축적된 정보를 사용하여 단백질을 만든다.

두 번째는 엽록체로, 식물 세포나 시아노박테리아(남조류)에 포함되어 있다. 엽록체는 큰 구조체로서 내부에 규칙적으로 분자가 배열되어 있다. 배열분자는 감도 높은 광 안테나로 기능하며, 태양광 분자를 모아 세포 안의 수많은 작업에 사용할 화학연료를 생성한다. 엽록체는 물을 산소로 전환시키는데, 생명의 탄생으로 대기가 오염되었다고 말하는 이유는 이 산소 때문이다. 우리들 생물이 의지하고 있는 산소는 본디 세포의 광합성의 배출물인 것이다.

세 번째는 세포 속의 에너지 공장이라고 불리는 미토콘드리아(mitochondria)이다. 미토콘드리아는 세포에 포도당으로 저장된 유기분자를 훌륭하게 연소시켜 시스템에 필요한 에너지를 생성한다. 전기모터가 전선을 통해 전자를 끌어들여 움직이는 것과는 달리, 미토콘드리아는 스스로 에너지를 만들어낸다. ATP 분자는 확산하여 세포 안으로 퍼져나가 많은 생명활동에 본질적인 공헌을 한다. ATP란 아데노신 3인산(adenosine triphosphate)으로, 생물의 에너지 전달체이며 생명의 화폐라고도 알려져 있다.

네 번째는 박테리아의 편모(鞭毛)모터이다. 이것은 우리가 평상시 사용하는 전기모터와 아주 비슷한 흥미로운 나노머신(nano-machine)이다. 편모모터는 고도로 구조화된 단백질의 집합체로, 많은 박테리아의 세포막에 박혀 있고 회전운동을 하여 편모를 움직인다. 프로펠러처럼 움직여 세포를 수중에서 추진시키는 것이다. 편모모터는 ATP를 분해하여 분자의 형태를 변화시켜, 수소 이온의 흐름을 이용하여 교묘하게 만들어진 분자부품과 결합된 단백질 축을 회전시킨다.

이처럼 세포분자는 모두 나노 공장인 셈이다. 크기는 달라도 모두 빛으로 여기(勵起)될 수 있기 때문에 혼재하는 모든 조직분자를 한번에 모니터링할 수 있다. 한편, 인간의 송과체와 맥락총은 이와 같은 나노스케일 미립자를 탐지할 수 있다. 양자 도트는 수많은 생체분자를 다른 사이즈, 즉 다른 색깔의 결정으로 표시할 수 있다. 예를 들어 ATP 분자의 과부족을 포착하여 통제하기 위한 색의 작성 등이다. 이것들을 색으로 치환하여 만들어낸 것은 미래의 의료인 양자 도트의 첫 시도로서의 역할을 충분히 완수한 것이다. 이 작용이 파워테스트이고 오링테스트이다.

이러한 이론으로부터 색채치료는 모든 세포변이를 색으로 포착하여 광여기(光勵起)와 형광발광을 반복하여 세포변이를 억제한다고 생각할 수 있다. 정위상의 발광을 지속적으로 행하여 이상세포를 공격함으로써 역위상(逆位相) 파장의 간섭작용에 의해 제로로 만들 수가 있다. 다시 말해 치유를 유발시키는 결정적 수단이 될 가능성이 있다는 생각이다.

05 EBM과 색채치료

최근 EBM(evidence-based medicine)이란 말이 유행하고 있다. EBM 제창자 중 한 사람인 영국 옥스퍼드대학교 세킷(Sackett) 교수는 EBM에 대해서, “현재까지 발견된 최선의 증거를 바탕으로 양심적이고 명시적이며, 타당한 방법을 사용하여 각각의 환자에게 임상의 결단을 내리는 일”이라고 정의하고 있다. 즉, 근거에 의거한 의료(EBM : evidence-based medicine)라는 것은 ‘양심적으로, 명확(明確)하게, 분별(分別)을 가지고 최신최량(最新最良)의 의학적 지견을 사용(conscientious, explicit, and judicious use of current best evidence)하는 의료의 모습’을 가리킨다.

지금까지는 의료의 일각에서 병리학적인 이론이나 의사 개인의 경험이나 감에 의존하는 경향이 있었다. 그러나 이제부터는 과학적으로 디자인된 실증적 연구성과를 증거로서 중시하고, 이것에 근거한 진료를 행해야 한다는 것이 EBM의 요점이다.

현실에서는 과학에 바탕을 둔 의료가 말처럼 그렇게 의료현장에서 잘 적용되고 있는 것은 아니다. 실제로, 환자는 구체적으로 증상을 호소하는데 검사 데이터가 정상 범위에 있으면 ‘이상 없음’으로 진단이 내려진다. 그러고도 계속 이상을 호소하면 심리적인 요인으로 치부해버리는 것이다.

많은 사람들이 증상을 호소하는 어깨결림이나 요통에 대해서도 진통제나 소염제를 처방하지만, 그 유효성은 증명되지 않았다. 그럼에도 불구하고 이러한 처방들이 의료의 상식으로 인식되며 행해지고 있는 것이다. 환자들은 결국 마사지, 정체요법, 접골원까지 찾아다니게 되는 것이다.

그렇다면 의사는 환자에 대해서 구체적인 커뮤니케이션을 취하고 있는 것일까? 어떠한 치료방법이 있는지, 치유 확률은 어느 정도일지 생각해보는 것일까? 이처럼 모든 가능성을 놓고 다시 검토하는 것이 EBM의 정신이다.

일반적으로 과학적 사고방식의 허방다리란, 기능과 기술의 세계를 과학적으로 입증하라고 추구하는 것이다. 과학사관에 정통하지 못한 사람일수록 마치 과학이 만능인 것처럼 맹신해 버리는 경향을 가지고 있기도 하다.

색을 선별하고 치료하는 기술과 기능 속에 감추어진 과학적 원리는 분명하게 있다는 것은 당연한 귀결이다. 단지 아직 과학기술의 진보는 그 기능과 기술의 기구(the mechanics)를 해명하는데 도달하지 못하고 있을 뿐인 것이다. 그래서 종종 색채치료가 과학적 메커니즘을 제시할 수 없으므로 색채를 선별하는 것 자체가 엉터리라고 말하는 것을 듣게 되면, 우리는 쓴웃음을 지을 수밖에 없다.

상식이라는 것이 무엇인가? 그것은 고만고만한 사람들이 알고 있는 자신의 지식의 범위를 상식이라고 생각하는 것이다. 대부분 상식을 조금 벗어난 수준의 지식을 가지고 있는 사람들은 우리가 가지고 있는 기술과 능력을 사용해서 색채를 선별하고 있다는 말을 듣게 되면 과학적 근거(Scientifical evidence based method : SEBM)가 없다고 큰 목소리를 내기도 한다. 상식의 틀 안에 갇혀 있는 학자들의 행태이므로 어쩔 수 없다는 생각이다. 그렇지만 분명한 필치로써 여기에 쓰고 싶은 필자의 생각은, 색채를 선별하고 선별한 색채를 사용하여 다양한 질병을 치료하는 우리들의 연구는 상식의 범주를 넘어선 전문적 기술이라는 것이다.

그러한 능력을 통해 세포가 발하는 변이된 파장을 포착하여 그 파장과 동일한 파장을 가진 색을 찾아낼 수가 있다. 색채치료에서는 각종 물질, 유전자, 세포, 세균, 바이러스 등이 가지고 있는 동일한 파장을 색에 옮겨놓고 있다. 빛을 받는 추체세포인 로돕신의 최대 감수도는 555nm로, 이하는 감퇴, 이상은 과잉이라고 본다.

또한 각 다중다층구조의 생체관련 샘플과 동일한 위상정보를 가진 색채를 봉입하여 제작한 금속관의 색채탐색봉으로 파워테스트를 구사하여 진단의 프로세스를 실행한다. 전신을 파워테스트로 조사하면 이상세포가 있는 부위가 모두 반응을 나타낸다는 것을 알 수 있다.

또한 탐색봉에 반응한 색채소자[3]를 질병의 장소에 붙여 색의 파장이 질병의 파장과 공명할 경우에는, 위상(位相)이 역위상(逆位相)의 상태로 전환되어 세포의 변조 파장을 소거시키는 것으로 되돌리는 것이다. 전파의 동일 주파수에 대한 두 개 이상의 파동이 동위상인 경우에는 보강(補强)간섭현상이 발생한다. 반대로 역위상인 경우에는 상쇄(相殺)간섭현상이 일어나는데, 이 경우 상쇄되는 간섭현상으로 파(波)는 제로가 되는 것이다.

현재까지는 색의 어떤 메커니즘에 의해 질병치료가 가능한지는 규명되지 않았다 하더라도, 누가 해도 동일한 결과를 볼 수 있다. 색채가 왜 그런 효과를 발하는지, 세포의 활동 전위와는 어떤 작동 원리가 작용하고 있는지, 색채치료에서 말하고 있는 역위상은 올바른

3) 본서에서 사용되는 용어 〈색채소자〉, 〈색채생물정보칩〉, 〈색채생물정보소자〉, 〈색채생명정보칩〉, 〈색채정보소자〉, 〈색채정보칩〉의 혼용은 저자가 문맥에 따라서 달리 사용하고 있는데, 이러한 용어들은 신소재의 바이오칩(bio chip)인 색채생명정보칩과 동일한 의미구조를 가지고 있다는 점을 참조.

이론인지, 무엇이 세포전달물질로 작용하는 것인지 등의 색채치료에 관련된 메커니즘은 머지않은 장래에 반드시 해명될 것이다.

색채진단 및 색채치료는 EBM의 근본정신과 방법을 구체적으로 실천하고 있는 실험의학(experimental medicine)이기도 하다. 색채치료의 특징은 통증에 대해서는 즉효성을 판정 기준으로 삼는다는 것이다. 치료사나 환자는 스스로 치료현장에서 아픔이 순식간에 치료된 것을 확인할 수 있기 때문에 색채치료에 절대적인 신뢰를 보이게 된다. 이러한 신뢰감은 치료 과정에서 긍정적인 영향을 이끌어내며, 난치병 환자일지라도 치유에 대한 자신감을 심어주고 투병 의지를 향상시킬 수 있다. 그 결과 면역기능이 충실해지면 자연치유력도 향상된다.

어떤 사람들은 색채치료의 효과에 대해 최면효과 혹은 플라시보 효과(Placebo effect)[4]라고 속단할 수도 있을 것이다. 하지만 우리들이 실행했던 다음의 실험 사례를 보자.

'대상의 환자에게 통증부위가 견갑골 하연(A) 쪽에 있는 곳과 종아리(B) 부위의 두 군데 있는 통증을 호소하여 검사해 본 결과, 통증 관련 탐색봉이 (A)와 (B)로 각각 다르게 나타났다. 검사 결과를 환자에게 알려준 후 각각 반응한 곳에 (A)와 (B)의 색채를 엇바꾸어 붙이고 환자에게 질문하였더니 변함없이 아프다는 대답을 하였다. 다시 반응한 탐색봉의 색을 반응한 곳에 고쳐 붙여주었더니 이번에는 통증의 대부분이 사라져 편해졌다고 답을 하였다.'

이렇듯 색의 파장과 질병의 파장이 다르면 전혀 효과가 없는 것이다. 이 점이 암시(暗示) 효과나 플라시보 효과와 다른 점이다.

4) 위약효과(僞藥効果, Placebo effect) : 가짜약(僞藥)을 처방해도 약이라고 믿고 받아들이는 것에 의해 어떠한 개선을 나타내는 것을 말한다. 이 개선은 자각증상에 머물지 않고, 객관적으로 측정 가능한 상태의 개선으로 나타날 수도 있다. 본래 질환과 그 증상 자체의 개선보다는 '약을 먹고 있다'는 것으로 인한 정신적인 안정감 쪽이 목적이 되는 것도 있는데, 이러한 단순한 안락은 일반적 위약효과는 포함되지 않는다. 하지만 그 구별이 어려운 경우도 있다.

재현성이란 누가 해도 동일한 결과를 얻을 수 있는 것을 의미한다. 따라서 동일한 증상에 대해 동일한 효과를 나타낼 수가 없다면 의미가 없다. 이것이 EBM의 진정한 의미이며, 그 정신에 적절하게 일치하고 있는 것이 색채치료이다.

색채치료에서 색채의 치유현상은 일반적인 의학상식을 벗어난다. 하지만 색채치료야말로 눈앞에서 증거를 드러내 보일 수 있는 치료법이다. 색채의 위력을 확인할 수 있다면 우리의 색채치료 원리도 이해할 수 있을 것이다.

3장
동양 전통의학 이론에 따른 색채치료의 적용
– 경락론

01 경락이란 무엇인가

이 장에서는 동양전통의학인 한의학의 이론과 방법을 색채치료에 적용하는 것에 대해 기술하기로 한다. 색채를 어떠한 방법으로 한의학적 진단 및 치료에 사용할 수 있는가에 대한 설명이다.

동양의학에는 경락(經絡)이라는 개념이 있다. 물론 경락에 대한 지식 없이도 색채치료가 가능하지만, 경락을 알면 색채치료에 사용되는 색채진단법을 제대로 이해할 수 있다. 인체는 체표, 체내, 내장, 조직, 혈관 등이 서로 밀접하게 연락을 취하며 생명을 유지하고 건강하게 활동할 수 있도록 전신에 끊임없이 기혈(氣血)을 순환시키는 작용을 하고 있다. 이것을 바로 경락이라고 한다. 침구학에서는 경락과 경혈이 매우 중요하다.

경락(經絡)은 경맥(經脈)과 락맥(絡脈)으로 나뉜다. 경(經)은 종경(縱經)이라 할 수 있고, 락(絡)은 지선(支線, 연락선)이다. 다시 말해서 질병의 색채응답점이 피부 및 피하조직에 출현하는 부위, 즉 색채응답점이 연속되는 선이 경락이다.

해부학적으로는 확인할 수가 없으나, 내장질환이 발병하면 그 장기에 해당되는 일정한 부위의 피부에 통각과민대(痛覺過敏帶)가 생긴다고 한다.

한편, 경혈(經穴)이란 질병의 반응이 피부 및 피하조직에 출현되는 점혈(點穴)이다. 이는 경락상에서 가장 예민하게 나타나는 색채응답점으로, 특히 경락 연속선 중에서 가장 강렬하게 나타나는 점을 혈(穴)이라 한다. 인체의 경락은 크게 십이경맥(十二經脈)과 기경팔맥(奇經八脈)으로 나뉜다.

| 각 경맥의 요혈표 |

경맥(經脈)	원혈(原穴)	락혈(絡穴)	극혈(隙穴)	모혈(募穴)	유혈(兪穴)
수태음폐경	태연(太淵)	열결(列缺)	공최(孔最)	중부(中府)	폐유(肺兪)
수궐음심포경	태릉(太陵)	내관(內關)	극문(隙門)	전중(膻中)	궐음유(厥陰兪)
수소음심경	신문(神門)	통리(通里)	음극(陰隙)	거궐(巨厥)	심유(心兪)
수양명대장경	합곡(合谷)	편력(偏歷)	온류(溫溜)	천추(天樞)	대장유(大腸兪)
수소양삼초경	양지(陽池)	외관(外關)	회종(會宗)	석문(石門)	삼초유(三焦兪)
수태양소장경	완골(腕骨)	지정(支正)	양노(養老)	관원(關元)	소장유(小腸兪)
족태음비경	태백(太白)	공손(公孫) 대포(大包)	지기(地機)	장문(章門)	비유(脾兪)
족궐음간경	태충(太衝)	여구(蠡溝)	중도(中都)	기문(期門)	간유(肝兪)
족소음신경	태계(太谿)	태종(太宗)	수천(水泉)	경문(京門)	신유(腎兪)
족양명위경	충양(衝陽)	풍륭(豊隆)	양구(梁丘)	중완(中脘)	위유(胃兪)
족소양담경	구허(丘墟)	광명(光明)	외구(外丘)	일월(日月)	담유(膽兪)
족태양방광경	경골(京骨)	비양(飛陽)	금문(金門)	중극(中極)	방광유(膀胱兪)
임맥		구미(鳩尾)			
독맥		장강(長强)			
양교맥			부양(跗陽)		
음교맥			교신(交信)		
유맥			양교(陽交)		
음유맥			축빈(築賓)		
대맥					
충맥					

본론에 들어가기 전에 한 가지 양해를 구하고자 한다. 동양의학 용어를 쉽게 풀어 설명하다보니 잘못 표기된 경우도 있고, 경혈명을 옛 용어 그대로 사용하여 낯설 수도 있다. 이에 대해 보다 깊이 알고자 하는 사람은 전문서적을 참고해주기 바란다. 경혈에 대한 취혈방법에 있어서도 각 경의 원혈이나 락혈의 5요혈 등 전통적인 취혈방법에 더하여 아시혈, 이침반응대영역, 수배부반응혈, 족부반응혈 등을 두루 응용할 수 있다.

요혈(要穴)이란 전신의 혈 중 비교적 특수한 작용을 지닌 혈을 가르킨다. 역대의 침구의가(鍼灸醫家)는 그 응용을 매우 중시하였다. 요혈은 독자적인 혈이 아니라 십이경맥과 기경팔맥에 속하는 혈로서, 주요 치료작용도 각각 상이하고 명칭도 서로 다르다. 요혈은 일반 경혈에 비해 상대적 특이성이 있으며, 특수한 치료작용을 지니고 있다고 할 수 있다.

02 경락반응대요법과 색채치료의 오라탐색봉

이제부터는 경락의 반응대(反應帶)에 대하여 설명하고자 한다.

중국에서는 전기탐색봉으로 반응 부위를 찾고, 찾아낸 반응 부위나 압통점에 자침하여 염침, 직침, 또는 속자속발법 등의 침술의 수기법을 사용하여 치료하였다. 이러한 치료에는 상당히 숙련된 수기기술(手技技術)이 요구된다.

최근 우리가 발견하고 임상에서 실행하고 있는 경락반응대요법(經絡反應帶療法)은 전통적인 침구요법과는 다르다. 이것은 인체의 장기나 조직에 이상이 있을 경우 각각의 이상 부위에 준하는 체표의 특정 부위에 색채응답점이 나타난다는 사실에 기초한 것이다. 이를 토대로 각각의 질병마다 질병에 해당하는 반응대영역을 작성하고 있다.

색채치료에서는 오라(Aura)탐색봉으로 이상부위를 찾아내는데, 더 나아가 상세하게 각각의 이상 경락봉으로 구체적인 색채응답점을 확인한다. 그리고 최초의 원혈(原穴), 극혈(隙穴), 락혈(絡穴)에 경락색채를 붙인다. 마지막으로, 판명된 이상 탐색봉으로 색채응답점까지를 확인한다. 경락에 적합한 색을 붙이는 것만으로도 이상부위가 소멸되며, 당연히 자각증상도 완화된다.

한편, 통증이나 암, 종양 등 경락 색만으로는 효과가 미약한 경우, 암이나 통증을 없애는 색채를 붙인다. 이러한 색은 통증에 극적인 효과를 발휘하며, 암도 호전된다. 이와 같은 색채치료와 더불어 한방약을 병용하는 것에 의하여 놀랄만한 효과를 보인 임상사례는 매우 많다.

경락의 색채치료

경락치료를 하는 경우, 각 경락의 탐색봉을 가지고 중지첨단에 가볍게 대고 오링테스트나 파워테스트 등을 사용하여 이상반응 여부를 탐색한다. 경락에 이상반응이 있는 경우 오링테스트에서는 손가락의 근력이 약해지기 때문에 오링이 열리고 만다. 즉, 오링이 열리면 그 탐색봉에 해당하는 경락이 이상이 있는 것이다. 반면 오링이 닫히는 경우는 이상이 없다고 판단한다.

중지첨단에서 오링이 열린 탐색봉으로 경락상의(신체) 이상부위 또는 병소를 탐색한다. 탐색봉으로 경락 또는 신체의 이상부위에 이르면 이번에는 손가락의 힘이 강해져서 오링이 열리지 않게 된다. 이 점은 일반적으로 알려진 바이디지털 오링테스트와 완전히 다른 것이므로 색채탐색봉을 사용하여 진단할 때 주의해야 한다.

오링테스트에서 직접법이 아닌 간접법을 사용할 경우, 검사자와 피검자 양쪽 모두 몸의 컨디션이 안 좋을 때가 있으므로 오차를 줄이기 위해서 '전자파간섭기'를 팔에 착용하기도 한다. 검사자나 피검자가 감기에 걸리거나 설사를 하면 체력저하로 인해 오진하거나 그밖에 환자의 몸으로부터 발산되는 파장에 의한 간섭을 받는다. 이를 방지하기 위해서 반드시 전자파간섭기를 항상 몸에 패용(佩用)하고 있는 것이 좋다.

보사법(補瀉法)

경락의 보사법은 침시술시에 사용하는 수기법으로써 침술가에게는 무엇보다 중요하게 다루는 기술에 속한다. 소위 득기(得氣)를 통한 침작용을 치료 목표로 하는 장기나 기관에 도달하게 하여 침 효과를 이끌어내는 기법이기 때문이다. 그러므로 침술연구가들의 보사법에 관한 다양한 연구가 전승되어 왔으며, 그중에서 작탁법, 영수보사, 구육보사 등은 보사수기법의 대표적인 예이다.

색채치료의 경락의 보사법도 전통 침법에서 사용되는 보사를 응용하는 연구가 이루어지고 있다. 일반적이며 무난하게 구사할 수 있는 보사의 수법으로써 선보후사(先補後瀉)의 개념으로 접근하는 것이 좋다.

생체의 원초적 기능 중에 생명계는 생육환경에 적응하고 시시각각 변화하는 자연환경에 응답하기 위해서 정보를 원하고 있다. 외계에서 들어오는 정보뿐만 아니라 내적인 정보에도 항상 민감하게 귀를 기울이며 반응하고 생체 스스로가 조작정보를 창출해 내면서 입력된 정보의 의미를 해석해 내고 있다는 연구논문은 지난 20세기 말엽부터 여러 학자들에 의해서 발표되고 있다. 이것은 색채치료에서 피부의 특정 점에 색의 자극을 부가하였을 때 일어나는 치료작용에 관한 메커니즘 해명에도 중요한 단서가 되고 있다.

또 다른 방법으로써 보법은 반응한 경락의 색채를 보(補)에 해당하는 경혈인 원혈(原穴)에 붙이는 것이고, 사법은 사(瀉)에 해당하는 경혈인 락혈(絡穴)에 경락의 색채를 붙인 후이 경혈에 555nm 레이저를 이용하여 10초간 조사(照射)하는 것이다. 이때 광케이블을 이용해도 위상(位相)의 증폭에 의해 같은 결과를 볼 수 있다.

경락의 보사에서는 허(虛)와 실(實)의 경락의 선별도 간단하게 탐색봉으로 가능하다. 경락의 보사를 선정하는 방법은 이상반응이 나타났던 경락의 탐색봉으로 그중에서 하나를 해당하는 경락 위에 올려놓는 것이다. 예를 들어 위경(胃經)이라면 먼저 위경의 위에 위경의 탐색봉을 올려놓는다. 남아있는 다른 탐색봉을 가지고 중지첨단에서 오링테스트를 해보아 손가락이 열린 경락의 탐색봉이 있다면 그 경락탐색봉은 올려둔 경락탐색봉에 대해서 실(實), 즉 사(瀉)가 된다.

이와 같이 하여 각 경락탐색봉을 차례대로 위경과 같은 방법으로 그 소속의 경락상에 올려놓는다. 실제는 파장으로 보고 있기 때문에 특별히 경락상에 두지 않아도 결과는 바뀌지 않는다. 경락 위에 올려둔 경락탐색봉은 허(虛), 즉 보(補)이다.

한 예로, 방광경 단 하나에서 이상반응이 검출된 요통의 경우를 들어본다. 금문(金門), 위중(委中)을 선택해 금문은 실, 위중은 허한 것이므로, 실의 금문에 대해서 555nm 레이저를 10초간 조사하는 것으로써 요통은 완전하게 소실한다.

슬관절염의 경우 20년간 변형성관절염을 앓던 환자의 예를 보자. 증상은 보행이 곤란하고 아픔이 있다. 슬관절통의 경우는 무릎을 경유하는 경락이 위경, 담경, 방광경, 신경, 간경, 비경의 여섯 개의 경락이므로 중지첨단에서 여섯 개의 경락의 탐색봉으로 오링테스트를 한다.

테스트 결과 위경, 신경, 비경, 간경, 담경, 방광경에 이상이 검출되었다. 반응했던 탐색봉을 가지고 각 경락상에 해당하는 탐색봉으로 보사를 확인하였더니 위경 · 신경 · 방광경이 실(實)로, 비경 · 간경 · 담경이 보(補)로 나타났다. 각 경락의 색채를 충양(衝陽), 수천(水泉), 금문(金門), 중봉(中封), 공손(公孫), 조해(照海)에 붙이고, 실인 충양, 수천, 금문에 555nm 레이저를 10초간 조사했더니, 아픔이 소실되어 걸어도 통증이 없어졌다. 15일 후에 다시 왔을 때에도 효력은 지속되고 있었다.

여기에서 다음과 같은 실험을 해보았다. 즉, 보의 경혈에 레이저를 조사하였더니 역전되어 아픔이 재발했다. 보사를 정확하게 하면 극적 효과를 얻을 수가 있다. 당연히 환부에 반응한 이상부위는 모두 소실하는 것을 알 수 있다. 이것은 통증뿐만 아니고 모든 질환에 적용할 수 있으므로 경락치료의 묘미를 느낄 수 있게 된다. 참고로 시중에 판매되고 있는 670nm 레이저에서는 전혀 이상부위의 반응이 소실되지 않았고 효과가 없다는 것이 판명되었다.

색채치료는 색포를 0.5~1mm 정도로 작게 잘라서 직경 5mm에서 8mm 정도 사이즈의 접착밴드(씰)를 이용하여 경혈 및 병소의 피부에 붙이는 요법이다. 접착 씰의 크기가 아주 작기 때문에 피부가 민감한 사람들에게도 비교적 트러블이 적다고 할 수 있다. 장기간 치료를 요하는 암환자나 근종환자의 경우 땀이 많이 나는 여름철에는 쉽게 떨어지고, 가렵거나 피부가 약한 사람에는 곤란할 수 있다.

경락치료는 다음과 같은 장점을 들 수 있다. 경락치료의 경우, 손과 다리뿐이기 때문에 비교적 피부 트러블 염려가 없고, 땀으로 인해 떨어지는 것도 적을 것이다. 또한 알레르기 질환의 사람에게도 손발은 비교적 괜찮다.

한편, 경락치료는 즉효성을 기대할 수 있다. 첩부하는 경혈이 적기 때문에 짧은 시간에 시술을 할 수가 있고, 경락치료가 가능하다면 단시간에 효과가 나타나는 특징이 있다. 그러나 본치법(本治法)뿐만 아니고, 질환에 따라서는 표치법(表治法)으로서 현대의학적 사고가 필요한 것은 말할 필요도 없다.

경락과 경혈을 조합하면 좋은 효과를 낳는다

색채치료는 어느 경우에나 경락의 조합에 의해 놀랄만큼의 효과와 즉효성을 발견할 수 있다. 또한 각각의 경락에는 많은 경혈이 정해져 있고, 그것의 조합에 의해 뛰어난 효과를 발휘할 수 있다는 것도 알아냈다. 실제로 경험이 풍부한 한의사는 이러한 경혈의 조합을 응용하여 침구치료에 응용하고 있다. 동양의학적 병기론과 병리론의 이론을 이해하고 그것을 적절하게 적용할 수 있다면 색채치료는 참으로 흥미진진한 것임을 깨닫게 될 것이다.

앞에서도 이야기했지만, 동양의학에서는 진단에 문진(問診), 망진(望診), 절진(切診), 설진(舌診), 촉진(觸診), 문진(聞診), 맥진(脈診)을 사용한다. 그중 특히 맥진은 동양의학만의 독특한 방법이다. 그것은 소위 삼부구후의 맥진법인데, 요골동맥의 박동 부위를 촌, 관, 척으로 나누고, 맥의 압력을 2지(指), 3지, 4지로 나누어 그것의 강약을 보면서 병증을 진단해 나간다. 맥상(脈象)에는 28종류가 있으므로 어느 유형에 해당하는지를 판단해서 치료방침을 정한다. 이처럼 맥진이 가능하기까지는 상당한 기간의 숙련이 필요하다.

현대의학은 더욱더 고도화되어 의사와 환자의 대화는 검사기기의 결과로 대체되고, 이상 데이터가 나오지 않는 상태의 경우에는 '이상 없음'으로 진단이 종료되어버리게 된다. 매년 정기 건강진단을 받고 검사 결과에서 이상이 없다고 하면 안심하고 일상생활로 돌아가게 되는데, 그 해에 암이 발견된다거나, 또는 이미 늦어서 치료의 적기를 놓쳤다는 이야기를 듣게 되는 사례도 적지 않다. 이러한 예는 극단적인 사례라고 볼 수도 있지만 결코 드문 일이 아니다. 향후, 환자의 입장에서 의료비의 부담이 경감되고, 나아가 일체의 고통이 없으며, 기분 좋은 치료를 받으면서 완치될 수 있어야 한다.

우리는 이러한 것을 이상향으로 하는 치료의 하나로서 색채치료를 연구하고 있으며, 실제로 임상에서 효과를 나타내고 있는 것이다. 색채치료를 더욱 깊이 연구하고 수많은 질병을 효과적으로 치료하는 방법을 찾아내어 발전시키는 것은 진정한 의미에서의 새로운 보완 · 대체의학의 지평을 열어가는 우리들의 과제임에 틀림없다.

4장
색채의 선별과 치료용 색채의 개발

01 색의 분류와 먼셀지수

이 장에서는 색채치료에 사용하는 색의 선별과 선택된 색의 데이터를 어떻게 처리하는가에 대해서 기술하기로 한다.

색에 대한 이론은 뉴턴의 7원색으로부터 비롯되었으며, 영국의 과학자 보일(Boyle)은 적, 황, 청의 3원색을 제기하였다. 19세기에 들어서면서 보일의 3원색을 토대로 영국의 물리학자 맥스웰은 적(Red), 녹(Green), 청(Blue)의 3원색을 발표하였다. 맥스웰의 3원색은 오늘날 컬러TV와 컬러사진의 원리로 확립되었다. 그 후, 미국의 미술교육가 먼셀(Munsell)이 색의 분류법을 창안하였다.

먼셀의 색 좌표계는 인간의 시감각에 가장 가까운 표색체계로 색채의 3가지 속성인 색상(hue), 명도(value), 채도(croma)로 색채를 분류 표시하는 방법이다. 즉, 물체 표면에 보이는 색의 삼속성에 따라 삼차원 공간의 한 점을 표현하여 3가지 좌표축에서 시각적으로 등보도(等步度)가 되도록 눈금을 붙인 것이다.

원뿔기둥 모양에 균등간격으로 배치되는 5가지 색상은 적색(R), 황색(Y), 녹색(G), 청색(B), 자주색(P)이다. 각각의 색의 중간에는 이차색인 등자색(YR), 황록색(YG), 청록색(BG),

청자색(BP), 적자색(RP)을 배치한다. 이 10가지 색상을 각각 다시 10등분하고, 그것을 다시 100등분하는 방식으로 분할해 나가면 적색만도 1만 가지 색으로 분류할 수 있게 된다.

색채치료에서 사용하는 색은 먼셀지수를 사용하여 경락별, 질환별로 색을 분류하고 있는데, 그 1만 가지 색 중에서 경락이나 질환에 대입해서 진단하는 경우에 합치되는 색은 하나밖에 없다. 예를 들어 위장에는 황색이 적합하지만, 1만 가지 황색 가운데 오직 한 가지 색만이 반응을 보인다는 것이다. 먼셀지수를 통해 분류된 색은 현재까지 약 680억 가지 색이 확인되었다고 한다.

우리의 색채연구소에서도 1억 가지 색을 분류할 수 있다. 각 증후별 색표준 및 약재 및 생리활성물질에 따른 색 표준치는 다음과 같다.

| 약재 및 생리활성물질의 색 표준치 |

약재 및 생리활성물질	먼셀치
항히스타민(antihistamine)	2.5YR6/6
성장호르몬(Growth hormone)	5PB6/6
인터페론(Interferon)	2.5P8/4
인슐린(Insulin)	7.5YR4/2
부신피질호르몬(Adrenocorticotrophic hormone)	10PB3/4
콘드로이틴(Chondroitin)	2.5B2/1
아목실(Amoxil)	10Y3/4
히스타민(Histamine)	10YR3/4
게르마늄(Germanium)	2.5G3/10

| 증후별 색표준 |

증후	먼셀치
통각	8P2/4
암	1P2, 5/10
C형 간염	2.5P3/8
통풍	10BG2/N
류머티즘	5G2/1
전립선비대	7.5P2/2

증후	먼셀치
심근경색	5RP3/8
자궁근종	10YR6/12
뇌질환	5YR3/1
신장결석	7.5B2/6
당뇨	5Y6/10
메니에르	7.5GY3/N

증후	먼셀치
중성지방	2.5PB2/N
고혈압	5BG8/4
감기	7.5PB2/4
백선증	7.5P2/N
알레르기	GY3/4
아토피	10G8/3

| 척주, 추골에 대한 색표준 |

추골		색	먼셀치
경추	C1	Scarlet	7R5/4
	C2	Grayish Lavender	10PR6, 5/6, 5
	C3	Sky Blue	9B7, 5/5, 5
	C4	Warm Gray	N−5, 5
	C5	May Green	1.5G6, 5/7
	C6, C7	Butter Cup yellow	5Y9/6
흉추	TH1, TH2	Canary Yellow	7Y8, 5/10
	TH3	vermilion	4R3, 5/11
	TH4	Special Violet	1P6, 9/7
	TH5	Cobalt Blue	3PB4/10
	TH6	Moss	7.5GY5/4
	TH7	Grass green	3GY7/10
	TH8	Canary Yellow	10YR7, 5/13
	TH9	Cadmium orange	6R5, 5/14
	TH10	Crimson	4R3, 5/11
	TH11	Sky blue Violet	10PB4, 5/10
	TH12	Navi	6PB2, 5/4

추골		색	먼셀치
요추	L1	Viridian	8G4/6
	L2	Tape Green	5G3/7
	L3	dandelion Yellow	5Y8/14
	L4, L5	Marron	5R2, 5/6
선추	S1	Bright beige	10YR8/2
	S2	Black	N-1
	S3	Warm Gray	7.5GY5/4
	S4	Gray	N-5, 5

색채의 구현

이번에는 가장 중요한 작업이기도 한 색채치료에 사용하는 색을 선별하여 천(색채포)에 염색하는 과정에 대하여 간략하게 소개하기로 한다.

색채치료에 사용하는 색은 엄선된 파장의 색채포를 1mm 크기의 정사각형으로 작게 잘라 신체의 이상부위에 첩부(貼付 = 붙임)하는 것으로써 치료에 적용하는 것이다. 색채치료에 적용할 수 있는 색을 선별한 후, 하얀 천에 색을 염색 조합하는 과정에서는 여러 가지 문제가 야기된다. 왜냐하면 공장에서 염색 조합을 하는 단계에서 먼셀지수의 색이 같아도 동일하게 반응하지 않는 경우가 있는데, 그 이유는 천과 염료를 솥에 넣어 삶을 때 동질의 염색재료를 사용하여 만든 색일지라도 삶는 시간, 온도차, 수질, 솥의 재질, 공장의 실온 등의 차이에 의해 색이 변해버리기 때문이다.

예를 들어 봄철에 구입한 천이 좋아서 가을에도 똑같은 색을 구입했는데 효과 면에서는 서로 다르게 나타나는 것이었다. 같은 색깔을 내는 천으로부터 나오는 미묘한 파장에 의해 결과가 이렇듯 서로 다른 것이다. 거기에 더해 염색재료의 보관방법, 혼합한 염색재료를 사용할 때까지의 보관 시간, 용기의 재질 등도 크게 영향을 주기 때문이다.

그래서 이러한 오차를 해결하는 방법으로 컴퓨터를 사용하였다. 이 방법은 색깔의 배합이 가장 정확하게 이루어진다는 것을 실험을 통해서 확인하였다. 최근 기술로서 색을 판독하는 것은 680억 가지 색까지 가능하게 되었는데, 실제로 배합하여 전사(轉寫)할 수 있는 색채조합 기술은 1억 가지 정도이다. 따라서 먼셀지수에서 색의 3속성(색상, 채도, 명도)과 0.01 차이일지라도 여유 있게 색 배합이 가능하게 되었다.

그 다음의 단계에서 정밀하게 선별한 색과 먼셀지수의 오차가 없이 천에 전사하는 것도 중요한 과제였다. 이를 위해서 천은 동일한 올 수로 이루어진 먼셀지수 N-9.5의 천을 사용하며, 전사할 때 누르는 압력은 180kg, 온도는 160℃, 압압시간(押壓時間)은 30초로 정하였다. 거기에 더해 색이 혼합되는 것을 피하기 위해 한 가지 색을 전사할 때마다 특수한 필터를 끼워 넣었다.

이러한 과정을 통해 비로소 목표로 하던 색채를 완성하게 되었다. 이제 언제라도 치료에 적합한 최고의 색을 만들 수 있게 되었으며, 자신감을 가지고 사용할 수 있게 되었다. 1억여 가지에 이르는 색채의 배합 및 각각의 색채를 천에 전사하는 것이 가능하게 되었으므로 향후 보다 많은 질병에 적용하는 색채를 비롯하여 세균이나 바이러스, 한방약과 다양한 약제에 대응하는 색채가 만들어지게 될 것이다.

진단의 도구 – 색채탐색봉

색채치료에서 진단도구인 색채탐색봉(色彩探索棒)은 질병인자별, 증후별, 질환별, 경락별로 크게 분류되며 각각 서로 다른 색을 사용하는데, 금속으로 만든 봉에 색채소자를 넣어서 만든 것이 탐색봉이다.

탐색봉의 끝부분은 파장이 집중할 수 있도록 하기 위하여 뾰족한 모양을 하고 있다. 이것은 이미징 스캔을 할 때나 이개부(耳介部)와 같이 협소한 장소에 밀집해 있는 색채응답점(반응점) 부위를 진찰할 경우, 오진을 피하고 보다 정확성을 기할 수 있게 제작되었다. 특히 귀에서 탐색하는 신체의 각 장기 및 기관의 색채응답점의 부위는 아주 좁은 한 점(点)에 지나지 않기 때문에 뾰족한 것이 도움이 된다.

한편, 탐색봉은 소독시에 사용하는 알코올 등에 의해 색채소자가 변색되는 것을 막기 위해 완전 밀봉되어 있다.

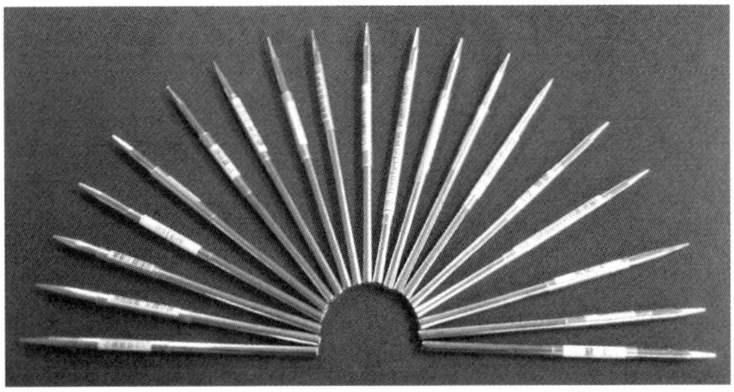

| 색채탐색봉 |

02 색채치료의 진단법

인체의 종합적 진단 장소 – 백회(百會)혈

이제 색채치료에서 실제로 어떻게 진단하는 것인지에 대하여 설명하기로 한다.

색채치료 진단법은 신체에서 질병이 있는 장소를 탐색하는 것과, 무엇에 의해 이상이 발생하고 있는지의 존재 유무 및 그 범위를 탐색하는 검사를 바탕으로 진단이 행해진다. 가령 복통이 심한 사람에게 위에 이상이 있는지, 십이지장에 탈이 있는지, 아니면 췌장에 이상이 있는지에 대한 장소를 확인하고, 위장에 문제가 있다고 판명된다면 그 다음의 수순은 왜 무엇 때문에 아픈 것인지를 탐색하기 위해 위장질환 관련의 색채탐색봉을 가지고 파워테스트를 실시하는 색채치료 특유의 진단방법이다.

그 검사 결과가 급성위염인지, 아니면 만성위염인지, 위점막하궤양이라면 헬리코박터균에 의한 것인지, 소화성궤양이나 스트레스성궤양 등은 없는가에 대한 의심을 가지고 위장질환 관련 탐색봉으로 테스트를 하고, 그 결과를 바탕으로 표준의학의 기초과학인 해부, 생리, 병리학의 이론을 토대로 하여 진단하는 일련의 방법이다. 또한 위궤양이라면 그

범위는 어느 정도인가를 파워테스트를 실시하여 이미징 스캔(Imaging scan)을 통해 할 수 있는데, 질병 및 증상별로 구별 제작된 색채탐색봉을 사용하는 것이 진단하는 데 있어서 중요한 포인트가 된다.

그런데 다종다양(多種多樣)하게 개발된 색채탐색봉을 어떻게 하면 진단에 효율적으로 적용할 수 있는가라는 문제에 봉착하게 되었다. 간명하고 효과적인 방법을 찾아 고민하던 끝에, 침구경락에 관한 이론들을 떠올리며 인체 전신의 이상 유무에 관한 상태를 파악할 수 있는 대표적 장소가 어디인지를 찾아 연구하기 시작하였으며, 결국 인체의 두정부(頭頂部)에 있는 백회(百會)가 적합한 장소라는 것을 알게 되었다.

경락에서 십이경맥과 기경팔맥의 모든 흐름은 두정부의 중심에 있는 백회혈이라는 경혈과 관련이 있다. 고전에서는 백회에 대해 다음과 같이 기술하고 있다.

"백회는 다른 이름으로 삼양오회(三陽五會)라고도 한다.《침구대성(鍼灸大成)》에서는 백회를 '수족삼양, 독맥의 회(手足三陽督脈之會)'라고 하였다. 백회혈은 족태양(足太陽), 수족소양(手足少陽)과 족궐음(足厥陰), 독맥(督脈) 등 세 줄기의 양경(陽經)과 족궐음간경, 독맥의 5경맥이 백회에서 교차하여 만난다. - 이것은《유경도익(類經圖翼)》,《침구대성(鍼灸大成)》,《침구갑을경(鍼灸甲乙經)》과는 다소 차이가 있다 - 정중선은 여섯 줄기의 양경맥(陽經脈)과 대추혈(大椎穴)에서 교차하고 조정 · 감독하고 있다.

독맥은 생리와 병리를 반영하여 생식기병과 서로 연계되어 있다. 임맥(任脈)은 총담임의 의미로 다리의 세 줄기의 음경맥(陰經脈)과 하복부에서 교차하여 좌우 음경맥을 상호 연계시켜 조정하고, 음맥의 바다라고도 하며, 여성의 월경을 조정하여 태아를 육성한다. 팔의 삼초(三焦), 폐경(肺經), 대장경(大腸經)과도 교차하여 만나고 락혈(絡穴)에 연결하고 있다."

백회혈은 제양경락(諸陽經絡)을 관통하고 있기 때문에 인체의 종합적 진단을 하기에 가장 적합한 장소가 된 것이다. 현대의학의 해부적인 관점에서도 백회혈은 뇌중추의 정중앙에 있으며, 그곳에서 중추에 이상을 알리는 색에 대한 정보계 조직이 있지 않을까 연구 중에 있다. 더 나아가 우리는 색채치료의 임상연구를 통해 가운뎃손가락(중지, 中指)의 첨단 중앙부가 백회를 대체할 수 있다는 결론을 얻어냈다. 이에 중지첨단을 '지첨백회(指尖百會)'라고 명명하고, 신체의 이상 유무를 진단할 수 있는 대표 영역으로서의 중요한 역할을 다할 수 있는 진단 부위로 확정할 수 있게 되었다.

색채치료 진단상의 특징은 병태에 관한 진단도 물론, 치료 후 결과의 좋고 나쁨에 대한 판정을 환자에게 물어보지 않고도 평가할 수 있다는 데 있다. 침구학(鍼灸學)에서의 12정경과 기경8맥의 경락의 색채탐색봉을 사용하여 반응하는 색채탐색봉으로 경락상의 어떤 혈을 취하는 것이 좋은지에 대한 결정 및 동의학적 병기 병리론에 따른 진단을 할 수 있는 것이다.

또한 전통적 한의학에서 침구의가들의 다양한 침법들이 연구 전승되어 왔는데, 그만큼 다양한 침술이 존재한다고 알려져 있다. 그러한 다양한 침법을 구사하여 침 대신 경락색채를 붙인다면 더욱 좋은 결과를 이끌어내는 것은 물론이요, 그 병태의 예후까지 판단할 수 있게 된다.

이미징 스캔

이미징 스캔(Imaging scan)이란 환부의 병소 부위 및 종양 등의 크기 및 감염의 범위를 탐색할 때 사용하는 방법이다.

간단히 설명을 하자면, 탐색하고자 하는 해당 탐색봉을 가지고 반응이 가장 강하게 나타나는 중심부에 임의의 점을 정한 다음, 파워테스트나 오링테스트 등을 이용하여 반응이 나타나지 않는 지점으로부터 중심부의 임의의 점의 방향으로 진행을 하며 반응이 시작되는 지점에 표시를 해나가면서 반응한 경계를 탐색하는 방법이다. 360도 방향에서 중심점

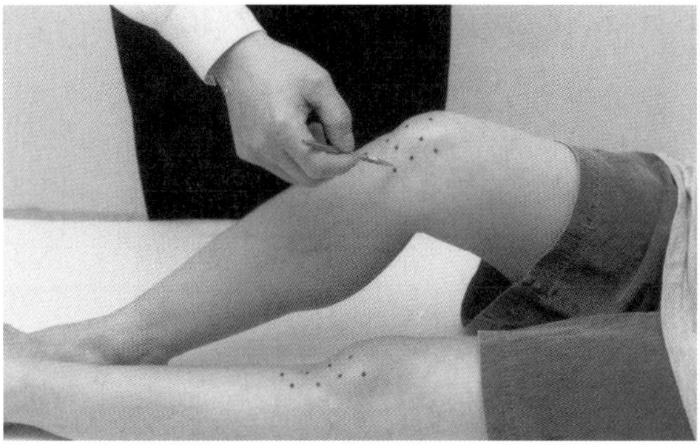

| 슬관절염의 이미징 스캔 예 |

을 향해 표시를 하면 그 질환의 실제 상태를 파악할 수 있다.

실제로 암이라든지 종양, 근종, 폴립 등은 이미징 스캔한 크기를 반드시 환자에게 보이고 다음 치료시에 어떻게 변화했는지를 확인하여, 그때마다 투명한 필름에 그려서 기록해 환자가 치료경과를 알 수 있도록 하고 있다.

불문진단(不問診斷)

불문진단이란 글자 그대로 환자에게 묻지 않고도 환자의 신체의 이상을 진단할 수 있다는 의미이다. 이 불문진단은 대화를 할 수 없는 어린 유아나 의식불명 환자 또는 언어가 다른 외국인에 대해서 적용할 수 있는 진단방법이다.

오라탐색봉을 가지고 탐색봉 끝이 환자의 신체로부터 10~15cm 정도 거리를 유지한 상태에서, 머리에서 다리 끝까지 차례로 파워테스트를 해가면서 반응하는 곳을 탐색한다. 만일 어느 부위에 이르러 반응이 나타난다면 그곳이 이상부위라고 판단할 수 있다. 진찰하는 방법으로는 우선 현대 해부학적으로 두부, 경부, 흉부, 복부, 음부, 대퇴부, 하지부, 배부, 요부, 둔부 순으로 진찰해간다. 경락의 경우에는 경락의 유주경로(流注經路)를 따른다.

이상부위가 나왔다면 각각의 탐색봉으로 원인을 찾아내어 그 색을 붙인다.

예를 들어 위장 근처에서 이상반응이 나타난 경우에는 바이러스, 세균, 위염, 궤양, 폴립, 암 등을 조사한다. 더불어 자율신경장애가 있는지를 알아보기 위해서는 교감신경계 탐색봉 또는 부교감신경계 색채탐색봉으로 검사한다. 부정수소도 조사해 볼 필요가 있다.

또한 흉소(胸燒) 증상이 있으면 역류성식도염(逆流性食道炎)일 수도 있으므로 모두 관련해서 진찰하는 것이 중요하다. 더불어 경락도 고려하여 이상 경락의 보사를 살피는 것이 좋다. 위경의 경락상 오링이 닫히는 경혈에 붙여도 좋다. 또 이개부의 색채응답점이나 손의 색채응답점 영역도 응용하면 더욱 좋다고 생각한다. 이러한 방법으로 이상부위가 판정되었다면 다음의 수순으로 무엇이 원인인가를 충분히 검토해 조사한다.

03 색채치료의 진단과 치료 수순

진단의 수순

여기서 간략하게 색채에 의한 진단 매뉴얼을 정리해본다. 여기에서는 독자에게 좀 더 쉽게 전달하기 위해 오링테스트를 중심으로 설명하고자 한다.

1) 색채탐색봉으로 진단할 때는 오링테스트와 파워테스트를 사용하는데, 색채탐색봉을 이용할 경우 손가락의 개폐 결과는 오무라식 오링테스트와는 반대로 나타난다. 중지첨단에서 탐색봉으로 조사한 결과 오링이 열렸다면, 그 탐색봉에 해당하는 경락과 증후에 이상이 있다고 판단한다. 이러한 이상반응이 나온 탐색봉을 이용하여 이상부위를 찾아내는데, 이번의 경우에는 오링이 닫히는 곳이 이상부위이며 치료점이 된다.

2) 최초에 오라탐색봉으로 신체에서 20cm 정도의 간격을 두고 머리에서부터 다리 끝까지 좌우, 중심, 양손으로 미끄러지듯이 오링테스트를 해나가는 도중에 오링이 닫히는 부

분을 이상부위로 판단한다. 진단시 20cm의 간격을 두고 진단하기 때문에 이상부위는 방사상으로 감지한다. 이때 만약 반응을 보였다면, 반응에 근접한 경락이나 증후별 탐색봉으로 이상부위를 확인한다.

3) 이상부위의 경락 및 증후에 대해서는 해당 경락의 원혈(原穴), 락혈(絡穴), 극혈(隙穴) 등을 확인하고 오링이 닫힌 위치에 경락의 색을 첩부한다. 그중에는 아시혈(阿是穴)의 경우도 포함된다. 이런 처치만으로도 증세가 좋아지기도 하지만, 아직 충분하지 않은 경우도 있다. 충분하지 않은 경우에는 중지첨단에서 효과가 있었는지를 확인한다.

경락치료로 효과를 보이지만 증상은 없어지지 않을 때, 특히 통증이 여전히 남아있을 때는 통각의 탐색봉으로 탐색하고 EPA, 아목실(amoxil)의 탐색봉으로 염증 등의 감염 상태를 살펴본다. 이것이 중지첨단에서 열렸다면 감염이 있었다고 보고, 무엇이 원인인지를 조사하여 그것을 포함한 색을 붙인다. 그밖의 질환도 이처럼 각각의 탐색봉으로 살펴본다.

4) 통증은 다섯 종류로 구분해서 보아야 한다. 오십견(五十肩), 만성요통(慢性腰痛), 화농성질환(化膿性疾患)으로부터 오는 동통, 신경성위염 같은 신경성동통(神經性疼痛), 암성동통(癌性疼痛), 혈관성동통, 류머티즘, 통풍(痛風) 등 각각의 통증 종류가 다르다. 이것들은 다섯 종류의 탐색봉으로 각각 분류한다. 통증의 경우 유형이 정확하게 나누어지기 때문에 즉각적으로 효과를 얻을 수 있다.

한편, 통증에 반응하지 않고 통증은 없지만 뭔가 위화감이 있는데 뭉쳐 있지 않은 병증에는 근구축(筋拘縮)의 탐색봉이 반응한다. 여기에 해당하는 색을 사용하면 위화감이 소실된다. 다섯 종류의 탐색봉에는 바이러스, 중금속류, 세균, 세포, 신경전달물질 등 각각 서로 다른 종류가 포함되어 있으며 당연히 색채도 거기에 준한다.

5) 통증을 색으로 치료한 후에도 아직 해야 할 일이 남아있다. 색을 첩부한 후 이전 통증을 유발했던 동작을 재현함으로써 새로운 통증이 나타날 수 있는데, 그런 경우에도 또다시 통증에 반응하는 색을 붙여 통증을 없앨 수 있다.

6) 만성통의 경우에는 적어도 4, 5일 후에 재검사를 할 필요가 있다. 초진시의 통증은 소실되었어도 일상에서 움직이는 동안에 또다시 통증이 생기는 수가 있다. 통증의 종류가 변하기도 하므로 이전에 붙인 색을 위에서부터 탐색봉으로 다시 조사한다. 이 과정에서 오링이 닫히는 탐색봉이 있는 경우에는 이전에 첩부했던 색을 모두 떼어내고, 이상이 나온 색채응답점에 새로운 색을 첩부하여 통증을 소실시킬 수 있다.

이와 같이 재진할 때마다 첩부 장소가 감소되고, 통증의 종류도 처음에는 통각이었다가 연부조직염이나 심부통으로 변화하기도 하는데, 이와 같은 변화를 되풀이하면서 치유가 된다. 이전에 붙인 종류의 통증에 대해 다른 통증이 반응한 경우, 거기에 반응을 보인 색을 첩부한다. 종류가 다른 통증 색을 겹쳐서 첩부하는 것은 오히려 효과를 반감시키기 때문에 반드시 이전의 것을 떼어내고 다시 첩부하도록 한다.

7) 치료가 종료되면 중지첨단에서 이상반응이 나온 탐색봉으로 다시 확인하는 작업을 해준다. 이때 오링이 닫히면 현 단계에서는 효과가 있다고 간주한다. 만성질환이나 암 등의 질병은 증상에 따라 정기적으로 변화를 살펴가면서 그때마다 탐색하고 치료를 변화시키지 않으면 안 된다.

치료의 수순

색채치료에서는 원인에 대한 검진과 치료를 임상현장에서 동시에 실행할 수 있다. 어떤 증상이나 질병의 환자를 볼 때, 그 증상만을 목표로 삼아 치료하는 일반적인 상식을 뛰어넘어, 예방까지 겸하여 치료할 수가 있는 것이다.

예를 들어 질병으로 체력이 지극히 저하된 환자의 경우, 그 자신의 면역력과 체력회복 치료 프로그램을 동시에 총체적으로 할 수가 있다. 현재 우리 연구회에서 최근까지 연구한 결과로 최상의 효과를 기대할 수가 있는 최신의 치료 패턴을 소개한다.

진단시 탐색봉을 환자의 침상 위에 직접 놓지 않아야 한다는 것에 주의해야 한다. 이는 절연용기 등에 넣어서 탐색봉으로부터 발산되는 파장으로부터 간섭을 방지하기 위함이다.

1) 중지첨단에서 환자의 주소(主訴), 주증(主症)에 준하는 탐색봉을 선택하여 진단한다. 불문진단도 가능하지만, 시간이 걸리기 때문이다.

2) ATPase를 다음에 진찰한다. ATP25Ge 이상이라면 종양이나 암을 의심하여 Ras 암유전자, SV40, 텔로머레이스(Telomerase), CA · TU 경계형의 반응이 있는지를 확인한다.

세포의 대사 반응 속에서 에너지를 포착하거나 운반하는 데 있어서 ATPase가 중심적 역할을 완수하고 있다. 우리들의 신체에는 고효율로 영양소를 에너지로 바꾸는 구연산 회로가 미토콘드리아의 작은 과립 안에 포함되어 있다. 거기서 영양소로부터 ATP(에너지)가 만들어지고 있다.

ATPase는 열에너지는 물론이고 운동, 빛, 전기, 화학 합성, 소리 등 모든 에너지로 바꿀 수가 있는 만능 에너지원이다. 그러나 활성산소가 증가하면 TXB2가 횡행해 구연산 회로의 기능이 둔해지거나 정지하면 ATPase의 분자량은 감소한다. ATPase 감소율이 클수록 피로를 느끼게 되고, 면역력은 저하되며 질병상태로 빠지게 된다.

게다가 만성화된 피로증후군을 비롯한 암에 이르기까지 ATPase의 레벨이 밀접하게 관계한다는 것을 알게 되었다. 이를 통해서 ATPase로 의학적 검사에서는 확인할 수 없는 피로증후군으로부터 중증질환에 이르기까지 진단할 수 있다는 것을 생각해냈다. 뿐만 아니라 ATPase 관련 색채탐색봉을 활용하여 환자의 병태 및 병상의 정도를 측정할 수 있다.

색채치료뿐만 아니라 침구치료나 한방 약제를 투여한 치료를 한 한의사, 아니면 서양의학의 현대의료적 치료를 적용했던 양방의사, 이학적 요법만으로 제한된 물리치료사의 도수치료를 포함해서, 자신이 시술한 치료방법의 결과를 임상의 현장에서 평가할 수 있다는 것이다.

또 우리가 고안한 매트릭스(matrix) 측정기의 측정치와도 일치하는 결과를 얻을 수가 있었다. 동양의학의 고전에 건강을 유지하기 위한 소위 '보건혈'이라고 알려진 경혈에 ATPase 색채을 적용하였더니 환자의 치유속도가 보다 단축되는 효과를 관찰할 수 있었다. 색채치료에서 취혈하는 보건혈은 구미, 관원, 기해, 곡지(우), 족삼리(좌), 부류(좌), 대추의 7개의 경혈(經穴)이다.

ATPase에는 다음의 분류방법을 사용한다. 세포 수준의 미토콘드리아에서 생산하는 생명 에너지인 ATP의 고유 주파수를 현재 색채치료에서는 ATPase 7종류, ATP. Ge 7종류로 분류하여 조정을 하고 있다.

가. ATPase1 : 거의 피로를 느끼지 않는다. 자세히 관찰해보면 어깨 근육이 뭉쳐 있다고 말하는 상태.

나. ATPase5 : 약간 피로감이 있다.

다. ATPase10 : 건강상의 별 문제는 없지만 피곤하다. 어깨나 허리도 나른하다.

라. ATPase15 : 피곤하다. 또는 어딘가 불편을 느끼고 있다.

마. ATPase20 : 왠지 몸이 나른하고 피곤하다. 통증(만성질환).

바. ATPase25 : 지쳐서 아무것도 하고 싶지 않다(암, 만성질환 등). 심한 통증.

사. ATPase30 : 아무것도 하지 않고 드러누워 있어도 괴로운 통증(암 등).

각각 반응한 ATPase 탐색봉의 색채소자를 일곱 군데의 경혈에 붙이는 것에 의해 보다 빠른 기간 내에 증상을 개선시킬 수가 있다.

3) 매트릭스 측정기로 환자의 주파수를 측정한다. 95Hz 이상이라면 암, 종양 또는 난치성 질환이 있다고 본다. 인간의 생체에서 발산하고 있는 전자파에도 파형이 있는데, 가장 건강한 사람의 몸으로부터 계측되는 주파수는 7.5Hz로 나타나고 있다. 7.5Hz는 일정 공식을 대입해서 계산을 해보면 슈만의 지구공진주파수와도 수치가 일치하는 것으로 알려져 있다. 이것을 근거로 응용하여 질병을 진단하거나 치료하는 것이 가능하다. 매트릭스는 주파수를 측정하는 기계이다.

4) 반응한 탐색봉에서 ES세포(배성줄기세포) 색채를 제외한 모두를 왼손에 쥐게 하고, 매트릭스로 검사한다. 검사 결과 주파수가 9Hz 이상이 나온 경우에는 어딘가에 증상의 원인이 되는 것을 빠뜨린 것으로 생각할 수 있으며, 오라탐색봉으로 전신을 살펴서 반응이 나타난 곳을 기준으로 탐색봉을 들고 다시 확인한다.

5) 매트릭스로 계측한 주파수가 7Hz에서 8Hz의 범위로 계측된다면, 성공적이라고 평가할 수 있다.

6) 각각의 탐색봉으로 이상부위를 확인한다. 그 전에 ATP를 우측 족삼리혈, 우측 곡지혈, 좌측 부류혈, 좌측 삼음교혈, 기해혈, 관원혈, 대추혈에 붙이고 ES세포 색채를 화개혈에 첩부한 후 탐색봉으로 진찰을 하면 색채응답점이 절반으로 감소한다.

7) 난치성 질환이나 부정수소(不定愁訴)를 호소하는 환자 또는 만성질환의 경우에는 반드시 염색체와 경락을 진찰하도록 한다.

8) 통증이나 근육경결(筋肉硬結)에 의한 통증에 관해서는 경락, 통증에 관련된 탐색봉으로 어느 것이 반응하는가 살펴보고, 그 세력의 강약을 선별한다. 경락에 반응한 탐색봉으로 경락의 허실(虛實)을 가려내어 경락의 보사(補瀉)를 조절한다. 무릎이라면 우측은 외측(外側)에, 좌측은 내측(內側)에만 붙여 음양의 밸런스를 조정하면 보다 좋은 효과를 기대할 수가 있다.

9) 요통(腰痛)이라면 우측에서 좌측으로 통증을 탐색한다.

10) 고혈압의 경우에는 좌측 이개부의 반응대 영역에서 고혈압의 색채응답점에 붙이고, 신성고혈압이라면 좌신유(左腎兪)혈에 붙인다. 신성고혈압이 반응하지 않고 유입세동맥이 반응하는 경우도 있다.

11) 뇌의 경우, 뇌질환이 반응한다면 뇌관계 전부를 살필 필요가 있다. 반응한 색을 색채응답점에 첩부한다.

12) 경락치료는 좌우 음양을 살펴서 하는 것이지만, 때로는 양에 음이 반응하는 경우도 있기 때문에 양중음(陽中陰), 음중양(陰中陽)으로 판단할 필요가 있다.

13) ATP를 붙이는 경우에는 반드시 SOD 또는 초고열미생물인 유황산화세균을 병용한다.

14) 전자파간섭기는 ATP, ES세포를 활성화시키는 효력이 있다.

15) 암, 난치성 질환에는 식수의 영향도 크기 때문에 전자파간섭기를 수도관에 붙이거나 항상 몸에 착용하도록 한다.

16) 색채치료는 1회의 치료에서 효과의 최적 작용기간이 8일에서 10일이므로, 이 기간을 기준으로 색을 교환해주는 것이 좋다.

모든 질병과 증상에 위의 색채진단 및 치료 매뉴얼에 근거하여 적용할 수 있다. 이상으로 색채진단 및 치료방법으로, 질환별로 응용하면서 할 수 있는 매뉴얼을 설명하였다. 색채는 0.5~1mm 크기의 사각형으로 잘라 붙이면 된다. 이때 색을 붙이는 접착씰은 피부 트러블이 없는 것을 사용해야 한다.

색을 붙이는 경우 증상에 따라서는 1~3cm 간격이라도 좋은 경우가 있다. 간격을 더욱 넓혀도 괜찮은지를 판단하는 경우, 붙인 색과 색의 사이를 탐색봉으로 확인하면 반응영역을 찾을 수 있다. 암의 경우에는 붙이는 범위가 큰 경우가 있고, 또한 적어도 1개월은 벗겨지지 않게 유지해야 되는 경우도 있다.

피부 트러블이 있는 사람은 발등의 피부응답점에 〈판상바륨〉 또는 〈피부소양증〉, 〈항히스타민〉의 색채를 붙인다. 어떤 것을 사용해도 하루를 유지할 수 없을 정도로 알레르기가 심한 사람에게는 비교적으로 트러블이 없는 발바닥이나 수족의 투영점을 이용한다.

오링테스트를 계속하는 경우에는 조수의 모니터 기능을 하는 손가락이 지나치게 민감하게 반응할 수 있다. 이렇게 지나치게 흥분되면 오작동(random) 현상을 불러일으킬 수가 있다. 이를 방지하기 위해서 〈송과체활성화〉 색채소자를 붙이거나 탐색봉을 잠시 몸에 지니는 것, 또는 〈동조파저지〉의 색채소자를 손의 합곡혈 부위에 1점을 붙이면 검사시 오진을 방지할 수 있다.

04 동서의학을 융합하는 색채치료

이 절에서는 색채치료의 작용 메커니즘을 이해하는데 도움이 될 수 있도록 생체(生體)의 주체인 생명활동의 기능(機能)에 대해 고찰하고자 한다. 즉, 살아있는 우리들 몸 전체에서 작동하고 있는 독특한 생명의 기능계에 대해서 간략하게 언급하고 싶다.

현대의학의 아유자와 사토시(鮎澤聡) 박사는 논문에서, "생체 기능의 이해, 또는 기능적 장애의 치료방법을 추구하기 위해서는 기능계를 물질계로부터가 아니고 기능계 그 자체를 통해서 파악하는 방법을 고찰해야 할 필요가 있다. 기능과 기질(器質)은 서로 상보적(相補的)이지만 엄밀하게 생각하면 다르다. 현대의 서양의학에서는 생체를 '물질'로 파악했던 측면이 강했으며, 그것에 의하여 현대의학은 큰 진보를 이루게 되었던 것은 틀림없는 사실이다. 서양의학이 기질적, 물질적인 조작을 중심으로 구성되어 있는 것에 대하여, 동양의학의 침구(鍼灸)치료나 한방약을 사용한 치료는 그것과는 다르다. 예를 들어서 침구치료는 경락이라는 원래 기질적인 형태가 없는 생체의 기능계를 대상으로 활동방법을 조작하고 있다. 이와 같은 의미에서 침구치료는 대단한 기능적인 치료"라고 제창하였다.

이어서 침치료가 생체의 기능계를 조작한다는 구체적인 예를 다음과 같이 논술하였는데, 나는 색채치료의 치유 메커니즘을 밝히는 연구에도 힌트를 주고 있다고 생각한다.

"침치료는 단순하게 침을 찌르면 효과를 얻을 수 있는 것이 아니라는 것이 밝혀져 있다. 동일한 방법의 침 조작임에도 불구하고 자침(刺針)할 때 생체의 상황, 예를 들어서 호기(呼氣)시와 흡기(吸氣)시, 또는 와위(臥位)와 좌위(座位)라면 생체의 자율신경계에 주는 침의 효과가 완전히 다르다는 것이다. 이것은 침 자극 자체가 생체의 이상에 작용해서 낫게 한다는 것이라기보다, 침에 의하여 생체가 가지고 있는 정보계의 방향성을 정상화시키고 있다는 측면이 강하다는 것을 의미한다."

작동하는 것, 즉 작용하는 것은 생체에 원래 갖추어져 있는 생명활동의 특유한 능력이며, 침치료나 색채치료는 그 생명활동의 방향성에 간섭하고 있다고 추측된다.

현대표준의학적인 이론과 동양의학적 방법이 융합된 색채치료는 의미론적으로 정보요법의 하나이다. 또한 색채소자의 기능론적 입장에서는 색채는 정보저장매체이며, 이 색채정보소자에 담겨있는 정보조작으로서 생리적인 생체의 능력에 간섭하게 된다고 생각할 수 있다.

그러므로 필자는 색채치료가 정보역학치료(情報力學治療)라고도 생각하고 있으나, 정보에 함유되어 있는 다이내믹스(dynamics)를 거론하는 선행 연구들을 리서치(research)하는 중이므로 어느 정도의 논거를 얻게 된다면 정보역학이라는 이름으로써 색채치료를 재규격화(再規格化)하는 작업을 하고 싶다.

동양의학의 경락론에서 논하는 생체 에너지 체계를 조정하는 〈경락〉색채는 생체의 기능계에 어떤 방향성을 줌으로 전체적으로 안정하고 정합적인 상태의 창출을 유발시킨다는 것이다. 이러한 개념은 기능적인 치료를 생각할 때 굉장히 중요하다. 생체가 자율적으로 최적의 방향으로 활동할 수 있도록 기능적인 조작을 가하는 것이 기능적 장애에 대한 치료의 본질적이며, 그러한 뜻으로 침구치료 등의 동양의학에서 배우는 부분은 크다.

현대의학의 진단에 의해 확진이 된 병명이 뚜렷한 질환에는 현대의학적인 방법으로 제작된 색채소자를 이용하는 것은 당연한 것이며, 좋은 효과를 기대할 수가 있다. 통증 등에 대해서도 색채소자를 첩부하는 숫자는 경락치료와 비교할 때 많은 경우도 있고 적은 경우도 있다.

색채치료는 현대의학적인 진단 결과와 동일한 결과를 확인할 수가 있고, 원인불명의 질환에서도 전자파의 폭로, 자연방사능물질[5]을 비롯한 화학물질과 중금속 등의 환경공해물질 관련의 색채탐색봉으로 시스테마틱(systematic)하게 증상의 원인을 검사하는 것에 의하여 해결하게 되는 경우가 많다. 또한 증상이 개선될 때까지 원인을 탐색하며 치료를 할 수 있는 치밀성을 가지고 있다. 이상이 있다고 탐색된 색채소자를 첩부한 후에 다시 신체의 검사 대표영역으로 확인된 '중지첨단' 등에서 검사하여 또 이상부위가 남아있는지에 관한 평가를 통해서 확인할 수가 있다.

5) 라돈과 우라늄을 비롯한 자연환경 속에 존재하고 있는 방사성물질. 특히 라돈은 고층 아파트와 고급주택의 석재, 석고보드 등에서 방사되고 있으며, 흡연에 의한 것보다 몇백 배의 폐암유발률을 갖고 있다는 연구보고는 많다. 동일본 대지진 후 원자력발전소에서 누출된 방사능, 최근 북한을 비롯한 중국, 러시아, 미국 등에서 해온 원폭실험 결과 지구 대기권에 비산하고 있는 낙진(落塵) 등을 생각하면, 2명 중 1명이 암인 시대와 무관한 것은 아니라는 견해이다.

05 경락별 · 증후별 동서의학의 응용

다음에 제시한 표는 신체의 각 부위를 순행하고 있는 경락의 선정지표이며, 경락통을 치료하거나 각 경락에 해당하는 장기의 병변 등을 진찰하고 치료할 때 응용할 수 있는 표이다. 그리고 고전을 정리하여 장부의 표리(表裏)를 알기 쉽게 현대적으로 해설해 놓은 다케노히로(竹野弘) 의사의 지표도 제시하였다. 각 질병에 따라 그것에 관련되는 경혈에 색을 붙일 때 소중한 참고자료가 될 것이다.

여기에 제시한 두 개의 표를 참조하여 각각의 증상 부위마다 색채탐색봉으로 반응 부위를 조사하면서 적합한 경혈을 선택한다. 그밖에도 수지(手指), 수배(手背), 수장부(手掌部), 이개부(耳), 발(足), 안면(顏面), 두부(頭部) 등에서 전신질환의 대표영역을 알 수 있다. 이 대표영역에서 각 질환에 해당하는 색 및 해당 경락과 경혈을 조합함으로써 질병의 치료효과를 한층 더 높일 수가 있다.

색채진단에 필요한 탐색봉은 다양한 질병에 대해서 민감하게 반응하도록 제작되어 있다. 질병의 원인에 대해서 어느 정도 범위까지 적용하여 진찰할 수 있는지 이해를 돕기 위해서 그중 일부를 여기에 소개한다.

세균의 예

- 클라미디아(Chlamydia trachomatis, Chlamydia psittaci), 보렐리아, 화농연쇄구균, 대장균, 장염균, 대변연쇄구균, 포도상구균, 녹농균, 구강연쇄구균, 폐염구균, 마이코플라스마(Mycoplasma)

바이러스의 예

- 대상포진(Herpes zoster), 단순포진바이러스(Herpes simplex(1), Herpes simplex(2)), 로타바이러스(rotavirus), 아데노바이러스(Adenovirus), 사이토메갈로바이러스(Cytomegalovirus), 에코바이러스(Echovirus)

증후 및 질병별

- 골다공증, 자궁내막증, 자궁경부이형성증, 불면증, 혈전성동맥경화증, 측두동맥경화증, 궤양성대장염, 양성선종, 결장 폴립, 만성소화성궤양, 만성위염, B형 간염, 녹내장, 백내장

약제, 생리활성물질, 호르몬 등의 예

- 아스피린, 칼슘, 사마륨, 중탄산나트륨, EPA, c-fos4, 트롬복산 B2, 멜라토닌, 도파민, 세로토닌, 아세틸콜린, 노르아드레날린, 데파스, 할시온, 유로딘, 이소미탈, 베게타민 A

환경공해 질환의 예

- 화학물질과민증후군, 포름알데히드, 농약, 다이옥신, 수은, 납, 라돈, 활성산소

암유전자 등의 예

- 온코젠 αb1, αb2, Integrin5 β1, Dclk1

| 신체 부위와 경락의 선정지표 |

신체 부위	경락의 선정지표
머리	수양명대장경, 수소양삼초경, 수태양소장경, 족양명위경, 족소양담경, 족태양방광경
안면	수양명대장경, 족양명위경
관자놀이	수소양삼초경, 족소양담경
목덜미	수태양소장경, 족태양방광경
눈	수양명대장경, 수소양삼초경, 수태양소장경, 족소양담경, 족태양방광경
귀	수소양삼초경, 수태양소장경, 족소양담경
코	수양명대장경
입	수양명대장경, 족양명위경
인두(목구멍)	수양명대장경, 수소양삼초경, 수태양소장경, 족양명위경, 수태음폐경, 수소음신경
가슴(胸)	수태음폐경, 수궐음심포경, 수소음심경
가슴뼈(胸肋)	수소양삼초경, 족소양담경
폐	수태음폐경, 족소음신경
심장	수궐음심포경, 수소음심경
견갑	수태양소장경
위	수궐음심포경, 족양명위경, 족태음비경
장(腸)	족양명위경, 족태음비경, 족소음신경
비장	족태음비경
간	족궐음간경
신장	족소음신경
복부	족태음비경, 족궐음경, 족소음신경
옆구리(小腹)	족태음비경
전음	족궐음간경
생식기	족태음비경, 족궐음간경, 족소음신경
비뇨	족태음비경, 족궐음간경, 족소음신경
허리	족태양방광경, 족소음신경
둔부	족태양방광경, 족소양담경
상지	수태음폐경, 수궐음심포경, 수소음심경, 수양명대장경, 수소양삼초경, 수태양소장경

신체 부위	경락의 선정지표
하지	족양명위경, 족소양담경, 족태양방광경, 족태음비경, 족궐음간경, 족소음신경
열(熱)	수태음폐경, 수양명대장경, 수소양삼초경, 수태양소장경, 족양명위경, 족소양담경, 족태양방광경, 족소음신경
의식(意識)	수궐 심포경, 수소음심경, 족양명위경
정신(精神)	수소양삼초경, 수태양소장경, 족태양방광경, 족궐음간경(연관성이 있는 치료부위로서 주로 수족이 사용되고 있다)
하지(전면)	장(腸), 목구멍, 폐, 등(背), 비뇨생식기
하지(후면)	열병, 위장, 대장, 흉부, 협부, 허리, 등, 눈, 귀, 입, 인두, 정신병, 머리, 안면, 목, 측두부
손(전면)	정신병, 흉부, 심, 폐, 인두
손(후면)	목, 인두, 정신병, 열병, 머리, 안면, 눈, 코, 귀
치아	수양명대장경, 족양명위경

| 진단지표와 관련 질병 |

진단지표		관련 질병
폐경	폐a(태연)	코, 인두, 후두, 기관상부 – 전체, 소장, 대장점막고유층, 피부각질층 1/2에서 외측
	폐b(공최)	기관하부, 기관지 – 전체, 피부각질층 1/2에서 내측피부 전체
	폐c(열결)	부신피질 전체, 갑상선, 자궁(내막근층), 난소, 정소, 정낭, 신장 전체, 비뇨기(상피는 제외)
대장경	대장a(수삼리)	대장점막, 비후두점막 전체, 기관점막하조직 이하 전체, 기관지점막고유층 이하 전체, 자궁내막
	대장b(편력)	폐포, 비후두점막고유층, 기관연골막 이하 전체, 부신피질(망상체), 부신수질, 자궁 전체, 난소수질, 정소간질, 전립선선포, 갑상선, 활막외측 2/3
비경	비a(상구, 공손)	췌장, 타액선(唾液腺)(점막선, 장액선), 유선소엽, 식도위점막고유층 이하, 흉선수질, 부신수질, 림프절 전체
	비b(음릉천, 삼음교, 누곡)	식도, 위점막고유층 점막하조직, 한선, 전립선선포, 흉선 전체, 부신피질 전체, 비장중심부, 림프절배중심(淋巴節胚中心)
위경	위a(족삼리)	설유두, 식도위상부점막상피, 췌관, 타액선, 구순피하조직, 부신피질 전체, 흉선피질, 림프절배중심
	위b(내정, 음시)	설고유층, 위점막고유층, 소장대장점막하조직, 구순피질, 췌장($\alpha\beta$세포, D세포, PP세포), 흉선수질, 림프절피질

진단지표		관련 질병
심포경	심포a(곡택, 천천(天泉))	흉선수질, 림프절배중심, 비장중심부, 갑상선, 부신(피질수신)
	심포b(내관, 대능, 극문)	심장, 혈관(내막중막), 임파관(외막)
삼초경	삼초a(삼양락, 청냉연)	비장, 흉선피질, 림프절, 세망내피계, 소화관, 점막고유층 및 점막하조직, 부신피질(球狀帶), 임파관내막, 혈관내막, 활막내측 2/3
	삼초b (외관, 천정)	난소, 정소, 전립선, 유선의 간질, 타액선, 장액선
	삼초c(중저, 노회)	근육
	삼초d (사죽공, 천료)	대뇌백질, 임파관내막, 혈관외막, 막(흉막, 복막, 정소백막, 난소백막)
심경	심a (음극, 영도, 통리)	대뇌(1~3층), 소뇌과립층(小腦顆粒層), 신경 전체, 정동맥전층, 횡문극, 심근내측 1/2 내막(內幕), 자궁근측외 1/2 장막(帳寞), 난소수질, 전립선 전체, 소장점막하조직, 동정맥외막, 심근외측 1/2 심외막, 평활근
	심b(신문)	소장점막하조직, 동정맥외막, 심근외측 1/2 심외막, 평활근, 전립선 전체
소장경	소장a (지정, 후계)	소뇌분자층, 대뇌(4~6층), 정동맥중막외측 1/2 외막, 심근, 심내막, 자궁근층내측 1/2 내막, 설소화관고유층근층장막
	소장b (완골, 음곡)	십이지장, 소장충수점막상피, 정소(간질은 제외), 난소피질, 전립선간질(癎疾), 난소간질, 소뇌과립증, 정동맥내피, 심내막, 활막외측 1/3
간경	간a(행간, 예구)	간장
	간b(슬관, 곡천)	근육, 눈
	간c(대충, 삼음교)	부신수질, 림프절비장의 배중심, 흉선피질
담경	담a(절골, 양보, 양릉천)	담낭, 담도계, 자궁, 난소, 눈
	담b(협곡, 임읍)	부신피질망상체, 눈, 흉선수질, 림프절비장의 모상역
신경	신a (복류, 용천, 대종)	신장 전체, 피부(유사층 이하)
	신b(태계, 삼음교, 수천)	부신피질, 신장피질, 전립선간질, 난소간질, 소뇌과립증, 신경(선유)
	신c (조해, 연곡, 음곡)	골, 모, 피부(각질층 1/2 이하)

진단지표		관련 질병
방광경	방광a (곤륜, 승산, 위중)	방광, 신우, 신장수질, 자궁 전체, 질상피, 전립선 전체, 정소 전체, 페니스, 부신피질(구상대, 속상대), 부신수질
	방광b(경골, 속골)	요도, 신우(이행상피), 신장피질 1/2 이하, 질 전체, 자궁내막, 전립선선포, 정소(정상피(精上皮)), 소뇌분자층, 골(제골막(除骨膜)), 부신피질(망상체), 부신수질
	방광c (금문, 신맥, 비양)	피부

06 진보하는 색채치료

색채심리치료나 일반 컬러테라피(color therapy)와 다름

인간은 시각을 통해서 색을 느끼고 시각 정보들에 의해 수용된 색감(色感)의 작용들을 생활 전반에 걸쳐 폭넓게 이용하고 있다. 더 나아가 색을 인간의 질병치료에 이용하는 시도와 연구의 역사는 고대로 거슬러 매우 오래전부터 시행되어 온 사실을 이노우에 사에코(井上沙江子)를 비롯한 많은 연구가들이 논문을 통하여 밝히고 있다.

최근에는 미국을 비롯하여 독일, 영국은 물론 한국과 일본 등 동양권의 국가에서도 색채치료를 이용한 색채심리치료에 관한 연구도 활발하게 진행되고 있다. 뿐만 아니라 동양 전통의학인 한의학에서의 경락치료를 비롯한 서양의학 및 대체의학의 영역에서 임상적으로 적용하는 연구가 한국의 학자들 사이에서 증가하고 있는 추세이다. 현재 색채치료에 관한 대다수의 연구는 특정 색채를 눈으로 보고 느끼는 색채연상에 따른 심리치료에 관한 연구가 주류를 이루고 있다.

그러나 본서에서 소개하는 색채치료는 색채심리치료와는 다르다. 또한 심인성질환 등의 중재적 요법으로서 적용하는 컬러테라피나 동양의학의 오방색을 이용하여 생체의 기(氣, 에너지)를 조정한다는 경락색채치료와는 전혀 다르다는 점을 여기에서 명기하는 이유는 이하의 설명을 읽게 되면 잘 이해할 수 있으리라 생각한다.

본서에서 다루고 있는 색채치료는 특정의 색채(色彩)를 특정 질병에 반응하는 피부에 존재하는 '공통대응점'[6]에 첩부(貼付)하는 방법으로서 실행한다. 생체의 기능계가 피부에 첩부된 색채 또는 광정보(光情報)를 받아서 생체내의 특정 기관, 장기, 조직 등에 발생한 기능장애와 같은 질병상태에 대하여 치유효과를 창출하는 개념이다. 또한 이것은 색의 파장(波長)인 물리적 에너지를 이용하는 것으로서, 생체에 발생한 질병으로 인해 다르게 된 이상세포 파장에 대응하는 색채를 사용하여 역위상(antiphase) 간섭작용을 주는 것이다.

이와 같이 색채정보에 따른 간섭파(干涉波)는 생체가 갖고 있는 고유한 기능계를 작동시키게 되며, 결국 이상세포에서 내는 파장이 소실되는 것에 의하여 질병상태의 세포는 정상세포로 수복된다고 생각할 수 있다.

실제로 이와 같은 색채치료 현상은 반복적으로 헤아릴 수 없이 재현되고 있다. 게다가 우리는 색채를 붙이는 장소에 대하여 피부에 존재하는 각 장기 및 기관, 조직의 공통대응점인 '색채응답점'[7]이 있다는 사실을 색채치료 현상 - 색채로 인하여 유기(誘起)된 치유현상 - 의 반복되는 경험을 통해 알게 되었다. 이것은 동양의학에서 경혈의 작용이나 생체반사점과도 일맥상통된 작용을 하는 것으로 생각할 수 있다.

공통대응점, 즉 색채응답점 이외에도 신체의 이상부위(아픔이나 질병이 있는 곳)에 0.5~1mm 크기의 특정된 색을 첩부하는 방법으로 실행한다. 본서에서의 색채치료는 이와 같

6) 피부에 존재하는 각 장기 및 기관, 조직의 공통대응점인 '색채응답점'으로써 경락의 경혈(經穴), 또는 체표에 있는 신경학적 레벨에서의 피부장기반사점과 동일한 개념이며, 색채소자(色彩素子 = 색채생명정보칩)를 붙임(= 첩부, 貼付)에 의하여 표적으로 하는 장기나 기관, 조직에 작용을 불러일으키는 장소이다.

7) 공통대응점과 동일한 개념이며, 색채소자를 피부에 있는 공통대응점에 첩부하면 생체의 응답이 나타난다는 의미에서 색채응답점이라고 필자가 명명한 것이다.

은 방법으로써 신체의 질환(disorder)을 정상으로 회복시키는 요법이다.

색채치료의 주목할 만한 장점은 비침습적 방법이므로 일체의 부작용이 없으며, 시술시 바이러스나 세균 등의 2차적 감염 위험이 없는 안전성에 있다고 생각된다. 뿐만 아니라 통증 등의 자극이 없어 유아, 소아는 물론 체력이 지극히 쇠약한 노인에 대해서도 용이하게 적용할 수 있다.

색채치료의 정의

색채치료(color therapy)에 대한 견해는 의사, 화학자, 심리학자 등 많은 연구가들에 의해 각각 조금씩 차이가 있으나, 이 책에서 다루고 있는 색채치료에 대한 정의는 '색(色彩素子, color bio information chip)을 이용하여 질병의 원인을 진단하고, 치료하며, 치료 결과를 평가하는 요법'이다.

본서의 색채치료란 전술한 바처럼 색의 파장(波長)을 이용하는 요법으로, 질병으로 인해 변형된 이상세포 파장에 대응하는 색채를 사용하여 위상(phase) 또는 역위상(antiphase)의 간섭효과를 생체 내에 유발시켜 이상세포의 파장이 소실 또는 활성을 유도한다는 개념의 치료법이다.

색채는 고유한 진동수를 갖는 에너지의 한 형태로 인식되며, 각각의 색채가 가지고 있는 서로 다른 주파수를 이용하여 질병을 치료하는 방법이다. 모든 물체를 포함하여 인체는 특정한 파장의 전자기파를 방사한다. 빛의 방사를 포함한 모든 전자기파의 방사는 물리학자 막스 플랑크(Max Planck)가 밝힌 바와 같이 양자로 구성되어 있으며, 빛의 양자를 광자(photon)라고 한다.

인간의 몸은 약 60조 개 세포로 구성되어 있고, 각각의 생체조직이나 기관, 세포, 생체 관련물질 등의 다중계층구조를 가진 생체의 다양한 레벨에서 극미약한 전자기파를 발산하는데, 이것을 생체광자(Bio-Photon)[8]라 한다. 생체광자는 빛의 주파수와 관계가 있으며, 각 세포에도 고유한 주파수가 있다. 살아있는 모든 세포와 조직, 기관 등은 각각의 일정한 진동 주파수를 지니며, 감염 등으로 인하여 생체 내부에서 생화학적 반응과 같은 현상이 발생한다면 진동 주파수는 변형되어 이상 파장을 발하게 될 것이다.

따라서 모든 질병 또한 고유한 진동 주파수를 갖는다고 생각할 수 있다. 보다 상세한 내용은 뒤에 '창발생명과학(創發生命科學)으로의 도전'이라는 장에서 색채치료의 작동기전 등에 대해 설명하기로 한다.

색채치료의 특징

색채치료는 동양 전통의학의 이론과 현대의학의 표준이론을 융합시킨 새로운 개념의 요법이다. 색채치료의 특징은 색채에 의한 진단과 진단결과에 따른 치료과정, 그리고 그 결과와 평가를 동일한 자리에서 할 수 있기 때문에 탐색치료가 가능하다. 비침습적인 방법이므로 약물 복용 등으로 인한 부작용, 바이러스 또는 세균에 대한 2차적 감염 위험이 없다. 또 색을 10mm 미만의 접착 씰에 직경 0.5~1mm 크기의 색포(色布)를 피부에 붙이는 방법이므로 통증 등의 자극이 전혀 없어 유소아과 질환이나 병약한 환자 등에 대해서

8) 1923년 러시아의 과학자 구르비치(Alexander Gurwitsch)가 양파 뿌리에서 이루어지는 세포분열의 개시가 그 세포 자체에서 발광하는 자외선역의 분열촉진 방사선(mitogenic radiation)에 의하여 유발(trigger)신호로 하고 이에 따라서 세포분열이 시작된다는 것을 발표하였다. 이 극히 미약한 빛을 생물의 몸에서 방출하고 있는, 또는 광자라는 의미로 바이오포톤(Bio-Photon)이라고 명명하였는데, 역사적으로는 이 구르비치의 바이오포톤의 연구는 전자장을 개재한 생물학적 정보전달이 과학의 무대에서 최초로 제시한 것으로 위치를 점하게 되었다.

도 부담감이 없다는 장점이 있다.

또한 효과의 지속시간은 신체의 이상부위에 접착된 색채포가 부착상태로 유지된다면 치유작용 효과기의 지속이 비례적으로 유지되는 장기성을 갖는다는 점도 특징이다.

세포수준에서 파악한 각종 세균, 바이러스류 등 병원체로부터 발하는 특정의 파장들을 색채로 치환(置換)시킨 이른바 색채정보소자(色彩情報素子)를 사용하므로 현대의료적 접근에서도 호환 가능성을 생각할 수 있다.

색채치료의 진단은 매뉴얼에 의한 파워테스트(Power test)로 하며, 치료의 구체적인 방법과 연동이 된다. 파워테스트란 특정 질병의 정보가 전사된 색채포를 금속봉에 봉입하여 제작된 탐색봉을 사용하며, 신체의 피부에, 각 기관, 조직, 병소(病巢)부위 등에, 각각의 공통대응점에 1~3초간 접촉(contact)하여 자극된 색채정보에 의해 유발되는 생체 반응(response)을 보고 진단하는 방식이다. 이 방법은 근 · 골격계 질환에 용이하게 적용할 수 있는 특징이 있다.

이 색채치료는 인간의 신체를 구성하고 있는 생체조직이나 기관, 세포, 생체관련물질 등의 다중계층구조를 가진 생체계의 다양한 레벨에서 검출한 바이오포톤(Bio-Photon) 정보와 각종 질병의 원인인 바이러스를 비롯한 환경호르몬 등의 파장정보를 빛의 파장으로 해석하고, 색채로 전사 제작해서 다양한 질병정보를 검사하거나 다양한 질병치료에 적용시키는 요법이다.

색채치료의 특징은 다음과 같이 4가지로 정리할 수 있다.

① 재현성(再現性) : 동양의학적 진단법(사진법)에서는 어렵다고 여겨지던 재현성이 있다.

② 객관성(客觀性) : 누가 실시해도 동일한 결과를 구할 수 있다.

③ 환자와 치료사가 인간적인 교류를 할 수가 있다.

④ 비용과 시간을 절감할 수 있어 경제적이다.

색채치료의 구성

색채치료의 구성은 동양의학의 한의학 이론과 근대 서양의학의 표준의학 이론, 그리고 20세기 중반부터 발흥하고 대성공한 분자생물학적 이론을 망라한 재생의학의 줄기세포 색채소자를 사용하는 임상방법으로 되어있다.

먼저 동양의학적 방법인 생체 내부에 순환하고 있는 기(氣)를 조절하는 것으로 생체의 기능계의 병증을 경락색채소자(예 : 십이정경과 기경팔맥의 경락보사치료의 색)와 한방약(상한방, 후세방, 동의보감 원방 등)의 색채소자를 이용하여 색채치료의 구체적인 방침을 정하고 실시한다.

이 방법은 생체가 갖추고 있는 자연치유력을 높이고 자율신경 조절을 비롯한 각종 증상을 치유시키는 개념이며, 생체의 기능계를 안정시키는 것이기도 하다.

또한 근대 서양의학적 방법에서는 각종 질환 · 증상에 듣는 약과 동일한 약효성분의 파장을 갖고 있는 색채를 직접 이상 병소(異常病巢, 질환 부위)에 첩부하는 것에 의해 각종 질병을 치료하는 방법이다. 예를 들면 화농성질환을 치료하는 경우 항생물질인 아목실(amoxil, amoxilcillin)과 동일한 약효성분의 파장을 가진 색을 환부에 붙이게 되면, 소염진통 작용이 있기 때문에 염증이 소실된다. 뿐만 아니라 조직재생도 활성화되어 상처수복도 신속하다는 것이 색채치료의 경험을 통해 알게 되었다.

무엇보다도 강조하고 싶은 것은 항생제가 가지고 있는 독성작용이 전혀 없기 때문에 안심할 수가 있다는 점이다. 우리는 현대의료에서 적용할 수 있는 색채소자는 당뇨, 감기증후군의 색, 변비의 색, 진통의 색 등 다종다양(多種多樣)한 색채를 발견하고 있다.

마지막으로 재생의학적 의료에 적용하는 색채소자는 분자생물학을 기반으로써 개발된 색채이며, 염색체(染色體, chromosome)의 색채소자, 배성줄기세포(ES cell), 셀 맵(cell map)

에 따른 다종다양한 암 줄기세포를 비롯한 각종 줄기세포(stem cell), 그리고 시스템생물의학(systems biology medicine)[9] 이론에 근거한 맞춤식 의료에 적용하는 시스템으로 색채치료는 구성된다.

색채치료의 구성은 이와 같이 3가지 방법을 조합한 임상방법이므로 즉효성은 물론이고 치유율이 매우 높다. 예를 들어 세포 내의 미토콘드리아에서 생산하는 생명에너지의 ATP 주파수를 색으로 조정한다면, 활성산소의 발생률은 저지시키고 에너지의 대사는 활성화시킬 수 있다. 이것으로 각종 질환에 대한 면역력이 높아지고 치유가 촉진된다. 또한 환자가 자각할 수 있는 것으로는 근력이 증강되고 전신이 가벼워지는 것 등을 들 수가 있다.

색채치료의 증상별 · 질환별 적용범위

색채치료의 임상 적용범위는 무척 광범위하며 외과 수술을 제외한 전 의료영역에서 적용할 수 있을 정도로 다양한 색채를 개발하고 있다.

- 통증 관련
- 내과질환 관련
- 운동계 · 관절계통
- 바이러스, 세균, 진균류에 의한 감염성질환
- 부인과 질병

9) 코다마 타츠히로(児玉龍彦) · 니시나 히로미치(仁科博道) 공저, 《시스템생물의학 입문》. 생명을 유전자, 단백질, 세포의 통합 네트워크로써 파악하는 차세대의 생물학. Yodosha, 2005.

- 호흡기 질환
- 소화기계 질환(식도, 위, 십이지장, 대장, 췌장질환 관련)
- 비뇨기계 관련
- 알레르기성 질환 관련
- 뇌, 자율신경, 정신신경질환, 유전자질환
- 면역계, 신경계
- 안과 관련 질환
- 이비인후과 관련
- 약제 관련
- 한방약제 관련
- 성인병 관련
- 당뇨병 관련
- 생명에너지(ATP)
- 중금속 및 환경공해물질 관련한 환경공해병
- 생체주파수 관련
- 정형외과 관련
- 유전자 관련
- 성장, 영양, 분화 관련
- 줄기세포 관련
- 암 관련

5장
색채진단 치료 각론

6장
창발생명과학으로의 도전

7장
색채치료의 임상사례

2부 색채치료 실천편

5장
색채진단 치료 각론

각론을 개설함에 앞서 본서의 원서는 색채치료 연구 초기에 사용하던 내용으로 구성되어 있어서, 공동저자 이준육이 16년에 걸쳐 연구하고 경험한 내용을 기반으로 개편을 보았다.

이 장에서는 각 질환별 색채진단 · 치료를 위한 해부 · 생리 · 병리학이라고 하는 기초과학을 기반으로 해서 각 질병에 대한 각론적 해설을 되도록 간략하게 제시한다.

여기에서 소개하는 각각의 질병별 해설을 통해 표준의학과 연계되는 색채치료의 임상패턴을 이해할 수 있을 것이라고 생각한다. 참고로 색을 첩부하는 장소는 남녀노소를 불문하고 똑같이 적용된다. 그러나 질환 또는 증상에 따라 바이러스, 세균, 중금속의 반응이 나타나는 경우가 있으므로 다각도에서 접근해야 한다는 점도 기억해 주시기 바란다.

경락치료의 어프로치에서 2종류 이상의 경락에 이상이 있는 경우에는 경락을 서로 조합하는 것도 생각할 수 있다. 경혈의 다양한 배혈(配穴)방법으로 극적 효과를 얻을 수도 있으므로 끊임없는 연구를 통하여 보완하여야 한다고 생각한다. 또한 여기에 제시한 질환들에 대해서는 색채치료의 효과가 인정된 대표적인 것들이다.

01 통증의 유형별 해설

현대 생명과학은 이미 지난 20세기 동안에 분자생물학의 대성공에 힘입어 눈부신 발전을 거듭해 왔다. 특히 인간의 생체에서 통증을 일으키는 다양한 원인과 통증을 유발하는 여러 종류의 생리활성물질, 이러한 생리활성물질의 수용기에 관해서는 물론, 그 전달경로에 관여하는 신경계에 대해서 밝힐 수 있게 되었다.

통증을 일으키는 원인에는 열자극, 냉자극, 화학자극, 기계자극 등 많은 종류가 있다. 그러나 이 중의 어느 수용기도 모든 자극에 반응하는 것이 아니다. 많은 자극 중에서 어느 자극에 대해서만 반응하도록 작용하는 기구가 수용체(receptor)라고 불리는 것이다. 수용체는 수용기의 표면에 있으며, 자신에게 관계한 자극이나 물질과 접촉하면 반응하는, 이른바 '센서(sensor)'와 같은 것으로서 파악되고 있다.

고역치 기계수용기에는 침해성 기계자극에 반응하는 수용체만 존재할 뿐이지만, 폴리모덜 수용기(Polymodal receptor)에는 침해성 기계자극의 수용체는 물론, 통증 물질인 브래디키닌(bradykinin : BK)에 반응하는 브래디키닌 수용체, 통증을 증강시키는 물질인 프로스타글란딘(Prostaglandin : PG)에 반응하는 프로스타글란딘 수용체(Prostaglandin receptor), 에너지원인 ATP에 반응하는 P_2X · P_2Y수용체, H^+ 등의 저pH에서 반응하는 산감수성(酸感受性) 이온 채널인 ASIC channel[10] 등 다양한 자극에 반응할 수 있도록 다종다양(多種多樣)한 수용체가 존재하고 있다는 것도 밝혀지게 되었다. 수용체에 대응하는 자극이 전해지게 되면 수용기의 세포막이 열리고, 세포 내외의 전압 차이가 생겨서 전기가 발생하게 된다.

또한 염증이 만성적으로 일어나거나, 신경이 손상을 입게 되었을 경우와 같은 병적 상태에서는 평소에는 통증이라고 느끼지 않던 자극이나 온도에도 반응해서 통증을 유발하기도 한다. 이 원인에는 다양한 이유를 들 수 있지만, 그 하나의 예로써 보통 때에는 존재하지 않던 수용체가 장애 부위의 수용기에 새롭게 출현하여서 통증을 일으키고 있다고 생각되고 있다.

이전에 1쇄, 2쇄 출판하였던《경이로운 색채치료》의 내용에는 당시 연구 개발된 발통물질에 관한 색채를 소개했던 원서의 내용에 충실을 기하고자 〈통증 시리즈〉에 해당하는 시스템색채(systems color)[11]군(群)을 다음과 같이 정리하였었다.

〈통증〉, 광범위한 통증에 적용하는 〈PM3〉, 〈심부통〉, 〈공해통〉, 〈암성통증〉으로 크게 다섯 종류로 분류하였던 것이었으나, 색채치료를 세상에 알리게 된 지도 16년이 지난 2016년 현재에는 이른바, 통증생리학자들이 규명하고 정리한 대부분의 발통 메커니즘에 관계하는 인자(因子)들을 색채소자화(色彩素子化)하는 연구를 진전시켜 왔기 때문에 더욱 체계적으로 색채소자가 증가하였다. 즉, 색채치료의 통증에 대응하는 영역은 확장되었으며, 소

10) ASIC channel은 산감수성 이온 채널이고 프로톤(proton)(H^+)에 반응한다. 침해수용기에 관계하는 C섬유에 존재하고 염증이 발생했을 때와 같이 낮은 pH에서 ASIC channel이 활성화되는 것으로서 통증이 증강한다.

11) systems color : 각각의 생체조직이나 기관, 세포, 생체관련물질 등의 다중계층구조를 가진 생체의 각 생물정보의 색채소자(단색)를 보다 효과를 증강시키기 위해 관련 정보의 색채를 여러 층으로 조합하여 시스템화한 색채를 가리킨다. 〈찰과상/절상〉 색채소자의 예 : [Amoxil + 지혈 + 과산화수소 + Pain]로 하나의 색으로 조합 시스템화한 것인데, 절상 및 찰과상 등의 상처소독 및 회복에 매우 뛰어난 효과가 있다. 색채의 시스템화하는 성공은 마치 물질의 분자화합물과 같은 구성과 기능을 갖게 한다.

위 통증클리닉에서 맞춤식 치료를 구현시킬 수 있게 되었다.

색채치료에 있어서 동통치료는 뛰어난 방법이며, 극적 효과를 나타낸다는 전문가들의 평가를 얻고 있다. 아래에 열거하는 통증 이외에도 특별하고 다양한 통증들도 있다.

예를 들어 복합성국소동통증후군(Complex regional pain syndrome : CRPS), 섬유근통증, 말기암동통 등 매우 다양하며, 이러한 특수한 통증, 즉 뇌가 만들어내는 통증들에 대해서도 효과적으로 적용 가능한 색채군들을 발견하고 임상용으로 개발되어 있다. 이러한 색채소자를 편의상 〈통증 시리즈(Pain series)〉라고 본서에 기술하고 있다.

통각(통각의 탐색봉)

1차통이라는 것은 조직의 장애를 감지하는 감각수용기의 흥분에 의해 생긴다. 일반적으로 많이 볼 수 있는 급성통이다. 침해수용기에서의 정보는 주로 유수신경(有髓神經, Aδ섬유)을 개재해서 재빨리 대뇌에 전해지며, 날카롭고 통증 부위가 뚜렷한 1차통을 발생시킨다. 이 경우 통증이 언제 일어나고 어느 부위가 아픈지 정확하게 뇌에 전달되기 때문에 환자가 곧바로 통증 부위를 지적할 수 있다.

따라서 통증에 해당하는 탐색봉으로 간단하게 이상부위를 찾아낼 수 있으므로 P물질, 종양형성 유전자 C-fos, ab1, ab2에도 당연히 반응한다. 이와 같은 급성통은 통증의 색을 통해 즉효적으로 치료할 수 있다.

만성통(연부조직염의 탐색봉)

2차통으로서 일어나는 어깨의 통증이나 만성요통으로 보여지는 것 같은 지속적인 통각입력, 혹은 신경장애에 의해 신경계의 이상 흥분이 생겨 그것이 구조적 변용을 수반한 가소적 변화를 일으켜, 통증의 입력이 다해도 신경회로의 어디엔가 일종의 기억으로서 남아 있는 것 같은 상태를 말한다.

무수신경(無髓神經, C섬유)을 개재해서 뇌의 각 부위에 주회하면서 천천히 전해지고, 둔하며, 통증 부위가 불명료한 2차통을 유발한다. 오십견이나 만성요통에서 볼 수 있는 이러한 통증에 P물질, 종양형성 유전자 C-fos, ab1, ab2는 일절 반응하지 않는다. 여기에는 연부조직염의 유발물질(화학물질, 환경호르몬, 어혈, 활성산소를 포함) 탐색봉이 반응한다.

따라서 통각에 반응하는 감각수용기 흥분으로 인한 이상부위에는 통각 색채로도 좋지만, 연부조직에서 반응한 부위는 연부조직염의 색을 붙이지 않으면 통증이 소실되지 않는다.

공해통(공해 탐색봉 혹은 CS증후군의 탐색봉)

고도의 경제 성장기에 중화학공업화가 급격히 진행되면서 세계 각처에서 산업공해물질이 대량 발생하게 되었다. 공해는 기업의 생산활동과 사람들의 생활에서 발생하는 유해물질로 인한 대기오염, 수질오염, 소음, 진동, 악취 등으로 인해 사람들의 건강상의 장애와 생활환경의 훼손을 초래하게 되는 것을 가리키며 사회적 큰 문제로 대두되고 있다. 기성의 의학에서는 아직 공해물질에 의한 환경공해병에 대하여 마땅한 해법은 없는 상태이다.

공해통(公害痛)이란 화학물질, 환경호르몬 등에 의한 연부조직의 아픔과 유사하지만, 한층 더 신경회로의 어디엔가 클라미디아 P, 게르마늄이 아픔에 관여하고 있는 경우의 통증이다. 수은, 선박용 도료와 같은 공해물질은 생선의 섭취로부터 인체에 들어오게 되는데, 먹이사슬의 최상위인 포식자의 체내에 침착된 수은과 같은 중금속이 섭식을 통해 인체로 유입되는 경로라고 알려지고 있다. 이렇게 들어온 공해물질은 몸 안에서 말초신경염을 비롯한 다양한 장애를 유발시키는 것으로 알려져 있다.

공해통은 진통제를 복용하면 약재가 몸 안에서 작용할 때만 듣는 듯하고 다시 통증이 나타나는 만성화로 이어진다. 공해통은 인체의 전신 어느 곳에서도 반응할 수 있으며, 우리는 공해통에 최적화된 색의 조합을 발견하였고 이로써 환경공해병 문제에 대한 해법에 근접해 갈 수 있게 된 것이다.

심부통탐색봉

심부통(深部痛)이란 척수교양질세포(脊髓膠樣質細胞)에 시냅스 결합을 가지고 있거나, 교감신경 등의 자극에 의해 폴리모들 수용기(polymodal receptor)의 흥분을 불러일으키는 등 평소에는 보이지 않는 가소적 이상 현상이 발생하는 것을 말한다.

폴리모들 수용기란 기계적 자극이나 화학적 자극, 열 자극 등 어느 것에도 반응하고, 염증을 일으킨 부위에서 만들어진 물질에 의해 활동성이 강해지는 감각수용기이다. 흥분과 더불어 말단으로부터 펩티드를 방출하고, 효과기로서의 기능도 나타내는 미분화에서 원시적인 뉴런, 즉 2차통을 전한다.

또는 신경세포막에 있는 NMDA(N-methyl-D-aspartate)가 지속적인 통증에 의해 활동하는 흥분성 이온 채널 등 뇌의 기억에 관여하는 것이라고 알려진 또 다른 통증이 있다. 여기에는 브래디키닌(bladykinin), 프로스타글란딘(prostaglandin), 세로토닌, 히스타민, 도파민 등의 신경전달물질이나 게르마늄, 신경섬유종 등에 반응한다. 이들의 전달물질 에너지인 니트로글리세린은 통증이나 암 억제에 없어서는 안 되는 중요한 물질이다.

따라서 이것들을 포함한 탐색봉만으로 반응하는 통증이기 때문에 알기 쉽게 심부통이라 했다. 이와 같은 통증에는 〈심부통〉의 색이 잘 듣는다.

잠복바이러스에 의한 통증

어느 통증의 색을 첩부해도 무엇인가 원인이 남아있는 것과도 같은 통증의 경우, 바이러스의 반응이 나타나는 경우가 많은데, 〈잠재성 바이러스〉 색채소자로 완전 소실하는 경우는 많다.

인체에는 기회감염증(Opportunistic Infection)[12)]을 일으키는 병원성 미생물이 잠복하고 있다. 인간면역부전바이러스(Human Immunodeficiency Virus : HIV), 대상포진 및 다양한 신경염을 일으키는 단순포진바이러스(Herpes virus : HSV), 아데노바이러스(Adenovirus), 리노바이러스(rhinovirus), 사이토메갈로바이러스(Cytomegalovirus : CMV) 등이 인체에 잠복하고 있는 대표적 바이러스의 예이다. 편두통을 비롯한 안구의 심부에서 느끼는 통증, 특별히 유발계기가 없는데도 피부의 최 외측의 예리한 통증 등은 대부분 HSV에 의한 신경통이라고 간주하면 거의 틀림이 없다.

하나의 질환에 대해 수많은 바이러스가 관여하고 있는 경우, 바이러스에 해당하는 모든 색을 붙인다는 것도 어려운 일이다. 이와 같은 바이러스를 해결할 수 있는 방법은 없는 것인가? 이러한 고민으로부터 발전하여 각각 서로 다른 바이러스를 조합해보던 중, 어떤 바이러스에 의해 거부되는 바이러스가 있다는 사실이 발견되었다. 그리하여 더욱 많은 바이러스를 없애는 색이 있을 것이라 추측하고 바이러스끼리의 조합을 되풀이하는 동안, 대부분의 바이러스에서 서로 상쇄간섭을 일으키는 일련의 조합이 있음을 발견하였다.

이런 경위로서 발견하게 된 〈잠재성 바이러스〉 색채는 인체에 잠복하고 있는 바이러스를 찾아내어 퇴치시킬 수 있다. 이 색을 이용하여 통증의 모든 탐색봉으로도 탐색이 불가능했던 통증의 원인과 증상을 발견할 수 있다.

한 예로, 항상 느끼지는 않지만 때때로 전기가 통하듯 찌릿찌릿한 통증이 달리는 것 같

12) Opportunistic Infection : 생체 내에 잠복하고 있는 병원균이 면역체계가 정상적으로 작동하지 않을 때에 발생시키는 감염을 말한다. HIV바이러스는 시간이 경과하면서 면역체계에 손상을 가함으로써 질병에 대한 저항능력을 약화시킨다. 따라서 건강한 면역체계를 가진 경우라면 쉽게 치료가 되지만, HIV/AIDS 환자일 경우에는 바이러스나 박테리아와 같은 병원균이 인체에 침입했을 때 면역체계가 저항하지 못하여 다른 합병증이 발생하는 것을 의미한다. 기회감염으로 인하여 발생되는 합병증으로 생명에 큰 지장을 줄 수 있기 때문에 기회감염에 노출되지 않도록 주의해야 한다.

다든지, 기분 나쁜 위화감이 있다든지 하는 증상에는 바이러스 반응을 살펴볼 필요가 있다. 이와 같은 질환에 이 색을 붙이면 치료가 가능하다. 이처럼 이 색은 숨어있는 바이러스를 찾아낼 수 있기 때문에 잠재성 바이러스 색이라고 부른다. 증례(症例)를 들어보자.

가슴의 늑골 사이로부터 등 쪽에 걸쳐서 대상포진의 후유증이 있고, 통증은 없지만 언제나 기분이 나쁘다는 환자가 있었다. 밤중에 찌릿찌릿하게 가슴으로부터 등에 걸쳐 통증이 달리는 듯한 증상을 호소하는 환자였다. 잠재성 바이러스 탐색봉으로 검사하였더니 오른쪽 앞 흉부로부터 등 부위에 걸쳐서 점상으로 반응 부위가 보였다. 그래서 흉추(胸椎) 3, 5, 7, 12, 그리고 요추(腰椎) 2, 5의 척추(脊椎)상에 색을 첩부하였다.

그러자 점상으로 반응한 이상부위는 소실되고 바이러스 반응은 찾아볼 수 없게 되었다. 곧바로 소실되었다고는 생각되지 않았기 때문에 옆구리 아래, 무릎 뒤쪽, 음부 등을 세심하게 조사해보았으나 어느 곳에서도 반응하지 않았다.

환자는 그 후 2주가 지나자 찌릿찌릿한 느낌이나 위화감 등이 완전히 사라졌다고 한다. 파워테스트 검사에서 바이러스 반응도 소실되었다. 이와 같이 치료 효과는 성공적이었다.

암성통증(텔로메아 활성화)

1차 통증으로부터 심부통까지 모두 반응하여 해당 색채를 붙여도 통증이 소실하지 않을 때에 효과를 발휘하는 것이 〈텔로메아 활성화〉의 색채이다. 만성적으로 지속하는 통증으로써 접촉하는 것만으로도 아픈 증상이거나, 살짝 피부에 닿는 것만으로도 감각수용기의 흥분에 의해 발생하게 되는 것이 아로디니아(allodynia)이다. 통각의 가소성에 의해 다면적으로 생기는 통증에 〈텔로메아 활성화〉의 색채와 몇 종류의 〈항통증〉 관련 색채와의 병용에 의해 90% 이상의 확률로 소실시킬 수가 있다.

앞에서 예로 들었던 네 종류의 통증에 색이 반응하지 않는 통증으로 암성동통(癌性疼痛)

이 있다. 이것은 C-fos의 암유전자와 같은 가장 초기의 물질이 지속적인 자극에 의해 여러 가지 유전자의 전사촉진활동을 감각계 뉴런에서 발현한 것이다. 촉각을 전달하는 감각 수용기의 흥분으로 인하여 일어나는 것과 같은 아로디니아(allodynia, 만지는 것만으로도 아픈 만성통의 특징적인 통증)이다.

감각의 가소성에 의해 다면적으로 생기는 만성통은 대부분 네 종류의 통각 탐색봉으로 해결할 수 있다. 하지만 아로디니아 등은 암성동통 중에도 특수한 것으로, 통각이나 연부조직, 그리고 심부통 어느 쪽으로도 반응하지 않는다. 전신, 특히 복부에서부터 하지에 걸쳐 일어나는 아로디니아와 같은 이상한 통증에는 암세포, 수은, 클라미디아 T, 활성산소, 화학물질, 환경호르몬 등을 포함한 탐색봉이 반응한다. 따라서 해당 색으로 아로디니아의 이상 통증을 소실시킬 수 있다.

근육권태증, 경련증(근구축, 지근세포, 속근세포의 탐색봉)

다리의 나른함이나 종아리 비복근의 경련 등에 〈근력회복강화〉, 〈근구축〉의 색채탐색봉이 반응하며, 반응한 곳에 위의 색채소자를 첩부하면 그 자리에서 좋은 효과를 발휘한다.

평소에 안하던 축구나 달리기, 수영 등의 격심한 운동을 갑작스럽게 하였을 때 발생하는 근육경련이나 근구축에도 효과적이다. 이러한 경우에는 〈종합유산균 카와이〉의 색채를 추가하여 근육의 통증 등 불편함을 느끼는 곳의 중심부에 3~4점 붙이면 즉시 편안해짐을 느끼게 된다.

근구축에 의한 통증

아침에 일어났을 때 다리의 대퇴부 후측이나 장딴지가 나른해서 한참 동안 주무르지 않으면 일어날 수 없다든가, 서 있을 때 이런 현상을 보이다가 10분 정도 운동을 한 뒤 괜찮아지거나, 10분에서 20분 정도 걸으면 나른한 통증과 같은 증상을 느끼는 경험은 누구에게나 한 번쯤 있었을 것이다. 나이가 들어서 그렇겠거니 체념하고 있는 이런 현상들이 사실은 근구축(筋拘縮)에 의한 통증이다.

〈통각〉이나 〈통증 시리즈〉의 탐색봉이나 수은과 같은 중금속류, 환경공해물질, 바이러스, 세균류 탐색봉에도 전혀 반응하지 않는 이와 같은 증상에 근구축의 색채가 효과를 발휘한다. 탐색봉에 의한 진찰을 해보면 이런 환자들이 의외로 많다. 이들은 소위 통증의 예비군이라 할 수 있다.

통증이 없다고 하는 환자들에게도 근구축 탐색봉을 사용하여 중지첨단에 이상이 발견될 경우 어깨나 허리, 다리 등의 나른함에 대한 자각증상이 있느냐고 물어보면, 미약하게 동의하기는 하지만 그다지 자각하지는 못하는 것 같다. 이런 경우에도 근구축 탐색봉을 사용하면 정확하게 반응을 보인다.

한편, 바이러스나 세균에 감염된 근구축도 있기 때문에 시스템 색채가 필요하기도 하다. 대부분은 먼저 EPA나 아목실(amoxil)로 확인한 후 선별한다.

스트레스로부터 다양한 질병의 증상이 나오듯이 통증도 마찬가지이다. 스트레스성 동통의 원인을 살펴보면, 교감신경 속에 있는 카테콜아민(catecholamine)의 분비가 증가함에 따라 혈관수축과 심박증가를 동반하여 심근경색과 같은 흉통을 나타낸다. 이때는 이러한 작용을 돕고 있는 활성산소를 제거하면 즉효적으로 통증을 제거할 수 있다.

한편, 이러한 통증이나 근구축 이외에 간헐적으로 일어나는 통증이나 위화감 등이 일어나는 증상에 잠재성 바이러스가 깊이 관여하고 있다는 것을 알게 되었다. 자율신경실조증이나 갱년기장애라고 알려진 증상에 즉효적으로 효력을 발휘하는 색이 발견된 것이다.

마비감, 저림, 의주감

바이러스 컬러를 조합해 나가면서 여러 가지 시행착오를 겪던 중 재미있는 사실을 발견하였다. 지금까지는 저림증을 단지 통증의 부산물로만 생각하여 통증만 제거되면 저림도 자연히 없어진다고 알려져 있는데, 결코 그런 것이 아니라는 것을 알게 된 것이다. 결론부터 말하자면, 저림에는 통증과는 또 다른 'C섬유 뉴런' 신경전달작용이 관계한다는 사실이 판명되었다. 다음은 이를 뒷받침하는 실험 내용이다.

좌골신경통(座骨神經痛) 환자를 대상으로 하지에서 저림이 느껴지는 곳에 저림에 해당하는 색을 첩부했더니 그 자리에서 저림증이 소실되었다. 그러나 통증에는 변화를 보이지 않았다. 이를 통해 통각신경과는 관계없는 저림증만의 뉴런이 있을 것이라고 추측하게 되었다. 또 다른 예로, 통증은 전혀 없지만 발가락 끝이 찡하게 저려 기분이 나쁘다는 환자가 있었다. 환자의 발가락 끝에 해당 색을 첩부하자 즉효적으로 저림증이 소실되었다.

상완부(上腕部) 저림의 경우 경추(頸椎) 이상에 의한 통증은 통증 색으로 소실되는 경우도 있지만, 그렇지 않은 경우도 많다. 여기에 대해서도 저림증의 색은 즉각적인 효과를 발휘하였다. 또한 개미가 기어가는 것과 같은 스멀스멀한 느낌에도 효과를 발휘하였는데, 저림과 똑같은 뉴런(C섬유 뉴런)이 아닐까 생각된다. 물론 어느 쪽이든 이상부위는 저림증에 해당하는 탐색봉으로 진찰해야 하는 것은 말할 필요도 없다.

부정수소

부정수소(不定愁訴)에 대해서도 지금까지 발견했던 것보다 더 효력이 있는 색을 찾아낼 수 있었다. 진찰 결과 이상이 없는데 가슴이 미어지는 것 같다든지, 감기도 아닌데 헛기침이 나온다든지, 위가 포만감을 느껴 식욕이 없다든지, 사물을 보아도 초점이 확실치 않고 흐릿하게 보인다든지 하는 것처럼, 자율신경실조증(自律神經失調症)이라고 하는 증상에 색채치료는 극적인 효과를 발한다. 이러한 증상에 대응하는 색을 부정수소라 한다.

그러나 치료를 거듭하던 중, 부정수소 증상에 색을 사용해도 별 효과가 나타나지 않는 증상과 맞닥뜨렸다. 소위 한의학에서 매핵기(梅核氣)라고 하는 증상으로써 인후 부위에 언제나 가래와 같은 것이 달라붙어 있는 것 같아 뱉어내려 해도 나오지 않고, 그대로 있으면 꽉 끼어 있는 답답함이 느껴져 수 분이 지나면 배출해야 하기 때문에 항상 휴지를 달고 다니는 환자가 있었다. 그 환자는 문진을 하고 있는 동안에도 기침을 뱉어내는 형편이었다. 75세의 여성이었던 그 환자는 그간 이름난 병원이라면 어디든 찾아갔지만 불치라고 판정을 받았다고 한다.

이 여성 환자에게 부정수소에 반응하는 색을 이상부위에 첩부했는데, 그날은 변화를 관찰할 수 없었다. 10일 후 내원해서도 조금은 편안해졌지만 그다지 변함이 없다고 하였다. 그래서 환자가 배출한 담과 같은 모양의 점액으로부터 색 샘플을 선별하여 증상을 억제할 수 있는 색을 만들었다. 이렇게 만들어진 색을 첩부하였더니, 5분도 지나지 않아서 목이 건조해지고 끈질기게 달라붙어 있던 느낌이 없어졌다며 매우 기뻐하였다. 다음번에 내원해서는 편안해졌다고 했다.

이와 같이 색에 의해 질병에 대한 선택방법이 새롭게 발견되었다는 것은 색채진단치료가 발전할 수 있는 길이 열렸음을 의미한다. 앞으로도 생체에 오염된 화학물질이나 환경호르몬, 내분비 이상에 의한 새로운 동통 질환이 나타날 수 있다는 것은 충분히 예견할 수 있다.

02 통증의 검진법

최근 우리의 연구에서 색채진단 및 치료를 위한 검사법을 새롭게 개발하였다. 이전의 파워테스트나 오링테스트와 같은 일정 수준의 수련을 통하여 습득해야만 하였던 어려움을 극복할 수 없었던 연구원 선생님들 중에 상당수가 결국 색채치료를 그만두기도 했던 안타깝고 죄송한 일을 잊을 수가 없다.

필자가 새롭게 발견하고 명명한 검진법은 접촉응답검사법(Contac response test : CRT)이다. 색채탐색봉을 가지고 신체의 '이상부위' 또는 '색채응답점'에 접촉하는 것에 의해 생체가 응답한다는 것을 가리키는 의미이다. 이것은 생체가 가지고 있는 고유기능인 환경적응능력과 색채탐색봉에서 여기(勵起)된 정보에너지가 서로 상응하여 정합성(整合性, Coherence)을 창출하는 것에서 착안한 방법이다. 이 CRT에 의한 진단법은 색채치료를 입문한 초심자 선생님에게도 곧바로 임상에 적절하게 활용할 수 있도록 해준다.

CRT를 실행하는 요령을 간략하게 기술하자면 다음과 같다.

통증으로 고통스러운 이상부위를 〈통증 시리즈〉의 탐색봉을 차례로 터치하면서 환자에게 통증의 병태에 변화가 일어나는 것을 문진하는 것으로 실행하는 것이며, 정합성이 창출되는 탐색봉이 아픔이 있는 곳에 닿게 되면, 즉시 통증이 소실 또는 경감되는 것을 평가할 수 있다. 이에 관한 이론적 배경에 관해서는 현재 집필중인《전문가를 위한 색채치료》〈임상편〉에 개괄하여 소개하기로 하며, 이하의 기술에 관한 내용은 이전의《경이로운 색채치료》초판 1쇄에 가필한 필자의 원고를 정리한 것이다.

요통, 견비통(肩臂痛) 등을 포함한 근막성동통증후군(myofascial pain syndrome)과 같은 전신의 근육통에 대해서는 〈통증 시리즈〉의 색채군이 급 · 만성통증들에 대해서 놀랄만한 활약을 하고 있다. 〈통증 시리즈〉 관련 색채소자를 선별하고 적절한 색채응답점에 선별된 색채를 첩부하는 것으로 소기의 목적을 달성하게 된다. 위에서 열거한 통증관련 색채탐색봉으로 환자가 느끼고 있는 통증의 종류를 변별한다.

판별의 방법으로 인체 진단의 대표영역인 중지첨단에서는 적절하지가 않다. 그 이유로는 통증이 어느 한 개소에서만 반응하는 경우가 드물고 대개는 두세 곳 이상에서 나타나는 경우가 많기 때문이다. 또 통각반응이 있는 경우에도 예를 들어, 허리의 통증과 견비통의 통증의 종류가 다르게 나타날 수도 있기 때문에 각각 아픔이 있는 이상부위에서 직접 진찰하여 변별하는 것이 좋다.

하나의 예시로서 설명하기로 한다. 우선 통증이 있는 이상부위에 통증, 심부통, PM3의 탐색봉 세 개 중 한 개를 올려놓는다. 남은 두 개의 탐색봉 중 하나씩을 두정부의 백회혈 또는 중지첨단(신체의 어느 부분도 관계없다)에 가볍게 대고 각각 파워테스트를 하여 조사한다. 테스트 결과 두 개 모두 닫힌다면 이상부위에 올려놓은 탐색봉이 이 경우의 아픔에 해당하는 것이다.

이와 같은 요령으로 순차적으로 허리에 탐색봉을 걸쳐놓고 파워테스트에서 개방되는 탐색봉을 검출하는 것이다. 세 개의 탐색봉 중 어떤 것인가가 열렸다면 열린 탐색봉이 통증치료에 적절한 탐색봉이 된다. 따라서 그 탐색봉으로 아픔을 느끼고 있는 부위의 색채응답점을 찾아 그곳에 그 색을 붙이면 통증은 소실된다.

이와 같은 방법으로 통증에 대한 처치를 하고 난 다음 그 자리에서 문진을 통해 환자와 더불어 평가를 실행할 수 있다. 아픔의 정도를 환자에게 확인하도록 지시를 해보면, 환자는 그 자리에서 이전의 상태와 현 상태의 증상을 자각할 수 있기 때문에 쉽게 알 수가 있다.

만약 통증의 증상이 아직 남아있는 상태이거나 위화감이 남아있는 상태라면, 통증을 유발시키는 또 다른 인자의 반응을 살펴봐야 한다. 그 인자로서는 〈잠재성 바이러스〉를 비롯한 〈연부조직염〉, 〈근구축〉, 〈저림 · 마비감〉, 〈CS증후군〉, 〈교합이상〉, 〈공해통〉 등이 있다. 이들의 탐색봉으로 환부를 검사하여 반응한 색을 중첩함으로써 환부의 동통을 말끔히 해소시킬 수 있다. 신체 전반에 걸친 통증에 대한 치료는 위와 같은 방법으로 처리를 할 수 있다.

그 외에 특별한 질환에 의한 통증에도 위의 방법을 근거로, 암이 반응하면 〈암유전자〉 탐색봉으로 어디에 암이 있는가를 탐색한다. 요부, 척수라면 그곳에 관계하는 탐색봉으로 조사한다.

예를 들어 연골점액섬유종, 연골육종, 간엽성 연골육종, 악성림프종, 골수종, 혈관종, 악성섬유성 조직구종 등 〈말기암의 동통〉을 포함한 〈암성통증〉 색채와 해당 암에 관한 색채를 응용하고, 고혈압에 의한 두통이라면 〈고혈압〉의 색채와 〈뇌질환〉에 관한 색채소자를 조합하여 치료할 수가 있다. 이 중에 반응한 색에 맞추어 외상, 치아의 상황, 교합장애, 중금속침착, 경락의 이상, 생활환경, 환경호르몬의 영향, 식생활, 복용하고 있는 약물의 적합 가부 등을 체크한다.

색채응답점에 각각의 색채소자를 첩부한 후에 아픔이 어떻게 변화했는지를 확인한다. 지금까지 아팠던 동작을 하도록 지시해, 아픔을 느끼고 있다면 반드시 간과한 무엇인가가 있기 때문이므로 재검사를 한다. 이 경우에 색채를 많이 붙이는 것이 꼭 좋은 효과를 낸다는 것도 아니므로 보다 시간과 작업의 효율성을 생각하면서 실행하는 것을 추천하고 싶다.

우선 동양의학적 방법인 경락 조정의 색을 첩부한 후에 다른 여러 가지 색채응답점에 대해서 음양의 밸런스를 중시해 재차 조사해 본다. 이 경우 반응하지 않는 곳이 나오는데, 그러한 곳에는 붙이지 않는다. 이와 같은 방법으로 아픔이 소실되었는지 또는 생활에 지장이 없을 정도로 회복되었는지를 확인한다.

색채치료는 현대 표준의학의 기초과학인 해부 · 생리 · 병리학적 이론을 병용하는 치료법이기 때문에 그 적용범위가 넓다는 점에서 임상가치는 뛰어나다. 따라서 본서에서 제시하고 있는 통증에 관한 치료법에서도, 각 연구회원의 임상경험과 연구에 의해 보다 더 효과적이고 간단한 방법이 개발되고 있는 것이다.

기술의 세계에서는 어떤 분야든 능숙하거나 그렇지 못한 수준의 차이는 있는 법이다. 오랜 임상경험을 갖고 있는 훌륭한 침술가는 극소수의 경혈을 취하고서도 환자의 병증을 단기간에 치유시키는 반면, 약을 쓰고 침을 온몸에 난자하듯 자침하면서도 증상은 별로 개선시키지 못하는 예를 종종 볼 수가 있다.

다음은 각 질환별 해설이다.

03 뇌신경계 질환

두통 치료에 대한 개설(概說)

스트레스가 많은 일상생활의 환경 속에서 두통을 앓고 있는 사람이 매우 많다. 두통에는 여러 종류가 있지만, 일상적으로 흔히 볼 수 있는 것은 검사를 해도 이상이 발견되지 않는 기능성두통(機能性頭痛)이며 대부분은 기능성두통의 유형에 속한다. 기능성두통의 종류는 긴장성두통과 편두통, 그리고 군발성두통으로 나뉘며 현대의료적 치료는 진통제의 약물요법이 주류를 이룬다.

일상적으로 흔한 기능성두통 외에 질병이 원인으로 일어나는 기질성두통(機質性頭痛)이 있으며 두통 전체의 10% 미만으로 알려져 있다. 간혹 돌발적으로 발발하는 두통이 큰 질병의 신호로써 나타나는 경우가 있으므로, 아래의 증상이 나타나면 반드시 전문병원에서 진단받을 것을 추천한다. 진통제가 효과가 없는 심한 두통, 의식이 없어지고 손발이 저리거나, 발열 등의 증상을 동반하는 두통, 지주막하출혈, 뇌수막염, 뇌출혈, 만성경막하혈종 등은 두통을 수반하는 위험한 질병이다.

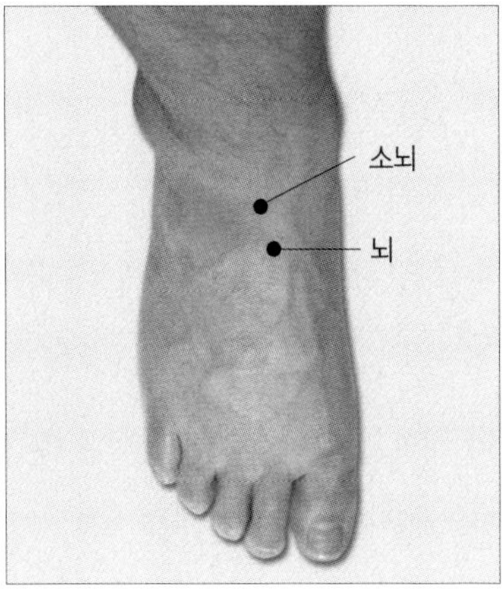

두통의 유형과 원인을 알기 위한 색채탐색봉의 검사는 유효한 방법이 된다. 두통에 관한 색채치료의 효과는 놀랄만한 즉효성을 나타낸다. 만성 두통으로 10여 년 동안 진통제를 한 말 이상을 복용해 왔다는 환자의 경우, 색채를 붙이자마자 통증이 해소되어 기뻐하는 것을 보기도 했다. 붙이는 장소는 이개(耳介) 포인트의 뇌점과 발등과 대퇴부의 반응대영역이며, 각각 증상에 해당하는 색채를 붙이면 보통의 두통은 1~5분 이내에 즉석에서 해소되기도 한다.

제두통(전 · 후 · 편두통)

두통의 원인은 다양하다. 우선 통증이 지속성인지 간헐성인지를 판단하고, 지속적이면 근수축성두통을, 간헐성이라면 편두통이나 군발성두통을 생각한다. 두중감(頭重感), 찌르는 듯한 통증, 젖은 손수건을 뒤집어쓴 것 같은 기분 나쁜 둔통, 박동성(拍動性)을 동반하는 통증은 혈관성두통, 편두통에 많다. 찌르는 듯한 통증은 후두신경통에 많고, 두중감 등에는 근수축성두통이 많다.

일반적인 두통에 색채치료는 즉효성이 있다. 색채치료의 진단 검사 또한 비침습적이고 안전한 방법이며, 질병과 증상을 일으키는 다양한 유발인자(병원체를 포함)에 관한 표본이 색채탐색봉으로 연구 제작되고 임상에서 사용하고 있다. 색채치료의 임상연구를 하는 중에 일반적인 두통 및 통증에 관여하고 있는 인자(因子)에는 헤르페스바이러스(HSV)와 수은, 잔류농약, 그리고 유해전자파의 폭로에 의한 신경교란과 신경염에 의한 통증이 관계하고 있다는 경험을 자주 하게 된다.

뇌에 해당하는 탐색봉인 〈경도 뇌경색〉, 〈두통〉, 〈뇌관계〉, 〈편두통〉, 〈CS에 의한 두통〉으로 이상부위를 조사한다. 모발이 있기 때문에 통증 부위에 색을 붙이기는 어렵다. 대신 이상부위에 해당하는 발등의 색채응답점, 팔목의 내 · 외측, 이개부의 뇌 색채응답점에 선별해낸 탐색봉의 색채를 붙이는 것에 의해 통증은 바로 소실되는 경우가 많다.

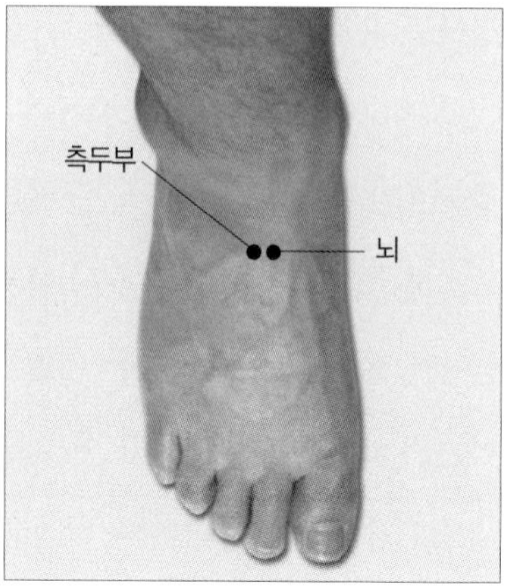

경락상에도 방광경, 담경, 삼초경 등의 색채응답점에 〈경락〉 색을 붙이면 좋다. 그러나 즉효성을 기대한다면 두통 또는 뇌질환 관계의 색채가 좋다.

안면신경마비

안면신경마비는 얼굴 근육을 지배하는 안면신경에 이상이 생겨 얼굴 근육이 마비되는 증상이다. 말초성, 중추성 안면신경마비로 구분되는데, 보통 안면신경마비는 머리와 뒷목이 연결되는 부위에 대상포진(herpes zoster)을 앓고 난 후 발생하는 말초성 안면신경마비가 많다. 안면신경마비는 발병 초기부터 서양의학과 한의학적 협진도 고려하며 적극적인 치료가 필요하다.

색채치료의 〈안면신경마비〉 색채와 〈저림 · 마비감〉 색으로 극적인 효과를 나타낼 수가 있다. 발병 후 2개월 이상된 안면신경마비에는 〈신경성장인자(NGF)〉, 〈신경줄기세포(神經幹細胞)〉 등의 색채를 중첩해서 붙임으로써 안면신경마비도 개선을 볼 수 있다.

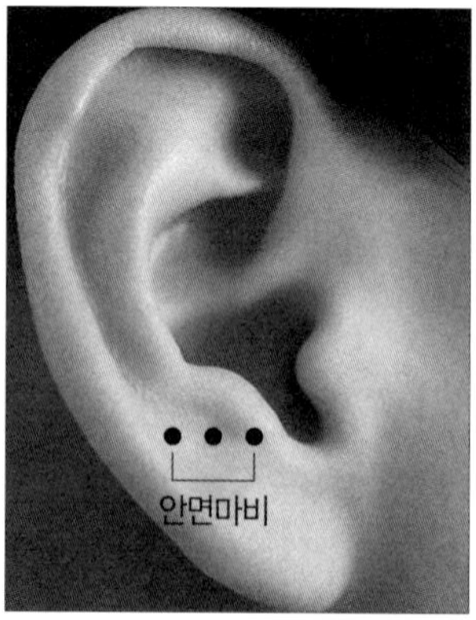

중추성 안면신경마비의 경우 〈뇌졸중〉 또는 〈뇌경색〉, 〈뇌졸중후신경장애〉의 색채를 적용한다. 이때 〈신경영양인자(BDNF)〉, 〈중추신경간세포〉의 색채를 병용하기도 한다. 안면신경마비 부위를 검사해보면 〈저림 · 마비감〉, 〈근력회복강화〉, 〈근구축〉, 〈잠재성 바이러스〉 등의 탐색봉이 반응하기도 하는데, 반응한 탐색봉의 색채를 추가하면 그 자리에서 환자가 느낌이 부드러워졌다고 반응하는 경우가 많다. 이 경우 한의학의 〈경락〉 색채를 병행한다면 더 좋은 치료효과를 얻을 수가 있다.

노화에 수반하는 중추신경계 질환

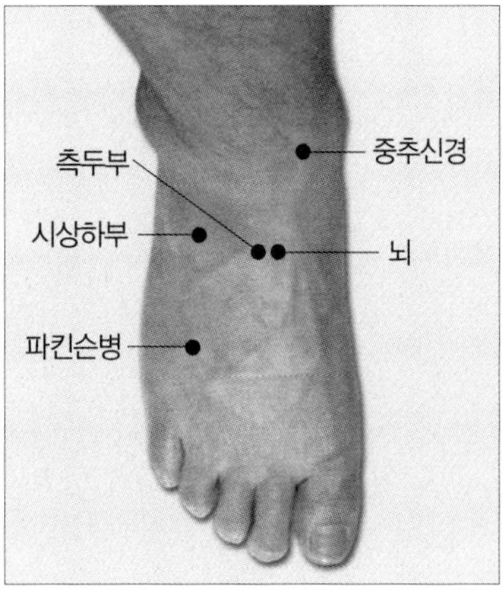

우리 사회가 급속하게 장수사회로 전환됨에 따라 평균수명의 연장에 의한 알츠하이머, 노인성 치매증, 파킨슨병, 뇌졸중에 의한 반신불수 등과 같은 노화(老化)에 의한 중추신경계(中樞神經系)의 퇴행성 질환이 증가일로에 있다. 이와 같은 질병들은 현대의료의 눈부신 진보에 의해서도 아직 속수무책인 상태이며, 사회적 고비용이 발생하는 문제로 지적되고 있는 가장 빈발하는 질환들이다.

색채치료에서 위의 질환들에 대해 적용하는 '질병명별', 또 각 질병 회복에 관여하는 '분화 및 재생인자'에 관련하는 효과적인 색채소자를 다종다양하게 개발하고 있다. 대부분 장기간의 경과를 관찰하면서 치료해야 하지만 증상이 가벼운 경우에는 색채치료에 의한 극적인 효과를 기대할 수 있다.

발병 후 시간이 경과한 중증의 병태인 경우, 현대의료에서도 또는 전통의학인 한의학적 어프로치에서도 회복이 더 이상 개선되지 않고 지지부진한 진행을 보게 된다. 이러한 중증 병태의 환자에게도 색채치료를 적용했을 때 개별적인 차이는 있으나 의외의 호전되는 현상에 놀라게 되는 경우도 자주 있다.

위의 질환에 반응하는 색채탐색봉으로는 〈도파민(dopamine) 생성물질〉, 〈흑질치밀층(黑質緻密層)〉, 〈콜린(choline)작동성 뉴런〉, 〈세로토닌(serotonin)작동성 뉴런〉, 〈도파민(dopamine)작동성 뉴런〉, 〈아드레날린(adrenalin)작동성 뉴런〉, 〈GABA작동성 뉴런〉, 〈뇌순환장애〉, 〈뇌질환〉 등이 반응을 보인다. 또한 중금속의 〈알루미늄〉, 〈수은〉, 그리고 〈잠재성 바이러스〉, 〈근력회복강화〉, 〈근구축〉, 〈지각운동신경마비〉 등에 반응한다.

그밖에 '분화 및 재생인자' 관련 색채인 〈VGEF〉, 〈Ntr-3〉, 〈Bcl-2〉, 〈액티빈(Activin)〉, 〈NGF〉 등 어느 쪽이든 반응한다.

알츠하이머 · 노인성치매증(인지증)

해마는 그날에 했던 일에 대한 기억을 전두엽에 보내는 작용을 담당하는데, 이 기능에 이상이 있거나 축소될 경우 치매증이 나타난다. 뇌의 활성화에는 신경전달물질인 세로토닌, 도파민, 노르아드레날린, 아세틸콜린, GABA, 글루타민산 등의 작용이 반드시 필요하다.

니트로글리세린은 신경전달물질을 활성화시키는 촉진제 역할을 한다. 신경의 흥분이나 유지에 있어서 해마의 세포를 자극하여 뇌의 활성화에 중요한 역할을 수행하고 있는 것이다. 따라서 니트로글리세린은 혈관 이완인자라고 부른다. 이것뿐만 아니라 세포의 세균이나 바이러스에 대하여 저항력을 높여 암의 변화를 지연시키고 통증을 감소시키는 작용도 한다. 치매증 환자 중에는 두통을 호소하는 사람이 많다.

알츠하이머(노인성치매, Alzheimer's disease : AD)에는 기억을 생산하는 중추신경기관인 해마와 뇌 활성화와 밀접한 관계가 있는 〈콜린작동성 뉴런〉, 〈아세틸콜린작동성 뉴런〉, 〈β 아미로이드〉, 〈흑질치밀층〉, 〈도파민〉, 〈알루미늄〉, 〈수은〉 등의 반응이 나타난다. 첩부할 곳은 발등의 중추신경점이나 뇌의 색채응답점, 이개부의 반응대영역 가운데 뇌관계의 색채응답점에도 붙인다.

색채치료를 시작한 지 1~3개월 정도 경과하면 변화가 나타나는데, 무표정에서 웃는 얼굴을 볼 수 있게 된다. 그 후에는 서서히 개선이 되어 조금씩 말을 하게 되고, 집 근처를 외출하였다가 돌아갈 수 있을 정도로 변화해 간다. 즉효성은 없지만 현대의학에서도 치료가 불가능한 노인성치매증이 조금씩 개선된다는 것은 색채치료의 위력을 보여주는 예이다.

2016년 현재 〈기억의 재생〉, 〈두뇌활성화〉, 〈노인성건망증〉 등의 색채가 개발되었으며, 이것들을 활용하면 더욱 효과적이다.

참고로 선진의료에서 노인성치매증의 병명을 '인지증(認知症)'이라고 개정해 부르는데, 치매(癡呆)라는 단어가 담고 있는 뉘앙스가 환자나 그 가족들에게 부정적이기 때문이라고 생각된다.

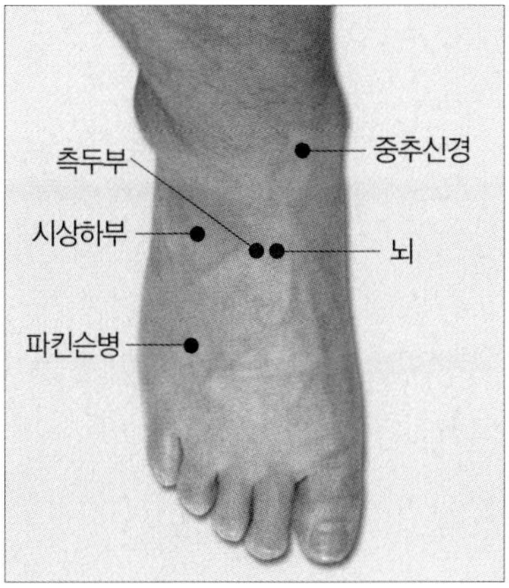

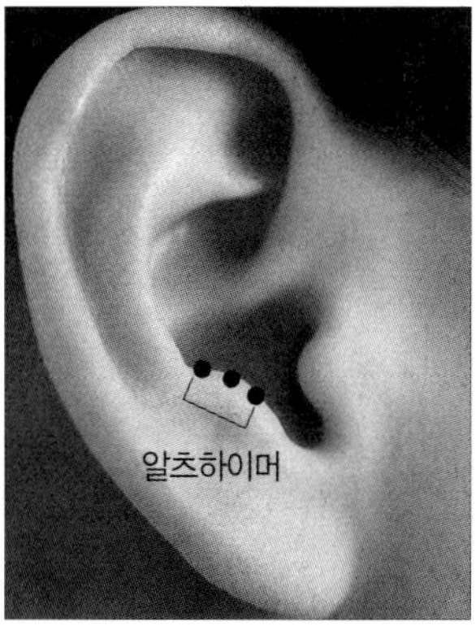

파킨슨병

파킨슨병에는 반응했던 증상의 색과 〈파킨슨병〉, 〈미토콘드리아 활성〉, 〈당쇄기구영양소〉, 〈부정수소〉의 탐색봉에서 반응한다면 이것도 같이 첩부한다. 그리고 시상하부에 앞에서 열거한 〈작동성 뉴런〉과 〈생체시계〉, 〈자율신경안정〉의 색채를 색채응답점에 붙인다. 아울러 환자에게 쾌유된다는 자신감을 심어주는 것이 중요하다.

휘청거림으로 인해 보행이 어려워 환자의 의지력만으로는 극복이 힘든 근육의 구축상태가 심한 경우, 레이저 포인터를 이용해 지면으로 향해 비추는 붉은빛의 점을 보며 걷도록 유도하면 다시 걸을 수 있게 된다. 나아가 지금까지 뇌에 반응하지 않았던 도파민이 레이저광선을 보는 것에 따라 반응한다. 색채효과와 병용하면 쾌유를 촉진시킬 수 있다.

한 사례를 소개하면, 69세 여성 환자는 왼쪽다리가 휘청휘청하여 혼자서 걸을 수 없는 상태였다. 레이저 포인터로 다리에서 전방 1m 정도 떨어진 곳을 비추며 붉은 점을 응시하도록 하고 전방으로 향해 레이저광선을 이동했더니, 이동하는 점을 따라 걷기 시작했다. 이번에는 환자의 떨리는 손에 레이저 포인터를 들게 하고, 같은 방법을 사용하여 자기 의지로 앞으로 비추고 그 빛을 바라보면서 걷도록 하였다. 환자는 붉은빛의 움직임을 따라 정상에 가까운 발걸음으로 걸을 수가 있게 되었다.

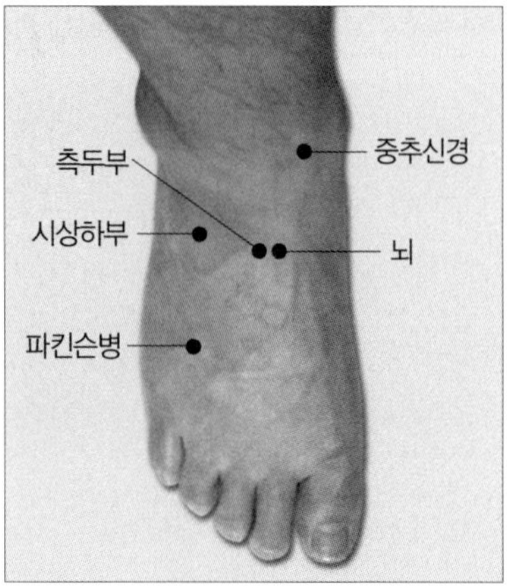

이와 같은 현상은 환자 자신의 의지에 의해 도파민의 생산이 이루어진 것을 의미한다. 게다가 놀랄만한 것은 〈파킨슨병〉의 색을 붙이기 전과 첩부 후 레이저 포인터를 들려서 걷게 하는 것과는 각별한 차이가 있다는 것이다. 색을 첩부한 다음에는 확실히 정상인이라고 생각할 정도의 변화를 볼 수 있었다.

뇌경색 · 뇌졸중에 의한 반신불수

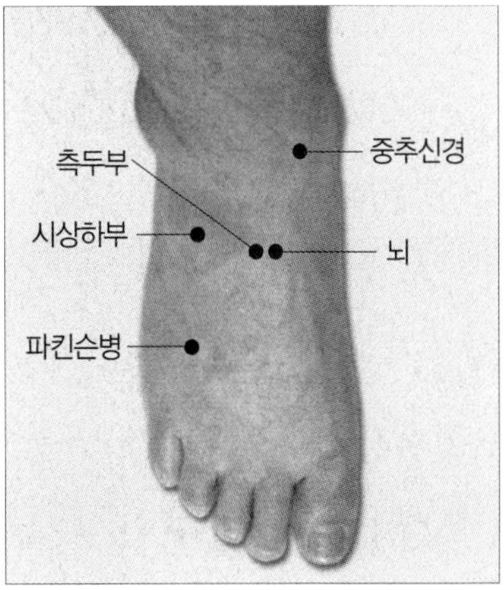

뇌혈관색전에 의한 마비, 반신불수에 적용하는 색채소자는 〈뇌경색〉, 〈뇌졸중〉, 〈반신불수〉, 〈지각운동신경마비〉, 〈혈전용해〉 등이 개발되어 있다. 여기에 〈저림 · 마비감〉, 〈근력회복〉, 〈근구축〉 등의 색채를 응용하고, 통증이 있다면 〈통증 시리즈〉의 색채를 선별해 통증 부위에 붙이면 곧 통증은 소실하게 된다.

뇌경색 또는 뇌혈관출혈에 의한 뇌신경조직의 괴사는 뉴런활동 기능이 우회적으로 재생 또는 재활을 개시하는데 중장기 시간이 경과하게 되므로 중장기적인 치료계획을 수립하여 실행해야 한다. 단기로는 3개월에서 6개월, 중기로는 6개월에서 9개월 동안 꾸준히 색채를 교환해 첩부하고, 환자의 가족들은 환자의 재활을 위한 운동과 정신적 안정 및 환자에게 투병의지를 높일 수 있는 긍정적이고 적극적인 격려를 해준다면 의외의 결과를 가져오게 된다는 사실을 기억해두어야 한다.

불면증

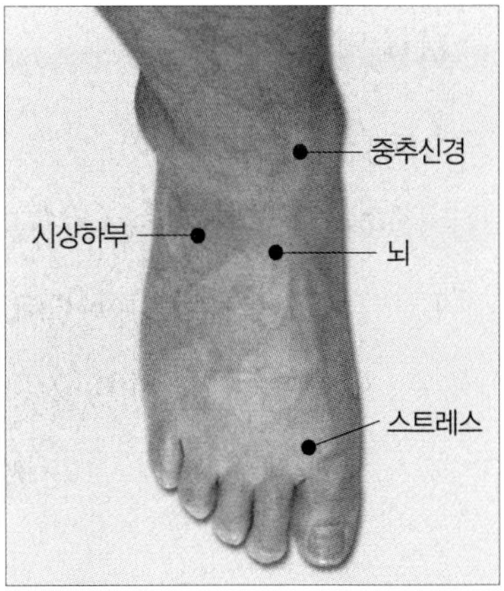

불면증에는 여러 가지 원인이 있지만, 특히 자율신경장애에 의한 것이 많다. 색채치료에서 불면증에 대한 어프로치는 〈불면증 초기〉, 〈중등도〉, 〈중도불면증〉, 〈불면증 A〉, 〈생체시계〉, 〈교감신경항진〉, 〈스트레스〉, 〈흥분억제/항교감신경〉의 색채탐색봉으로 검사하고, 반응한 탐색봉의 색채를

중추신경점, 시상하부점에 첩부하는 것으로서 그 효과가 발현된다.

경락에서는 양명경과 관계가 있다. 《소문(素問)》〈역조론편(逆調論編)〉에는 “위장이 화평하지 못하면 잠들지 못한다”고 서술되어 있다. 위의 상태가 나쁘면 누워서 잠을 청해도 깊은 잠을 들 수가 없다는 것이다. 심포경의 내관, 단중혈에는 노르아드레날린 색채를 붙이는 것이 좋다. 물론 즉효성이 있고, 수면제는 전혀 필요 없게 된다.

공황장애

공황장애(panic syndrome), 자율신경실조증이라고 일컬어지는 증후군에 〈부정수소(不定愁訴)〉, 〈사회불안장애〉의 색채소자가 효과가 있다. 증상의 예로써 왠지 불안하고, 심장이 빠르게 뛰거나 가슴이 답답하며, 목이 막히는 느낌, 두중감이 있다거나 어느 한부분에 위화감이 있고 신경이 쓰인다든지, 또 신비하게 생각되는 영적장애, 즉 빙의(憑依)와도 같은 현대의료적 검진을 해도 원인을 알 수 없는 다양한 증상들에 적용할 수 있다.

색채치료에서는 부정수소의 원인으로 부유성 자성물질(磁性物質), 즉 자속양자(磁束量子)가 저항력이 저하된 병약한 생체에 부착되어서 생체기능계, 특히 자율신경계에 부정적인 간섭을 주는 것에 의해 일어나는 다양한 증상으로 파악하고 있다.

갱년기장애 등에도 〈부정수소〉의 탐색봉으로 조사할 필요가 있다. 이개부, 전흉부, 인두부, 어깨 뒤쪽, 심포경, 삼초경 등 단중혈 근처에 반드시 반응하며, 〈부정수소〉의 색채를 첩부하면 증상이 즉시 소실된다. 부정수소는 유효범위가 넓기 때문에 현대의학적 진단이 명확하지 않는 내과적 증상에서도 조사할 필요가 있다.

04 내과 질환

호흡기질환

호흡기질환은 이른바 호흡기(상기도, 기관 · 기관지, 폐, 흉막 등)에 일어나는 질환의 총칭이다. 이환(罹患)한 부분에 따라서 다양한 증상을 보인다.

호흡기질환은 크게 병소(病巢)에 의한 질환과 병태(病態)에 의한 질환으로 분류할 수 있다.

병소에 의한 분류에서 감기증후군, 비염, 편도염, 인후염, 후두염이 상기도질환에 속하며, 기관 및 기관지질환은 급성기관지염, 만성기관지염, 기관지확장증, 기관지천식이 있다.

폐질환은 폐렴 · 간질성폐렴, 폐기종, 폐수종, 폐결핵 · 비결핵성항산균증, 과민성폐장염, 알레르기성 기관지폐 아스퍼길로시스(allergic bronchopulmonary aspergillosis : ABPA),[13] 폐암이 흔한 질병이다.

병태에 의한 분류에서 감염성질환은 결핵과 폐렴이 있으며, 폐색성폐질환은 만성폐

13) 알레르기성 기관지폐진균증(氣管支肺眞菌症)(allergic bronchopulmonary mycosis : ABPM)의 일종. 호흡기 전문의 이외에는 아직 그다지 알려져 있지 않기 때문에 다른 질병으로 오진되기도 한다.

색성폐질환(COPD), 미만성범세기관지염, 폐기종이 있고, 구속성폐질환은 진폐증, 간질성폐렴, 폐수종이 있다. 그 밖에 알레르기성 질환으로써 과민성폐렴, 간질성폐렴, 기관지염, 사르코이드시스(sarcoidosis)가 있다.

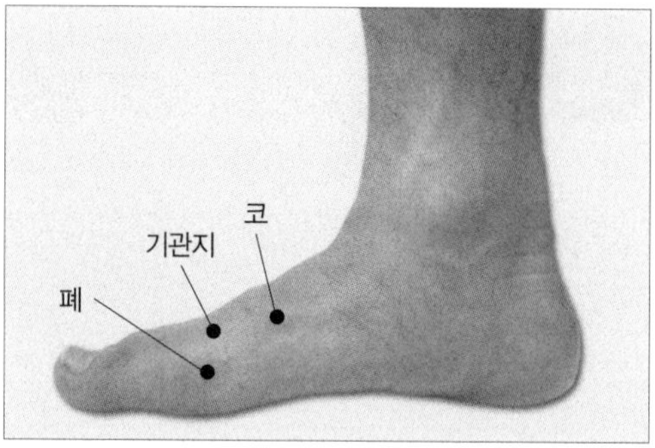

색채치료에서 호흡기질환에 효과적으로 적용할 수 있는 색채소자는 체계적으로 개발되어 있다. 내과 질환의 영역에서 병소의 진단 및 병태진단은 깊이 연구되어 잘 알려져 있지만, 실제 임상을 위한 진단은 매우 어려운 것으로 알려져 있다. 생물정보에 관한 표준 샘플을 통해 개발된 색채정보소자를 봉입한 색채탐색봉으로 검사 및 진단을 통해 내과영역의 질병에 대한 진단은 용이하며 오진의 발생률도 적다. 뿐만 아니라 폐암을 제외한 대부분의 호흡기질환에서 색채치료는 그 위력을 발휘하고 있다는 사실을 경험을 통해 알 수 있게 된다.

참고로 최근 위의 호흡기질환 환자에서 요즘 중국으로부터 비래하는 초미세먼지(SPM) 및 부유성 입자상물질(Particulate matter)인 'PM2.5'[14)]가 상기도질환, 천식, 기관지염, 폐렴의 발증에 깊이 관련이 있다는 연구 보고가 잇따르고 있다. 중국발 황사를 비롯한 부유성 흑연물질(DEP)과 부유성 입자상물질인 초미세먼지로 인한 호흡기질환에 〈PM2.5〉라는 색채소자의 효과는 발군(拔群)이다. 감기가 걸려서 기침을 하는 것으로 생각했는데 좀처럼 기침이 멎지 않고 한 달 이상 지속되는 기침 증상에는 반드시 'PM2.5'의 영향에 의한 것이라고 의심할 필요성이 있다.

14) 미소입자물질(Particulate matter)은 2.5μm 이하의 입자형태의 먼지이다. 〈하버드 6대 도시 연구〉라는 코호트의 연구 결과, PM2.5의 농도와 전체 사망 및 심장질환 · 폐질환으로 인한 사망의 상대적 위험과의 사이에서 유의한 관련성이 확인되고 있다.

기관지천식

발작성 천명, 기침, 호흡곤란, 흉부압박감 등의 호흡기 증상이 천식으로 진단하기 위한 정보가 되지만, 이러한 임상적 증상은 반드시 천식에만 특이적이지 않다. 병리학에서는 조직학적으로 정의하고 있으며, 호산구의 침윤이나 기도벽의 비후화 등을 특징짓는 지속성의 염증과 천명으로 정의하고 있다.

생리학적인 기전은 다양한 자극에 반응하여 과도한 기관지평활근 수축을 일으키는 기도과민성의 상태를 기관지천식으로 규정하고 있다. 생리적인 정의 중에서 가장 중요한 것이 운동유발성 천식과 흡입 알레르겐에 의한 천식, 아스피린 천식이다.

알레르기성 천식이나 자율신경 이상, 내분비 이상, 부교감신경 긴장 이상 등에 기인하는 기관지근(氣管支筋)의 연축과 기관지 점막의 종창(腫脹)으로 인한 천식 등 통상의 천식에 색채치료는 위력을 발휘한다.

〈기관지천식〉의 색채를 발등에 있는 기관지 색채응답점 또는 흉부의 기관지 색채응답점에 붙이면, 이내 환자가 호흡시에 스스로 편안해졌다고 말하는 경우가 많다. 이때 가슴에서 청진기로 기관음을 청음하면 색채치료를 적용하기 전에 들리던 환자의 호흡시 나던 천명 및 잡음이 고요해진 것을 확인할 수 있다. 이것을 기관지천식 환자의 귀에 꽂고 들려주면 환자도 호흡하기에 편해졌는데 조용해진 호흡소리를 확인하고 놀라며 기뻐하게 된다.

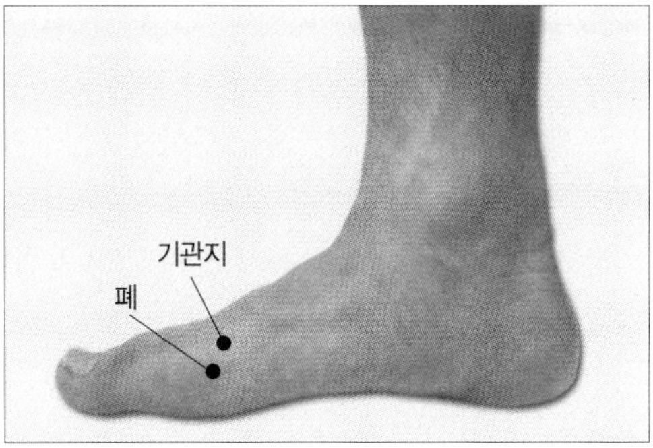

경락의 탐색봉으로는 폐, 신, 심포, 방광 등에서 반응이 보인다. 태연, 공최, 내관혈에는 〈경락〉 색을 사용한다.

대사장애증후군

당뇨병

당뇨병은 혈액 중의 포도당이 넘쳐나는 것에 의해 혈관이나 신경, 신장이나 눈 등 전신에 다양한 조직이나 기능에 장애를 주는 질병이다. 보통 체내에 들어온 당분은 소장에서 포도당으로 되고, 간장에 운반되어 에너지원으로 된다. 이때 췌장의 랑게르한스섬에 있는 β세포에서 인슐린 호르몬이 분비되어 포도당을 에너지원으로써 효과적으로 이용하며 혈액 중의 포도당의 양을 일정하게 유지시킨다. 또 여분의 포도당을 글리코겐이라고 하는 형태로 바꾸어 근육이나 간장에 비축시키는 작용도 한다.

그런데 이 인슐린이 충분히 분비되지 않거나 원활하게 작용하지 않게 되는 경우, 포도당을 원활하게 에너지원으로 변환시키는 것이 불가능하게 되어 점차 혈액 중에 넘쳐나게 되는 것이다. 이것이 당뇨병인 것이다.

현대 산업사회에서 당뇨병은 증가일로이며 고유의 합병증인 신장질환, 망막증, 신경장애에 의한 건강 피해뿐만 아니라, 동맥경화증으로 진행하는 것에 의한 뇌경색, 심근경색 등의 심혈관장애로 이행하게 된다. 이로 인하여 몹시 위중한 병태에 빠지는 환자 수도 꾸준히 증가하고 있다. 이 증가 속도는 지난 30여 년간 3~4배나 되는데, 이 짧은 기간 동안에 현대인의 유전인자가 급속히 변화해 온 것이 아니며, 증가 원인은 어디까지나 환경요인이라고 단언할 수 있다.

당뇨병의 원인은 분명하지 않지만 체질적인 소인의 영향이라는 점은 알려져 있다. 유전에 의한 것이 크며 여기에 더해 과식, 비만, 운동부족, 스트레스 등의 요소가 크게 관계하고 있다는 것이다. 당뇨병의 종류는 원인에 의해 다음의 4가지로 분류하고 있다.

① 1형 당뇨병 : 췌장의 β세포라고 하는 인슐린 분비세포가 파괴되어 체내의 인슐린의

양이 절대적으로 부족해서 일어난다. 아동기에 시작되는 경우가 많고, 이전에는 소아당뇨병 또는 인슐린의존형 당뇨병이라고 했다.

② 2형 당뇨병 : 인슐린의 분비량이 적어지게 되어서 일어나는 유형과 간장이나 근육 등의 세포가 인슐린 작용에 대해서 감응하지 않아서 인슐린 작용이 불량하게 되었기 때문에, 포도당이 세포 내에 잘 들어갈 수 없게 되어 발생하는 유형이 있다. 식사나 운동 등의 생활습관이 관계하고 있는 경우가 많으며, 우리나라 당뇨병의 95% 이상이 이 형태의 당뇨병이다.

③ 유전자의 이상, 다른 질병이 원인이 되는 당뇨병 : 유전자의 이상이나 간, 췌장의 질병, 감염증, 면역이상 등 다른 질병이 원인이 되어서 발병하기도 하고, 어떤 약을 복용한 것이 원인이 되어 발병하기도 한다.

④ 임신성 당뇨병 : 임신 중에 발견된 당뇨병이며, 신생아에게 합병증이 되는 경우도 있다.

오늘날에 이르기까지 당뇨병 치료는 현대의료에서나 전통의학에서 관리대상의 질병으로 분류되어 있으며, 완치에 이르는 치료법 개발은 아직도 요원하다는 것이 학계의 공통 인식이다.

당뇨병에 관한 색채치료의 연구는 매우 진전되어 있는 상태이다. 적용하는 색채의 종류도 〈췌도 β세포〉, 〈당뇨병 유전자〉군을 비롯한 〈줄기세포〉에 관한 색채, 〈인슐린〉에 관한 색채, 〈혈당강하〉에 관한 색채, 〈한방약재 당뇨〉의 색채 등이 다채롭게 발견되어, 표준의학의 이론을 적용하는 효과적인 색채치료를 실행할 수 있게 되었다. 시스템즈 바이올로지 메디신(sytems biology medicine)의 관점에서 어프로치하는 것에 의해 색채치료 효과는 더욱 상승하게 된다.

이러한 색채군(群)을 피부에 첩부하는 장소도 규격화가 되어 있다. 이 책을 최초에 출판했던 당시는 한의학적 경락의 색채를 가지고 하는 경락치료 사례가 위주였지만, 그 이후 우리들의 색채치료 연구는 비약적으로 진보하게 되었다.

당뇨병에 대한 색채치료는 놀라운 효과가 있다. 67세 남성으로 당뇨 병력이 20년 이상이며 최근 인슐린 주사로도 혈당 조절이 잘 되지 않던 한 당뇨 환자의 경우, 아침 공복시 혈당치가 160~180이었는데 3개월 치료로 90~110이 되었다. 당화혈색소(HbA1c)가 8.2이던 것이 6개월 후에 6.4로 정상영역으로 회복되었다.

또한 당뇨성신경장애로 인한 양쪽 발바닥의 감각이 저림과 둔마감이 심하고, 화장실에서 신는 신발을 신은 채 방으로 들어올 정도로 감각장애가 있었는데, 정상으로 회복되어 간지러움과 같은 감각도 민감하게 느낄 수 있게 되었다. 밤에 잠자리에서 3~4회나 소변을 보아야 했으나 1회로 줄어들어 숙면도 가능하게 되었다.

양쪽 무릎 통증으로 걷기 등의 운동을 할 수 없으므로, 슬관절염에 관한 색채치료도 병행하여 2개월 후 무릎이 좋아지자 본인 스스로 저녁식사 후에 50분 정도를 산책하며 걷는다고 하였다. 색채치료를 적용하는 중에 특별히 식사제한은 하지 않았지만 적당한 운동과

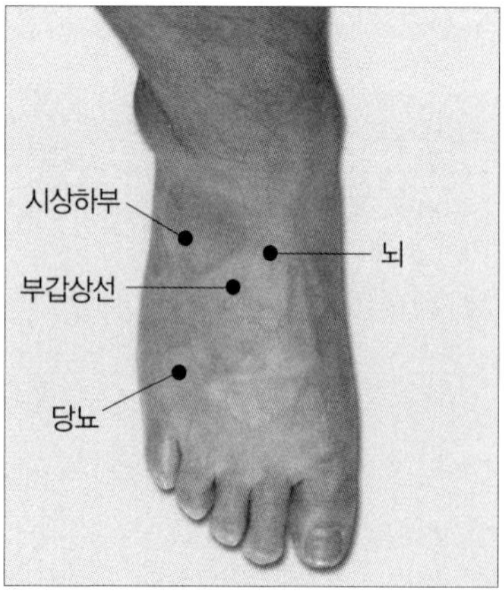

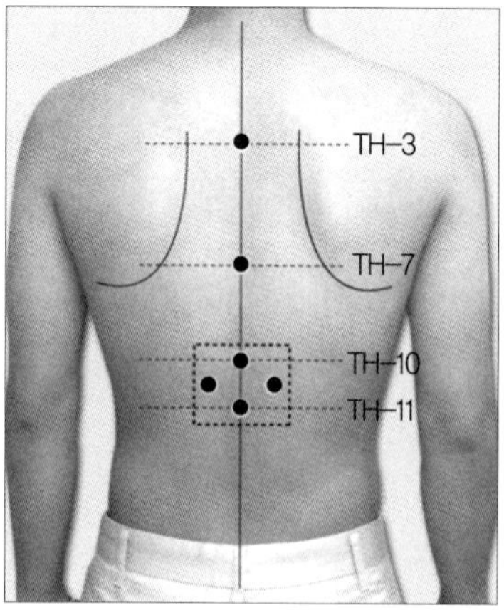

식이요법을 병행한다면 보다 효과적이다.

한의학의 경락을 응용하는 경우에는 비경, 위경, 심경, 신경이 주로 반응하는데, 그 외에 다른 경락에도 반응이 있는지 주의해야 한다. 중완, 신문, 발의 조해, 삼음교에 경락 색을 붙이고, 복애(腹哀) 주위의 색채응답점, 이개부의 색채응답점, 또 흉추 10번, 12번의 극돌기 위와 이 2점 중앙을 기점으로 양측의 3~4cm 떨어진 2점에 반응한 당뇨의 색채를 선별하여 붙인다.

비만증

일반적으로 표준체중보다 20% 이상 체중이 초과한 상태를 비만이라고 하며, 체중에 의한 비만의 진단으로 BMI(Body mass index)가 이용되고 있다.

BMI는 신장의 제곱에 대한 체중의 비율로 체격을 나타내는 지수이다. 이 BMI가 남녀 공통으로 22일 때 고혈압, 고지혈증, 간장애, 내당능장애 등의 유병률이 가장 낮아지는 것으로 알려져 있다. 그래서 BMI가 22가 되는 체중을 이상적인 표준체중으로 간주하고 있다. BMI 25 이상을 비만으로 판정하고 있다.

비만학회의 기준으로써 BMI가

18.5 미만이면 저체중

18.5 이상 25.0 미만이면 보통 체중

25.0 이상 30.0 미만이면 1도 비만

30.0 이상 35.0 미만이면 2도 비만

35.0 이상 40.0 미만이면 3도 비만

40.0 이상이면 4도 비만으로 분류하고 있다.

세계적으로는 보통 BMI가 25.0 이상을 과체중(overweight), 30.0 이상을 비만(obesity)이라고 규정하고 있다. 유아에서는 BMI는 카우프지수라고 18.0 이상을 비만경향으로 하며, 초등학생과 같은 어린이는 로렐지수(= 10 × kg · m^3)가 160 이상이면 비만으로 간주한다. 이러한 것들은 신장과 체중으로 단순히 계산된 수치이기 때문에(성인의 정상 체중은 BMI = 22) 대략의 기준은 되겠지만, 이것만으로는 근육질인지, 지방 과다인지, 피하지방형 비만 또는 내장지방형 비만인지는 전혀 알 수 없다는 비판이 있다.

BMI는 표준 체형의 사람에게는 해당하지만, 굵고 통통한 사람, 다리가 긴 사람, 뼈가 가는 사람, 근육이 많은 사람 등에는 잘못된 판정이 나오는 단점이 있다. 따라서 비만으로 진단할 때는 다음과 같은 정의와 함께 할 수 있다.

'정상적인 상태에 비해 체중이 많은 상황이나 체지방이 과잉 축적된 상태를 말한다. 체중과 체지방의 증가에 따라 증상의 유무는 묻지 않는다. 체질의 사람과 증상의 것으로 분류할 수 있지만, 후자를 특히 비만이라고 부르기도 한다.'

비만증(肥滿症, obesity)은 성인병 예비군이라 할 수 있다. 중성지방 탐색봉으로 검사하면 그림과 같은 위치에 이상반응이 나타난다. 그곳에 색채를 붙이는데, 개인에 따라 효과에는 차이가 있다.

〈비만〉, 〈비만체질〉, 〈비만체〉, 〈섭식억제〉, 〈지방용해〉의 색채소자를 중첩하는 것으로 놀라운 효과를 나타낸다. 또한 한국한의사 회원 선생이 제공한 한방약재를 가지고 제작한 〈한방 비만증〉의 색채소자를 병행하기도 한다. 대부분의 비만자에게 색채치료 적용에서 1개월에 3Kg 정도의 체중감소가 관찰되고 있다. 여기에 식이요법과 운동요법을 병행한다면 더욱 놀라운 결과를 초래할 수 있게 된다.

색채치료의 비만증 적용 후에는 요요현상도 관찰되지 않는다는 특징이 있을 뿐만 아니라 생체리듬의 부조화를 교정하는 것에 의한 건강한 체질로 바꿀 수 있게 된다는 장점도

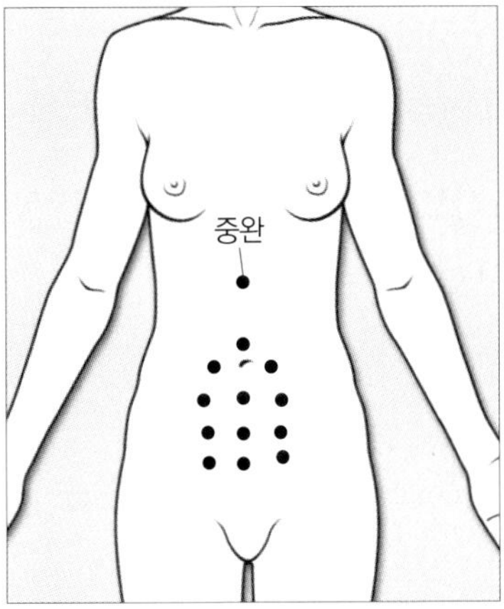

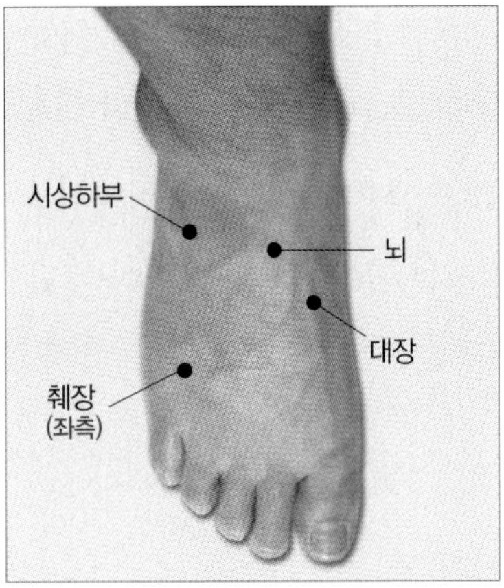

빼놓을 수 없다. 단, 비만이 아닌 사람의 경우에는 아무리 비만관련 색채소자를 적용한다고 하더라도 전혀 변화를 볼 수 없다는 것이 필자의 경험이다.

경락치료의 조합에 의해 여러 신체부위를 치료하는데, 특히 복부는 중요하다. 변비인 경우 당연히 변비 색도 필요하지만, 중성지방 탐색봉에 반응하는 이상부위도 도외시하면 안 된다(색채응답점은 그림 참조).

통풍

통풍 환자는 최근 증가 추세이다. 식생활의 서구화와 더불어 육류식품 및 트랜스지방 함량이 많은 정크푸드의 섭취량이 증가함으로 인한 체내의 요산 풀(pool)의 기능장애에 의해 비롯된 것이라 생각할 수가 있다.

이에 관한 효과적인 〈통풍〉 색채는 몇 종류 개발되었는데, 발증한 환부에 직접 붙이면 통증은 현저하게 감소하게 된다. 붙여둔 채로 2~3일 경과하게 되면 환부에 부종과 통증이 대부분 소실되므로 정상적인 일상생활을 할 수 있게 된다. 요산결정 물질을 용해시키는 〈각종 결정용해〉의 색채 및 통증에 반응하는 색채와 병용한다.

통풍 환자는 퓨린체 함량이 많은 식품은 절대적으로 삼가야 한다. 학계에서 정한 섭식을 금해야 할 식품별 리스트를 보면 대부분의 식품을 섭취해서는 안 된다는 것을 알게 될 것이다. 특히 맥주와 더불어 섭취하게 되는 프라이드치킨 등 체내 요산치를 상승시키는 음식물 섭취는 절대로 삼가야 한다.

순환기계 질환

고혈압

고혈압은 원인에 따라 일차성 고혈압과 이차성 고혈압으로 분류된다. 일차성 고혈압은 본태성 고혈압이라고도 하며, 특별하게 명백한 이상이 없는데 혈압이 높아진다. 그러나 혈압을 올리는 요인은 밝혀져 있다. 염분의 과다섭취, 연령에 따른 혈관의 노화, 스트레스, 과로, 운동부족, 비만, 그리고 유전적 요인 등을 들 수 있다.

한편, 이차성 고혈압은 신장질환과 호르몬 이상 등 원인이 되는 질병이 있는 것을 말한다. 이 경우 원인이 되는 질병이 낫게 되면 고혈압도 개선된다.

표준의학의 질병명에 따른 고혈압의 색채소자는 〈본태성고혈압〉, 〈고혈압〉, 〈신성고혈압〉 등이 개발되어 있다. 이개 포인트에서의 고혈압점, 발등이나 대퇴부, 중추신경의 시상하부점에 탐색봉에서 반응한 〈고혈압〉의 색채소자를 첩부한다. 또한 스트레스와 자율신경의 교감신경항진증의 색채소자를 병용하는 것에 의해 단 수차례 첩부하는 것으로 정상혈압으로 되돌아가는 사례는 흔하게 관찰할 수 있을 것이다.

전통의학적 방법인 경락의 색채를 이용하는 경우에는 12정경의 탐색봉을 중지첨단에서 조사하고, 이상반응이 나타난 경락의 원혈이나 락혈에 해당 〈경락〉의 색채를 붙인다.

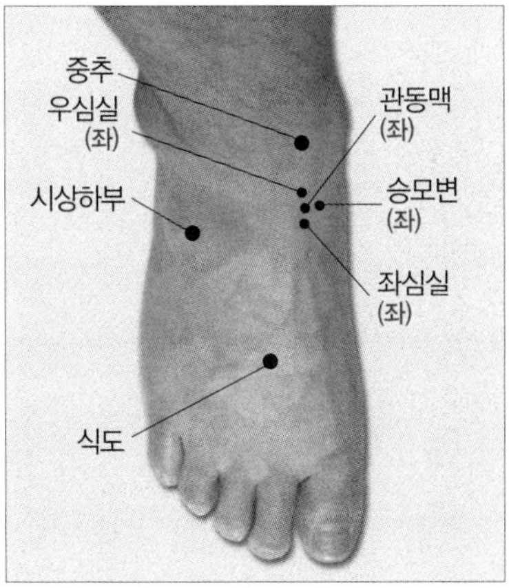

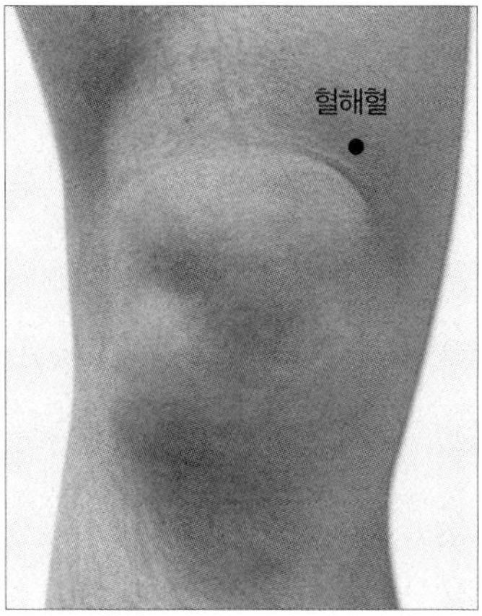

고혈압은 변비와 관계되기도 하기 때문에 〈변비〉의 탐색봉으로 조사하여 반응한다면 발등에 위치하는 대장의 색채응답점에 〈변비〉 색채와 〈종합유산균〉의 색채를 첩부하는 것으로 한다. 처치 후 개인차는 있지만 수축기혈압이 170에서 130으로 즉효적으로 떨어지는 경우도 자주 볼 수 있다.

1차 치료 후에는 5~7일 간격으로 색채탐색봉으로 확인하고 해당 색채들을 교체하는 치료를 지속적으로 실행하는 중에 안정된 혈압을 유지할 수 있다. 더불어 올바른 식생활과 적당한 운동을 하도록 하고, 심신의 스트레스를 해소할 수 있는 여가활동을 추천한다면 이상적일 것이다.

심근경색

심근경색(Myocardial Infarction)은 심장의 근육세포에 산소와 영양을 공급하는 관상동맥 혈관에 폐색이나 협착이 일어나 혈액의 흐름이 감소하고, 심근이 허혈상태가 되어 괴사해버리는 상태이다. 일반적으로 급성으로 일어나는 급성심근경색(AMI)을 가리킨다. 심장마비, 심장발작(Heart attack)이라고도 불린다.

심근이 허혈상태에 빠져도 괴사에까지는 이르지 않는 전 단계를 협심증이라고 하며, 협심증으로부터 급성심근경색까지의 일련의 병태를 총칭하여 급성관상동맥증후군(acute coronary syndrome : ACS)이라고 하는 개념이 제창되고 있다.

관상동맥의 혈류량 감소는 주로 동맥경화 등의 어떠한 요인에 의해 협착을 일으키는 데 따른 것이다. 이 요인은 관상동맥 부분에서 죽종(粥種)의 파열(plaque rupture)이나 경련(spasm)이 깊이 관계하지만, 그밖에도 매독성동맥염이 일으키는 관상동맥 기시부협착, 해리성대동맥류가 관상동맥으로 진전해서 일으키는 폐색, 가와사키병 등에 의한 관상동맥에 혈전(색전)형성 등이 있다.

- 급성심근경색(AMI : Acute Myocardial Infarction) : 발증으로부터 3일 이내
- 아급성심근경색(Subsequent Myocardial Infarction) : 발증으로부터 30일 이내
- 진구성심근경색(陳旧性心筋梗塞)(Old Myocardial Infarction : OMI) : 발증으로부터 30일 이상

심근경색의 증상은 강한 흉부 통증과 고통이 15분 이상 지속하는데, 허혈상태가 해소되지 않으면 몇 시간 이상 계속된다. 안면은 창백하게 되고, 식은땀, 서맥, 혈압저하, 맥박의 상승 등을 수반하여 의식불명에 빠지기도 한다.

좌심부전을 수반하는 사례가 많고, 칠음계의 라(ra) 소리가 광범위하게 청진할 수 있게 된다. 킬립(Killip)들은 이 라(ra)음 소견을 중증도의 판정표로 정리하였는데, 이것은 킬립(Killip) 표라고 한다.

75세 이상 노인이나 당뇨병 등을 병발하는 경우, 환자의 20% 정도에서 고통을 수반하지 않는 무통성심근경색을 일으키는 경우가 있다. 당뇨병 환자에서 심근경색을 일으킨 환자의 21~41%가 무통성으로 되어, 당뇨병을 병발하지 않은 경우에는 6~15%라고 하는 연구

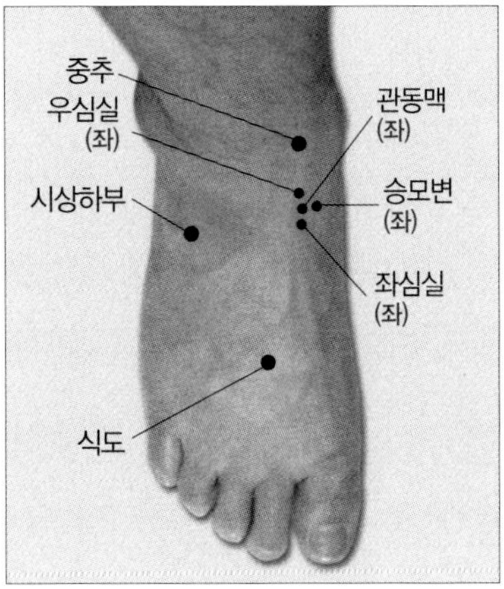

가 있다. 통증을 느끼지 않게 되는 원인은 뇌혈관 장애와 당뇨병성 신경장애로 인한 자율신경장애가 많다고 생각되고 있다. 자각증상이 없는 채 심근경색의 병태가 진행하기 때문에 발견시에는 이미 심각한 상태로 되어있는 경우도 많다.

관동맥의 본줄기 또는 분지(分枝)의 급격한 폐색, 그 부근의 심근이 국한성괴사(局限性壞死)에 함몰하는 것에 의한 질환이나 관동맥경화를 예방하고 개선시키는 데 색채는 유효한 치료법이다. 〈심근경색〉 탐색봉으로 심장 주위의 이상부위를 찾아 〈관상동맥경화〉와 〈니트로글리세린〉을 포함한 색채를 첩부한다. 이개부 반응부의 심장점, 손의 상완내측 심근 색채응답점에도 색채소자를 붙인다. 전흉부, 좌측견통, 좌상지에 방산통이 있는 경우, 심포경의 내관혈, 단중혈에 노르아드레날린 색을 붙이면 통증이 바로 소실된다.

증상이 개선되었다고 하더라도 평소에 〈심근경색〉 탐색봉으로 체크를 하는 것은 중요하다. 그러는 가운데 새로운 이상부위를 발견할 수도 있으므로 재발을 방지할 수 있다.

흉협고만

흉협고만(胸脇苦滿)은 한의학적 병증명이다. 흉부 압박감과 옆구리로부터 가슴에 걸쳐서 편하지 않은 상태이거나, 늑골 하에 팽만감과 같은 저항이 있거나 가슴에서 늑골 하에 걸쳐서 충만한 상태가 있고 누르면 저항과 압통을 느끼기도 한다. 다음의 증상이 있다면 흉협고만이라고 판단할 수 있다.

벨트를 조이면 가슴이 답답하다. 넥타이를 빈틈없이 조이는 것을 꺼린다. 음식물을 한

번에 많이 먹을 수 없다. 즉시 배고프게 되고 군것질하게 된다. 위장 부위와 옆구리 부위가 왠지 당기는 느낌으로 불편한 느낌이 든다.

색채치료의 어프로치에서 이 경우에는 〈관동맥혈전〉, 〈심근경색〉, 〈협심증〉, 〈종합심부전〉, 〈아테롬성 동맥경화(atherosclerosis)〉의 색채탐색봉을 사용하여 검사해야 한다. 운동 등에 의한 근육통이 있는지를 구별해야 된다. 흉협고만은 스트레스의 심인성에서 기인하는 경우도 많다.

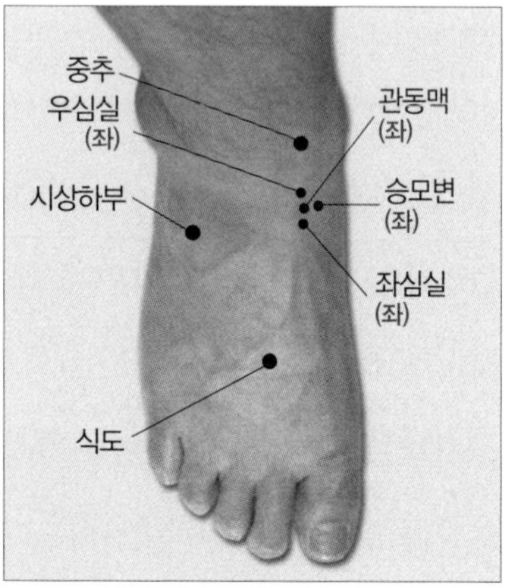

경락의 흉협고만은 심포경, 위경, 비경, 간경의 탐색봉으로 이상부위를 확인한다. 일반적으로 그림과 같은 경락 색채응답점이 나타나는데, 각 점에 〈경락〉 색을 첩부하는 것으로 증상이 소실된다.

소화기계

위궤양

위궤양(胃潰瘍)은 국소적 장애에 의해 위점막에 저항이 약한 부위가 생기고, 그곳에 위액이 작용하는 데서 기인한다고 알려져 있지만, 최근의 현대의료에서는 스트레스와 헬리코박터균(Helicobacter pylori)의 관여가 주된 요인으로 간주하고 있다.

내과영역에서 위장장애는 다양한 종류가 있으며 급성위염을 비롯한 만성위염, 미란성위염이나 위점막하궤양, 스트레스성 궤양 증상에 적용할 수 있는 색채치료의 컬러도 각각 다양하게 발견하고, 이에 효과적으로 사용할 수 있는 색채소자를 개발하였다. 헬리코박터균에 의한 위점막하궤양은 1주일에 1회 해당 색채응답점에 붙이는 것으로써 3~4회로 대부분 치유가 된다.

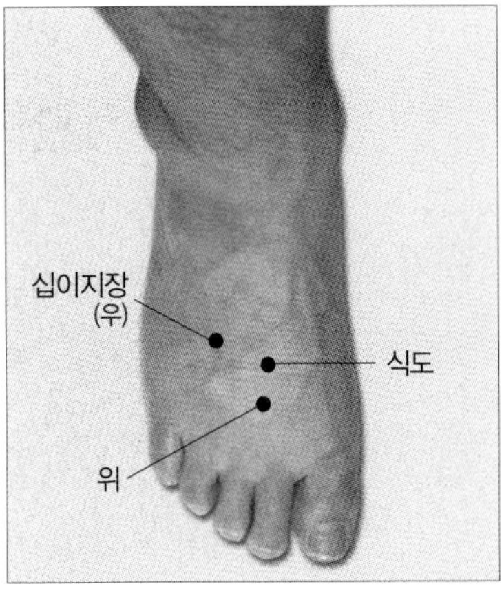

실제로 우리의 연구회원이신 내과의사 L 선생님이 자신이 "헬리코박터균에 의한 위궤양이 있고, 헬리코박터균의 검사에서 양성반응이었다"고 하였다. 색채탐색봉의 검사에서 〈헬리코박터균〉, 〈위점막하궤양〉의 탐색봉이 반응하여 해당 색채를 발등에 있는 '위 색채응답점'에 첩부하고, 1주일에 한 번씩 총 3회를 〈위점막하궤양〉의 색채와 〈헬리코박터균〉의 색채를 병용해 갈아 붙였고, 4주째 검사에서 반응이 소실되었다. 위장 부위의 불편함이 있느냐는 질문에 "지금까지 있었던 공복시의 통증도 없어져 편안해졌다"고 하였다.

그 다음 주에 강습회에 출석한 L 선생님은 자신의 병원으로 돌아가 헬리코박터균의 검사를 의뢰했는데, 그 결과는 음성으로 나왔다면서 검사결과서를 내놓았다.

횡격막경련

횡격막경련(橫隔膜攣攣)은 내장발증(內臟發症)의 하나로, 중증일 경우 오랫동안 격한 통증이 지속되는 경향이 있다. 〈역류성식도염〉과 〈식도궤양〉, 〈만성식도염〉, 〈근구축〉 등의 색채탐색봉으로 검사하여 반응한 탐색봉의 색채를 흉부의 반응 부위 또는 발등의 색채응답점에 첩부하면 증상이 소실된다.

경락의 색채를 적용할 경우에는 주로 방광경, 비경, 간경, 담경, 심포경에 이상이 발현되는 경우가 많다. 각 이상 경혈의 원혈, 락혈에 각각의 〈경락〉 색을 첩부하고, 유두 하방의 위역혈에 색을 붙이는 것만으로도 치유되는 경우가 많다. 그러나 우선적으로 담경이나 간경 색을 사용해보는 것이 좋다.

만성간염

만성간염(慢性肝炎)은 최소 6개월 이상 지속되는 간장에서의 염증이다. 만성간염은 급성간염보다 훨씬 발증자가 적은 질병이지만, 몇 년 동안에 걸쳐서, 때로는 수십 년간 지속될 수 있다. 그런데 대부분의 경우 매우 가벼운 증상으로 간장에 심각한 손상은 없다.

그러나 일부 환자에서는 지속적으로 발생하는 염증이 조금씩 간 조직을 손상시키고 마침내는 간경변을 일으키는데 그것은 상해를 입은 간 조직에 심한 반흔화(瘢痕化), 즉 흉터에 의하여 굳어져 가는 것이다. 뿐만 아니라 간 기능부전이나 간암으로 진행되기도 한다.

가장 일반적인 원인은 B형 및 C형 간염 바이러스와 약물에 의한 것이다. 간장의 조직에 반흔화가 심해지기까지 대부분의 사람들은 증상이 나타나지 않으므로 느끼지 못한다. 만성간염은 간경화로 진행하고 비장 종대와 복강내 체액저류(복수), 뇌의 기능장애가 발생할 수도 있다.

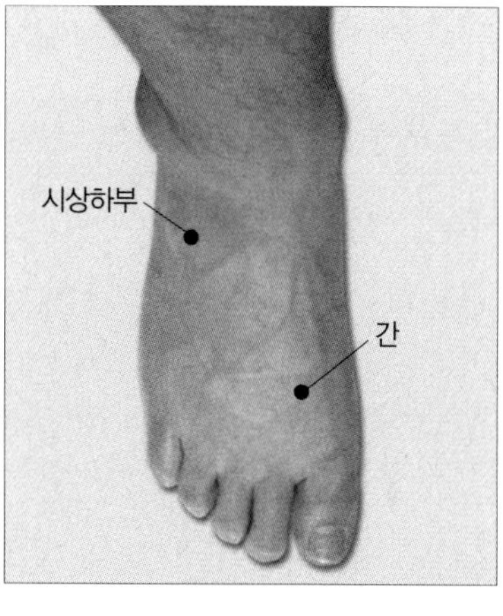

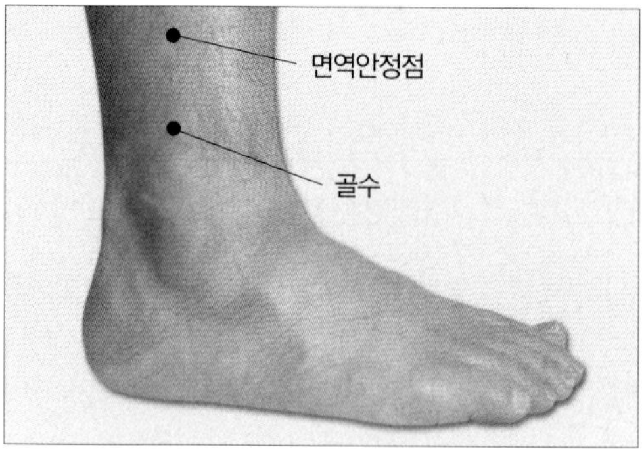

만성간염에는 반드시 바이러스와 중금속이 존재한다. 독성 약재에 의한 중독, 담도장애 등으로 인해 만성간염이 된다. 간염은 〈B형 간염〉인지 〈C형 간염〉인지를 각각의 탐색봉으로 확인할 필요가 있다.

만성간염에 대해서는 그림과 같이 반응 부위가 나타난다. 각각의 반응 부위에 〈간염〉의 색채를 첩부하면 GOT와 GTP의 수치가 내려가며 증상을 개선시킬 수 있다. 뿐만 아니라 〈간기능감퇴〉, 〈미토콘드리아 활성화〉, 〈산화스트레스〉, 〈활성산소〉 시리즈도 적용할 필요성이 있다. 색채치료를 적용하면 즉효적으로 지수가 내려가기는 하지만, 완전히 치유되었다고 판단하는 것은 금물이다. 따라서 중장기적인 대책이 필요하다.

05 부인과 질환

여성의 생식기에 관계하는 질병을 부인과 질환이라고 하며, 일반적으로 유방의 질환도 부인과 질환으로 취급한다. 부인과 질환의 주된 증상은 질의 가려움증, 분비물의 이상, 질에서 비정상적인 출혈, 골반의 통증, 유방의 통증이나 덩어리 등이 있다. 대부분의 경우 증상의 경중은 연령에 따라 다르며, 이것은 노화에 따른 호르몬 변화가 증상에도 관계하기 때문이다.

부인과 치료는 성생활 피임, 임신, 폐경 문제 등 민감한 사항을 처리하기 위해 이런 내용에 대해 스스럼없이 상담할 수 있는 전문가를 선택해야 한다. 다달이 반복되는 생리주기에 따라 호르몬 변화가 무쌍한 여성의 신체는 자칫 그 밸런스를 잃기 쉽고, 또 흐트러진 밸런스를 의료적 수법을 사용하여 수복시키기에도 복잡하기 때문에 여성의 질병을 잘 다스리는 의사는 명의의 반열에 속한다는 이야기가 의가(醫家)에서 자주 회자된다.

따라서 예방의학적 차원에서 증상의 유무와 관계없이 정기적인 부인과 진찰과 스크리닝 검사 등을 실시해야 할 필요성이 강조되고 있는 소이가 여기에 있는 것이다. 스크리닝 검사는 증상이 아직 나타나지 않은 단계에서 실시하고, 조기에 발견하면 효과적으로 예방과 치료가 가능한 질환인지를 확인하여야 한다.

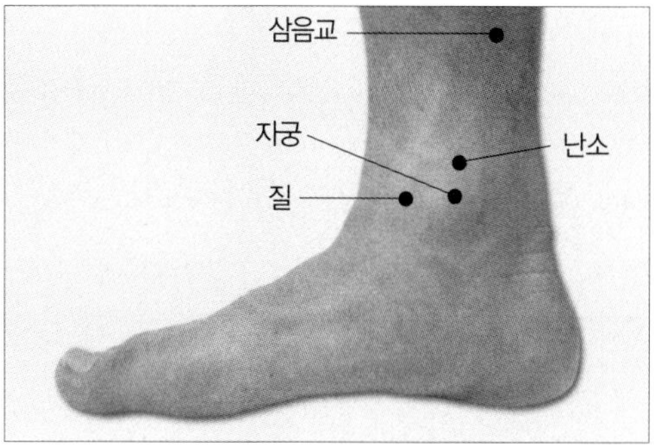

여성은 13~15세 무렵부터 매년 부인과 진찰을 받아야 하는 것으로 되어 있다. 부인과 진찰에서는 성적으로 활발한 모든 여성에게 내진(內診)을 실시해야 하며, 성적으로 활발하지 않은 비교적 젊은 여성에서는 내진을 생략할 수 있다. 결혼 생활을 하는 여성인 경우 내진을 할 때에 자궁경부의 전암 병변을 발견하기 위하여 팹 테스트(Pap test)와 같은 자궁경부 세포진 검사를 하는 것이 좋다.

색채치료에서 〈질염〉, 〈생리통〉, 〈갱년기장애〉, 〈불임증〉, 〈난소난관염〉, 〈자궁내막증〉, 〈자궁근종〉, 〈난소낭종〉 등과 같은 여성에게 흔하게 있는 부인과 질환에 적용할 수 있는 색채소자는 매우 다양하게 개발되어 있으며, 환자에 따른 개별성은 있으나 효과를 기대할 수 있다.

특히 〈자궁내막증〉이나 〈갱년기장애〉, 〈부정출혈〉 등에는 반응한 탐색봉으로 그 색을 붙이면 하루만에 출혈이 멈추고 회복도 빠르게 되는 것을 경험할 수 있을 것이다.

현대 여성의 불임(난임증)에도 색채치료는 놀랄만한 효과를 발휘한다. 〈불임증〉에 적용하는 색채 및 부인과 질환에는 삼음교(三陰交)에 〈충맥〉의 색채, 해계(解谿)에 〈위경〉의 색, 공손(公孫)에는 〈비경〉의 색을 붙이면 보다 치유를 앞당길 수 있다. 경락에서는 비경(脾經), 충맥(衝脈)에 반응이 나타난다.

불임증, 월경불순

불임증(난임증)에 관련되는 원인은 다양하며, 특히 환경호르몬을 비롯한 과중한 생활 스트레스에 노출된 현대 여성들의 만혼 경향에 따른 생식 기능이 저하되어 있다는 연구보고가 많다. 여성 불임의 원인은 배란인자(배란장애), 난관인자(폐색, 협착, 유착), 자궁요인(자궁근종, 자궁내막증, 폴립, 선천성기형), 경관인자(자궁경부염, 자궁경관에서의 점액분비이상), 면역인자(항정자항체) 등이 있다. 이 중 배란요인, 난관요인에 남성불임인자를 더한 3개는 빈도가 높고, 불임의 3대 원인으로 알려져 있다.

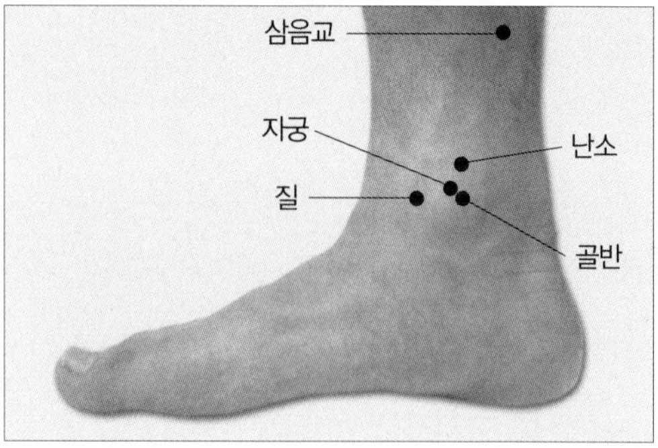

수정란의 착상불능, 특히 자궁발육부전, 난관통과장애, 무배란 증상 등은 별도로 하지만, 호르몬 밸런스 등에 의한 불임증이나 원인을 알 수 없는 불임의 경우에는 색채치료가 효력을 발휘한다. 이 불임증에 관련된 색채도 다수 개발되어 있으며, 현대의료적 치료와 협진 또는 병행하는 것에 의해 보다 높은 효과를 기대할 수 있다.

한의학적 경락을 조정하는 경우 경락의 탐색봉으로 검사하면 주로 비경, 충맥, 임맥, 위경에 반응하며, 반응한 경락 색채를 원혈에 붙인다. 월경불순에는 여성호르몬 〈에스트로겐〉, 〈황체호르몬〉, 한방약재의 〈대조환〉 및 〈제음단〉의 색채를 난소점이나 삼음교 또는 간경의 음곡에 붙이는 것이 이상적이다.

아기를 간절하게 기다리는 불임증(난임증)의 부부는 무엇보다도 마음을 느긋하고 의연하게 갖는 것이 중요하며, 기초체온 조절과 아기가 생길 수 있는 토대가 되는 건강상태를 갖추는 것이 무엇보다도 중요하다.

생리통

여성의 생리시에 나타나는 월경통(月經痛)은 자궁발육부전, 자궁내막증, 자궁근종, 자궁이나 난소염증, 자궁후굴, 강도전굴증(强度前屈症)에 나타난다. 또한 신경질적인 여성에게 많이 나타난다.

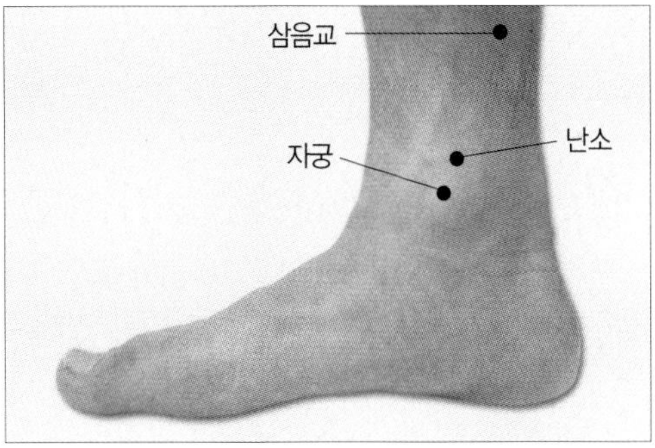

색채치료에서의 생리통은 〈생리통〉 탐색봉으로 족내과에 있는 난소점, 자궁점에 5초 정도 대고 있는 것만으로 소실되는 경우가 많다. 그 난소점과 자궁점에 〈생리통〉 및 〈황체호르몬〉 색채, 동의보감 원방의 〈대조환〉의 색채를 중첩해서 붙이면, 그 자리에서 통증이 해소되기도 한다. 보통의 경우 몇 차례 위에서 열거한 색채를 갈아 붙이는 것으로 생리시에 받게 되는 고통으로부터 해방되지만, 아주 심한 경우에는 자궁내막증, 자궁근종 등의 유무를 확인하고 색채치료를 하는 것이 필요하다

경락으로는 비경, 충맥, 간경, 신경의 〈경락〉 탐색봉으로 검사를 한다. 각 경락의 원혈이나 락혈, 더불어 원인이 되는 증상의 색채를 복부와 이개부의 색채응답점에 첩부함으로써 월경통을 개선시킬 수 있다.

입덧

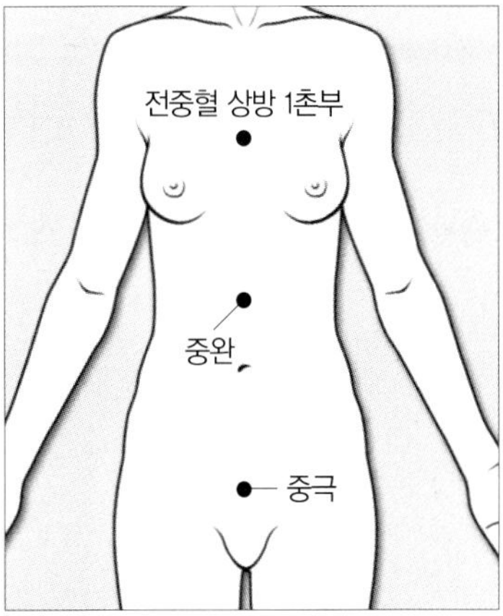

입덧은 흔히 임신 2, 3개월경에 시작하는데, 심할 경우에는 식사도 할 수 없으며 냄새만 맡아도 구토를 한다. 이 경우 경락의 색채탐색봉을 사용하면 위경, 비경, 충맥에서 반응한다.

삼음교(三陰交)에 〈충맥〉의 색채, 중완(中脘)에 〈위경〉의 색채, 중극(中極)에 〈방광〉의 색채, 삼초경의

양지(陽池)에 〈삼초〉의 색을 붙이면 즉시 입덧의 고통으로부터 해방될 수 있다.

자궁근종

자궁근종은 평활근(자궁을 형성하는 근육)의 세포가 증식하고 있는 양성 종양으로서, 형성되는 위치에 따라 점막하근종, 근층내근종, 장막하근종의 3가지로 대별하여 분류된다. 자세한 발생 원인은 아직 규명되어 있지 않지만, 초경 이전의 여아는 발현하지 않기 때문에 여성호르몬 에스트로겐이 원인으로써 관여하는 것이라고 생각되고 있다. 근종의 크기와 수의 증가 속도에는 개인차가 있고 쌀알 크기에서 10kg을 초과하는 것까지 다양하며, 여러 개가 생기는 경우도 있다.

40대 여성의 약 25%가 발병하고, 성인 여성에서 약 20~30%가 하나의 작은 근종을 가지고 있는 것으로 알려져 있다. 악성으로 변하는 것은 아니기 때문에 외과적인 처치를 하는 경우는 드물다고 알려져 있으나, 근종이 거대화되어 출혈과다 및 부정출혈로 인한 철결핍성빈혈과 이로 인한 골반 및 하복부 통증이 심해질 때 실시하는 경우가 있다.

자궁근종은 폐경을 맞이하면 자연스럽게 축소하는 경우가 많다. 드물게 자궁육종과 판

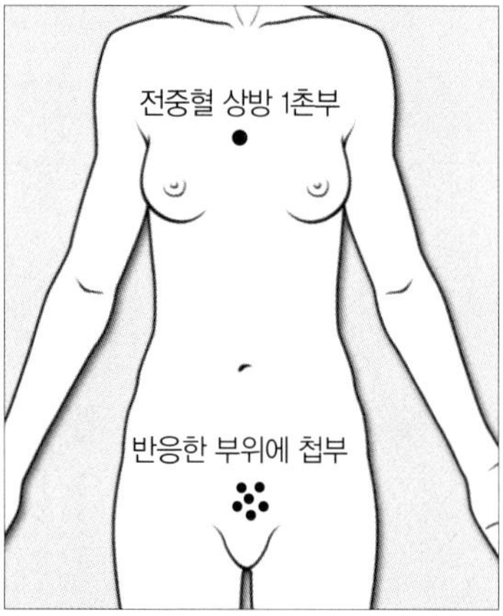

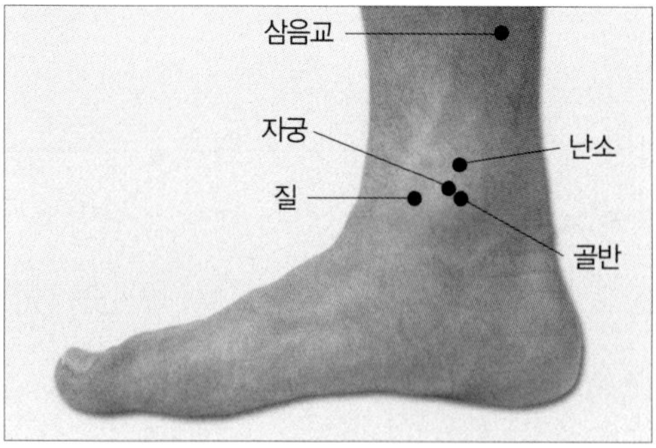

별이 되지 않는 경우도 있으므로 자궁에 종양이 발견된 경우에는 정기적인 검사가 필요하다.

또 하나 필자가 특기하고 싶은 것은 근종이 하지로 내려가는 동맥을 압박해서 하지정맥의 혈전을 생성하게 될 경우에는 심각한 혈전병으로 이환되므로 주의해야 한다.

색채치료에서의 자궁근종에 관한 색채탐색봉은 조직학적으로 더 세분하고 있고, 〈지방변성(脂肪變性)〉, 〈초자양변성(硝子樣變性)〉, 〈괴사(壞死)〉, 〈석회화〉, 〈낭포형성(囊胞形成)〉, 〈자궁근종 에스트로겐(-)〉, 〈자궁근종 에스트로겐(+)〉, 〈자궁선근증〉, 〈내성자궁내막증〉 등이 있기 때문에 각각의 탐색봉으로 조사한 후 이상부위에 대해 그에 준하는 색채를 붙이는 것이 좋다. 치유되는 기간에는 개인차가 있기는 하지만 효과적이다.

특히 근종으로 인한 하복부 통증, 골반을 비롯한 허리에서 느끼는 둔중한 통증, 생리시 과다출혈 및 부정출혈 등에 색채치료는 그 위력을 발휘하고 있다.

한편, 근종의 사이즈가 크고, 더불어 여러 개의 근종이 있는 경우, 장기적인 경과를 관찰하여야 하는 환자도 있다. 따라서 6개월 이상의 색채치료로 치유가 되지 않는 경우는 환자에게 반응한 색채를 공급하고, 환자 스스로 자가치료를 할 수 있도록 지도하는 것도 향후의 연구 검토할 문제이다.

경락으로는 비경, 충맥이 나타나는데, 삼음교(三陰交)에 충맥의 색을 붙이면 좋다.

자궁출혈

월경 이외에 자궁에서 출혈하는 것을 부정출혈이라고 한다. 호르몬의 밸런스가 무너져서 일어나는 경우가 있지만 질병이 원인으로서 출혈이 나타나는 것도 있다. 즉, 배란이나 월경과는 관계없이 부정출혈을 하는 경우로, 자궁점막에서 나온 기질적인 변화에 의해 혈관에 장애가 일어나는 것이 그 원인이다. 패혈증, 백혈병, 악성빈혈, 혈우병, 자반병(紫斑

病), 암 등에서도 같은 증상이 나타나므로, 부정출혈이 있다면 가능한 전문 부인과에서 정확한 원인을 진단받아 보는 것이 좋다.

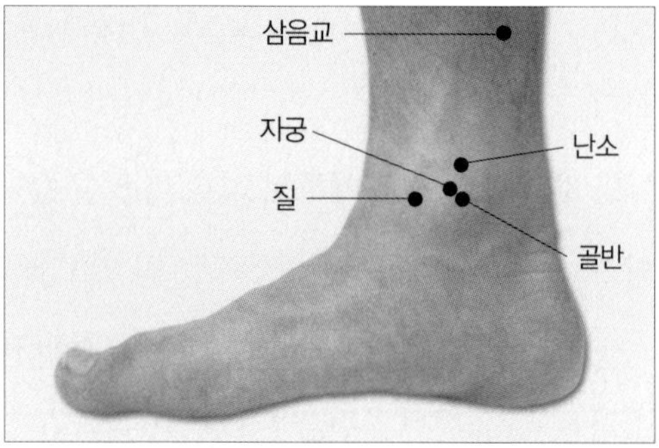

색채치료는 이와 같은 기질적인 것에도 유효하며, 기질적인 것 이외의 다른 원인으로 출혈하는 경우에도 즉효성이 있다. 보통의 출혈에서는 〈지혈〉의 색채를 이개부나 발의 족내과에 존재하는 자궁점에 붙이는 것으로 유효하며, 경락의 색채를 적용하는 경우는 〈임맥〉, 〈비경〉, 〈충맥〉, 〈간경〉의 색채를 삼음교혈이나 간경의 곡천혈, 비경의 공손혈에 각각의 색을 첩부하면 하루만에 출혈이 멈춘다.

질염

질염(膣炎)은 질의 조직이 붉어지고 부종과 동반하여 따끔따끔한 느낌을 일으킨다. 냉이 증가하며 악취가 있고, 가려움, 작열감이 발생한다. 질의 세균 감염이 가장 흔한 원인이지만, 그 이외의 원인도 있으므로 우선 그 원인을 발견해야 한다. 발견을 하기 위해 시간이 걸리는 경우도 있다.

질염은 보통 위험한 질병은 아니라지만 좀처럼 잘 낫지 않거나 매우 불쾌감을 수반하기도 한다. 질염의 증상은 여성에게 흔히 볼 수 있으며, 유아와 노인에게서도 볼 수 있다. 어떤 종류의 질염은 성행위를 통해 전염되며, 여성에게 질염이 있을 때는 상대 남성에 영향을 줄 수 있다. 남성은 전혀 증상이 없어도 병원균을 보균상태인 경우도 있으며, 그것을 여성에게 옮길 수도 있다.

그러나 모든 질염이 감염에 의한 것이 아니다. 또한 성적 접촉이 전혀 없어도 질염이 생기기도 한다. 질염은 심각한 의학적 문제는 없는데, 방치하면 자연히 낫게 되는 것도 아니다.

감염성질염의 대표적인 3가지는 질 칸디다(Candida albicans)증, 세균성질염의 가드넬라성(Gardnerella Vasinalis) 질염, 그리고 원충에 의한 트리코모나스(trichomoniasis) 질염이다.

색채치료에서는 질염에 관계하는 세균성질염(칸디다성 질염을 비롯한 가드넬라성 질염) 등에 효과적인 색채가 개발되었고, 그 효과도 신속하게 나타난다는 보고가 학술대회에서 자주 발표되고 있다.

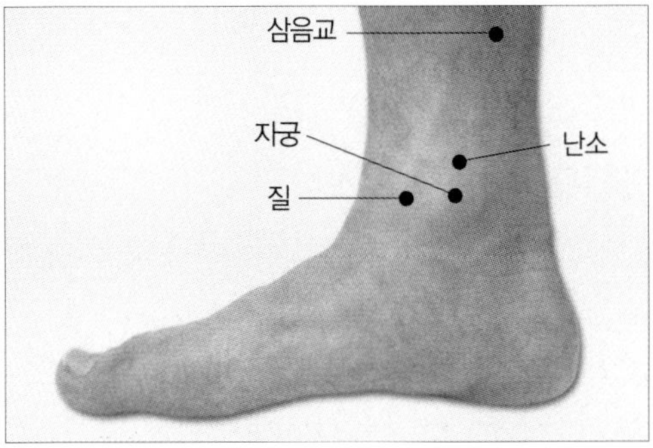

부인과 계통의 색채치료에서 검사는 환자분이 옷을 입은 상태에서 이루어지며, 특히 검사장소도 손가락의 중지첨단이나 발등 부분, 이개부의 색채응답점에서 이루어지므로 불편감이나 수치심 등을 유발시키지 않기 때문에 안심할 수 있는 장점이 있다.

06 비뇨 · 생식기계 질환

방광염

방광염(膀胱炎)은 방광에 염증이 발생하여 소변을 저장하거나 배뇨하는 방광의 기능에 지장이 생긴 질병이다. 방광염의 원인은 대부분 세균 감염이며, 세균이 요도를 통해서 방광으로 침입해 들어가는 것에 의해 발생한다. 원래 방광의 소변에는 소량의 세균이 존재하며, 또한 방광은 세균에 대한 저항력이 있다. 그러나 피로와 스트레스 등으로 체력이 떨어져 저항력이 약해지면 세균에 감염되기 쉽게 되고, 방광 내에 상재하는 세균이 증식하여 방광염을 발증시킨다.

방광염의 원인이 되는 세균은 포도상구균이나 대장균, 세라치아균, 프로테우스, 폐렴간균, 장구균 등이며, 그중에서도 대장균이 원인균의 80% 내외를 차지하는 것으로 알려져 있다.

방광염은 압도적으로 남성보다 여성에게 발병하기 쉬운 질환이며, 여기에는 여성의 신체 구조와 관련이 있다. 여성의 요도는 남성에 비해 짧고, 박테리아가 있는 질과 항문, 요도의 위치가 구조적으로 가깝기 때문에 세균이 방광에 침투하기 쉽기 때문이다.

세균 감염은 요도 부근의 질과 항문이 배변 후 청결하게 유지할 수 없거나, 불결한 상태에서 성행위를 함으로써 발생한다. 또한 스트레스, 과로나 다이어트로 체력이 떨어짐으로 인해 저항력이 약해져 세균이 감염될 수도 있다. 일단 방광염이 발병하면 반복해서 발증하기 쉬운 질환이므로 방광염이 걸렸다면 제대로 치료하는 것이 중요하다.

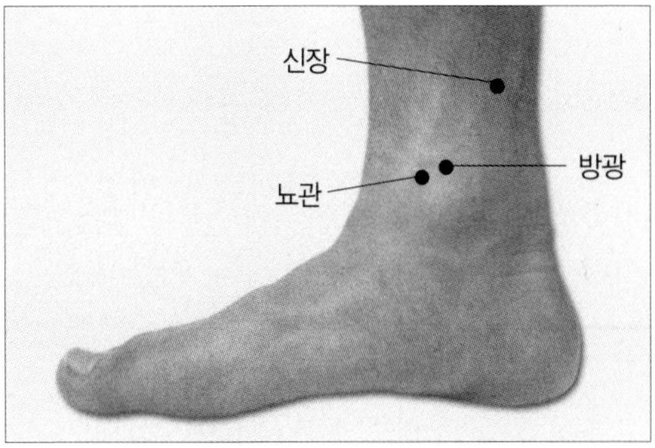

색채치료에서 방광염의 치료는 매우 효과적이다. 〈방광염〉, 〈역류성요도염〉, 〈연반성방광염〉 등의 탐색봉으로 검사를 하고, 또한 세균 및 바이러스의 탐색봉으로 검사할 필요가 있다. 반응한 탐색봉에 해당하는 색채를 발등 및 이개부의 방광점이나 〈염증억제〉 또는 〈염증성질환〉을 중첩해서 첩부한다면 조속한 치유가 가능하다.

신장결석

신장은 혈액을 여과하여 나트륨, 칼륨 등 체내의 전해질을 조절하는 것 외에 혈압조절과 증혈 호르몬 생산, 골 대사에 관련이 깊은 비타민 D 활성화 등 중요한 역할을 하고 있다. 또한 요소, 크레아티닌 등의 최종 대사산물을 소변으로 배설하는 것도 잘 알려져 있다. 또 소변으로 칼슘, 수산, 요산, 인산 등 요로결석에 관련된 많은 물질도 배설된다.

이 결석 관련 물질이 여러 가지 조건에서 결정화되고 점점 커지게 된 것이 요로결석으로, 신세뇨관(腎尿細管) 또는 그 주변에서 생산된 그 존재 부위에 따라 신배결석(腎杯結石)이나 신우결석(腎盂結石)이라고 한다. 또한 두 개 이상의 신배에 달하는 것은 그 형상에서 산호모양 결석이라고 표현한다. 요로결석은 신장결석이 아래로 내려온 것으로, 자주 격렬한 통증(산통(疝痛))을 일으키는 급성 복부질환의 하나로 알려져 있다.

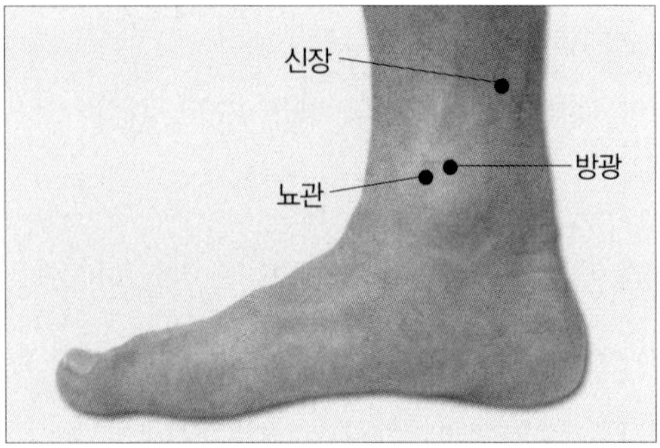

신석의 형성에는 염증성과 비염증성이 있고 요산결석, 수산결석, 인산석이 나타난다. 주로 앉아서 업무를 보는 사람이나 미식가로 수산(蓚酸)이 많은 과일이나 채소, 육류를 많이 먹는 사람에게 나타난다. 증상으로는 요통, 산통발작(疝痛發作), 혈뇨(血尿)를 보이며 합병증으로 신우염, 신우신염, 방광염 등이 나타난다.

색채치료에서는 〈신장결석〉, 〈각종 결석용해〉의 탐색봉으로 검사하고, 반응한 색채를 발등 쪽의 신장 색채응답점 또는 한방의 부류혈 근처에 첩부한다. 하복부와 허리에 걸친 극심한 통증을 수반할 때에는 수신증의 탐색봉 검사도 필요하며, 반응한다면 같이 위에서 반응한 색채와 더불어 중첩하면 5분 이내에 통증이 경감되기 시작한다.

경락의 탐색봉으로는 신경, 방광경에 반응한다. 부류혈, 신유혈 및 이개부의 색채응답점과 요부의 동통 색채응답점에 신장결석 색을 첩부하면 즉효적으로 통증이 없어진다. 그 후에도 계속 붙여주면 결석은 소멸한다.

전립선비대

전립선비대증의 주된 원인으로 노화, 호르몬, 흡연, 비만, 간경변, 음주, 고혈압, 가족력을 들 수 있다. 그러나 이것들은 단지 의심되는 요인일 뿐, 현재 전립선비대증의 원인은 알려져 있지 않다.

전립선비대증은 고혈압, 고혈당, 비만이나 고지혈증과의 관계와 대사증후군과의 관계에 대해서도 지적되는 경우가 있다. 야채, 곡물, 콩 등에 포함된 이소플라보노이드가 전립선비대증의 발병 억제효과가 있다고 한다.

또한 흡연과 알코올, 성생활과의 인과관계를 지적하기도 하는데, 불분명하다. 이처럼 발병 메커니즘은 아직 해명되지 않았지만 남성호르몬 작용과 관련이 있는 것은 확실히 중년 이후 남성호르몬을 포함한 성호르몬 환경의 변화가 일어나는 것으로써 발병하는 것으로 생각되기 때문이다.

전립선비대는 중년기 이후 내분비의 변화를 동반한다. 전립선이 병적으로 증대되어 배뇨장애와 잔뇨감을 느끼며 방광, 이뇨관, 신장에 변화를 일으키는 것이다.

색채치료의 〈전립선비대〉는 조직학적 명칭이 붙어 있는 색채소자가 여러 종류 개발되어 있으며, 반응한 색채탐색봉으로 족내과첨의 주변에 있는 전립선 색채응답점을 찾아 확인한 후 해당 색채를 첩부한다.

색채를 붙인 후에 배뇨를 하게 되면 소변이 나오는 인터벌이 짧아지고, 소변의 줄기도 시원스럽게 나오게 되며 점차 잔뇨감이 소실되게 된다. 지속적인 치료로써 더욱 편안해지게 된다.

경락상으로는 신경, 간경, 비경, 방광경에 반응이 나타난다. 이상부위를 찾아 각각의 〈경락〉 색채를 붙인다. 특별히 전립선암에 해당하는 탐색봉으로 반응 유무를 조사하는 것도 잊어서는 안 된다.

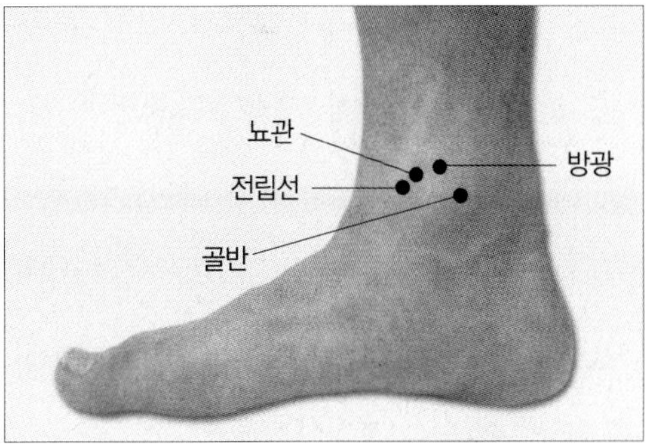

07 이비인후과 질환

만성부비강염

부비강염(副鼻腔炎)이란 부비동의 점막에 세균, 바이러스에 감염된 것에 의해 염증이 발증하며, 코막힘, 콧물, 기침, 두통 등의 다양한 증상이 나타나는 질환이다. 1960년대까지는 매우 빈발하는 질병이었지만 생활환경의 개선과 식생활환경, 그리고 의료기술의 진보에 따라서 1970년대 이후부터는 환자의 수가 상당히 줄어들게 되었다.

그렇지만 아직도 화분증, 초미세먼지, 현대인의 다양한 스트레스에 노출과 자가면역계의 항진에 따른 부비강에 존재하는 상주(常住) 미생물에 의해 흔하게 볼 수 있는 질환이다. 일명 축농증으로 알려져 있는 질병이며, 비만세포의 항진에 따른 비갑개의 비후화에 의한 코막힘, 콧물, 두통, 후각의 감퇴, 코에서의 악취, 호흡곤란, 감기에 쉽게 걸리는 증상을 발현시킨다.

하지만 알레르기성 비염과는 다르며, 고름이 섞인 콧물이 나오고, 고개를 숙이면 안와(眼窩) 및 전두부의 무거움이나 통증을 호소하는 일도 있다.

이런 증상의 경우 〈축농증〉, 〈만성부비강염〉, 〈만성부비강염비루〉의 색채탐색봉으로 이상부위를 조사하고, 바이러스나 세균 감염도 있으므로 반드시 이것들을 포함한 색채를 사용한다. 색을 붙이자마자 코막힘 등은 즉시 해소되지만 치유되었다고는 할 수 없다. 지속적으로 색을 붙여야 치유된다. 특히 총회, 아문혈 등 이개부에 색채를 붙이면 좋은 결과를 얻을 수 있다.

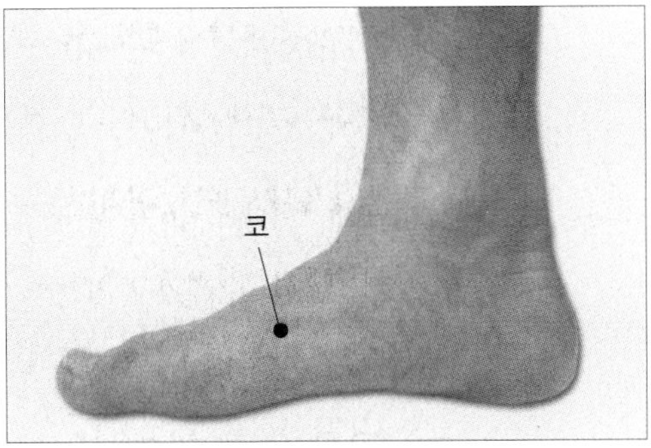

알레르기성 비염

최근 꽃가루 알레르기(화분증)를 비롯한 알레르기성 비염(allergic rhinitis) 환자가 급증하고 있다.

알레르기성 비염은 발작성 · 반복성의 재채기, 콧물, 코막힘을 주로 나타내는 코 점막에서의 1형 알레르기이다. 코 알레르기(nasal allergy)라고도 하며, 코 점막에 급성으로 발증하는 염증인 비염 이외에, 즉 부비동 등 코 알레르기 질환 전반을 가리킨다.

알레르기성 비염은 연중발증(통년성(通年性))하는 것과 계절성이 있는데, 후자의 대표적인 것에는 꽃가루 알레르기가 있다. 또한 공기가 건조한 계절에 따라 비염을 일으키는 경우도 있으며, 차가운 기온에 노출되면 발증하는 한랭 알레르기(cold allergy)도 있다.

협의 및 일반적으로 사용되는 의미에서의 알레르기성 비염은 연중 발생하는 알레르기성 비염을 가리키는 경우가 많다. 통년성 알레르기 비염의 대표적인 것은 진드기에 의한 비염이다. 그러나 곰팡이에 의한 비염도 적지 않은 것으로 보고되고 있다.

색채치료에서 알레르기성 비염에 효과적으로 적용할 수 있는 색채소자는 구체적으로 정리 개발되어 있다. 그러나 알레르기성 질환은 면역시스템의 과잉 작동에 의한 것이므

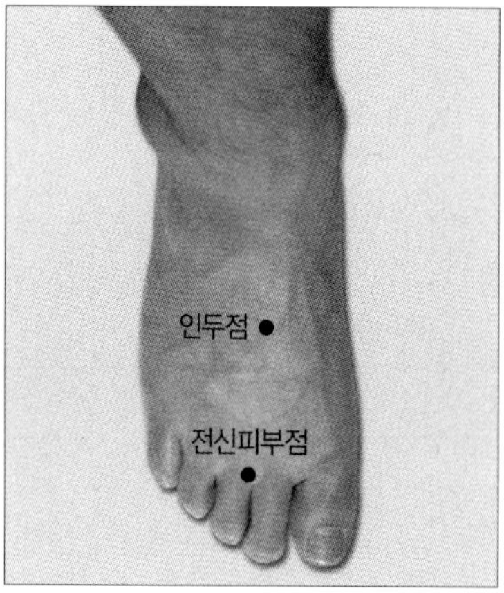

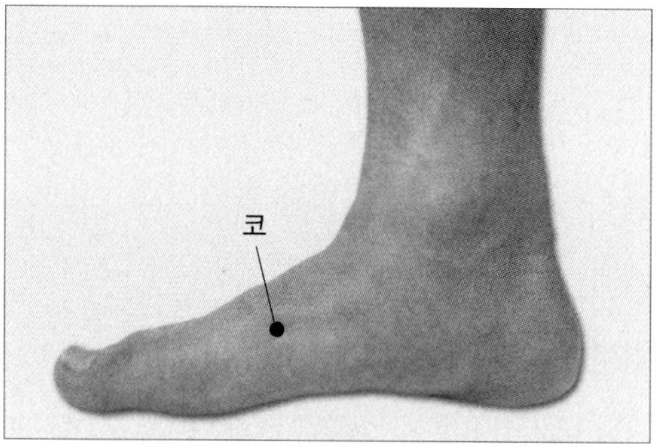

로 면역시스템의 안정을 위한 '면역학적' 어프로치와 '자율신경 면역체계'를 색채소자로 써 조정할 필요성이 있다.

색채치료에 적용하는 색채소자로써는 〈알레르기성 비염1〉, 〈알레르기성 비염2〉, 〈과민성 알레르기〉, 〈한랭 알레르기〉, 〈화분증〉, 〈PM2.5〉, 〈염증성질환〉, 〈염증억제〉 등이 있으며, 발등에 있는 비염의 색채응답점이나 피부 색채응답점, 그리고 인두부의 색채응답점에 색채소자를 첩부하는 것으로써 효과를 발휘할 수 있게 된다.

급 · 만성인두염

급 · 만성인두염(急 · 慢性咽頭炎)은 목(인두)의 점막이나 림프 조직에 생기는 급성 염증이다. 감기 바이러스(아데노 바이러스, 인플루엔자 바이러스, 콕사키 바이러스 등)에 의한 것이 많다. 최초에는 바이러스 감염으로 발병하며 이후에 세균 감염으로 이행되기도 한다. 또한 처음부터 세균 감염이 일어나기도 한다.

급성인두염의 증상은 목이 따끔따끔하거나 위화감이 있고 통증이 있으며, 음식을 삼킬 때 목이 아프고 가래가 나오며, 기침이 나고 발열과 목의 통증이 이개부에 전해져 중이염이 아닌데도 이개부가 아프다고 느끼는 것 등이다.

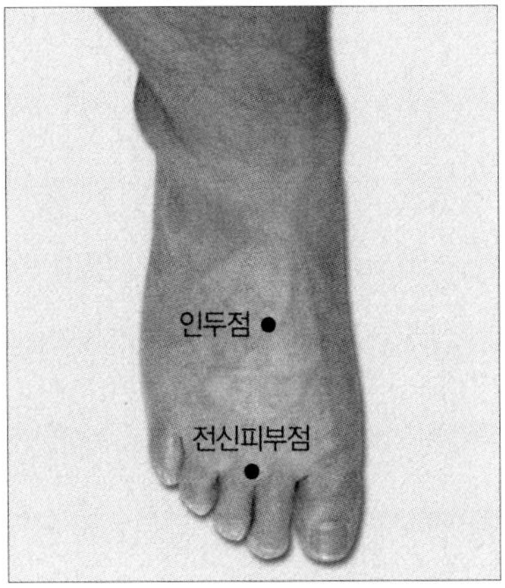

특히 최근에는 중국발 초미세입자(Particulate matter, PM2.5)와 황사에 의한 급 · 만성인두염, 염증성편도선염, 상기도염, 알레르기성 비염, 안구결막염, 기관지염, 폐렴 등의 이환율이 증가하고 있다는 보고가 있다. PM2.5, 즉 미세입자상물질이란 입경(粒徑) 2.5㎛(= 2.5mm의 1,000분의 1) 이하의 입자형태의 물질이다. 마이크로(μ)는 100만분의 1의 단위. 2.5(㎛)는 머리카락 굵기의 30분의 1 정도, 꽃가루보다 적은 크기이다. 따라서 PM2.5는 아주 미세한 오염물질이기 때문에 호흡기 등 건강에 악영향이 크다고 알려져 있다. PM2.5는 체내의 폐포 속으로 침투해 염증 반응이나 혈액 중에 혼입하는 등의 우려가 있다.

색채치료의 임상효과는 위에 열거하는 증상에 대해 짧은 시간 내에 발휘하고 있다. 급성 또는 만성인두염에 효과적으로 적용할 수 있는 색채소자가 다수 있다. 〈만성인두염〉, 〈급성인두염〉, 〈PM2.5〉, 〈염증성질환〉의 색채탐색봉으로 검사하여 선별된 색채를 발등의 인두부 색채응답점에 첩부한다.

또 옛 중국의 송나라 때 장중경이 편찬한《금궤요략(金匱要略)》에 기술된 상한방(傷寒方)의 한방약재와 정보위상이 같은 이른바 한방약재의 색채소자를 다종다양하게 개발하고 있다. 그중에서 마황부자세신탕(麻黃附子細辛湯)이나 소청룡탕(小青龍湯)의 색채를 병용한다면, 목의 통증으로 인한 타액을 삼키거나 물을 마실 때 고통스런 증상은 하루가 지나기도 전에 해소되는 것을 확인할 수 있게 된다.

전통의학의 경락치료를 적용할 경우에는 천돌, 유부(兪府), 내관, 합곡, 곡지, 용천을 취혈하는 것으로 효과를 볼 수 있다. 더불어 보렐리아균(Borrelia), 녹농균, 사이토메가로바이러스(Cytomegalovirus) 등이 발견되므로 반응하는 탐색봉을 선별하여 인두부 색채응답점에 색채를 붙이는 것에 의해 단 하루만에 치유되는 사례가 많다.

쉰 목소리, 성대결절

인간은 목 안쪽에 있는 성대를 개폐 진동시켜 발성을 할 수 있다. 이 성대가 위축되고 만성인두염, 성대결절의 원인으로 완전히 닫히지 않게 되면 쉰 목소리가 나거나 심하게 되면 목소리 자체가 나오지 않게 되는 경우가 있다.

성악가를 비롯해 아나운서, 행사의 사회자가 전문직업인 사람의 경우에는 직업인으로서의 생명이 걸려있는 심각한 질병임에는 틀림없다. 실제로 소프라노 가수 및 오페라 가수가 외과적 수술로 인해 결국 목소리를 잃게 되어 좌절의 인생을 살아야만 한다는 안타까운 사례도 종종 접하게 된다.

색채치료에서는 〈성대결절〉, 〈만성인두염(husky voice)〉, 〈결절용해〉 등의 색채탐색봉으로 검사하고, 이에 반응한 색채를 발등의 인두 색채응답점에 첩부하는 것으로써 원래의 음색의 목소리를 회복시킬 수 있게 된다.

가장 드라마틱한 사례를 소개하자면 소프라노 가수가 교회에서 찬양을 하는데 어느 날 돌연 목소리가 쉰 소리를 내게 되었다. 2년 가까이 고통의 나락 속에서 고민하던 중에 친구인 피아노 연주자로부터 색채치료 이야기를 듣고 우리 연구소에 방문하였다.

색채탐색봉으로 검사한 결과 성대결절은 반응이 없고, 만성인두염, 근구축, 긴장성근증후군, 스트레스, 유해전자파 폭로의 탐색봉에서 반응하였다. 이에 해당 색채소자를 양쪽 발등에 있는 인두점에 첩부하자, 이 소프라노 가수는 목에서 시원한 느낌이 든다고 말하였다. 우리는 가수에게 1주일 정도 경과를 지켜보자고 하였다.

1주일 후에 이 가수는 90% 정도 원래 자신의 목소리를 찾은 것 같다고 하였다. 다시 이전의 색채를 교체해 첩부해 주었더니 그 다음 주에 방문했을 때 "이젠 다시 예전처럼 노래할 수 있게 되었다"고 밝은 얼굴로 감사의 말을 하였다. 3회만으로 완치된 사례이며, 이와 같이 상식을 뛰어넘는 효과를 자주 경험할 수 있다.

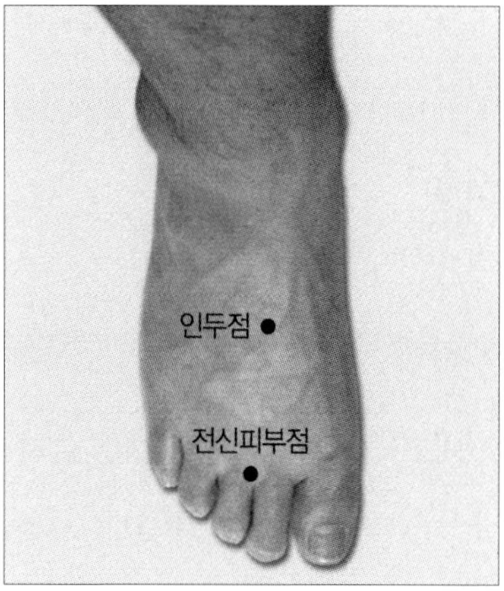

메니에르(회전성현훈)

발작적인 현기증과 이명증을 보이고 난청, 구토, 안진(眼振) 등을 동반하는 삼반규관(三半規管) 및 미로(迷路)의 질환이다. 내이의 자율신경 이상, 미로내림프압의 항진, 두통, 권태감 등이 나타난다.

메니에르병에 대해 색채치료는 즉효성이 뛰어나다. 이개부 주변 및 귓속에 메니에르 탐색봉으로 이상부위를 확인하고, 그곳에 〈메니에르〉, 〈만성현훈〉의 색채를 붙이면 어지러

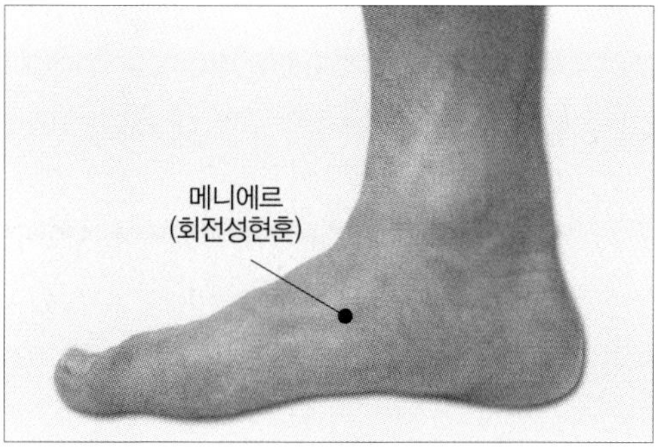

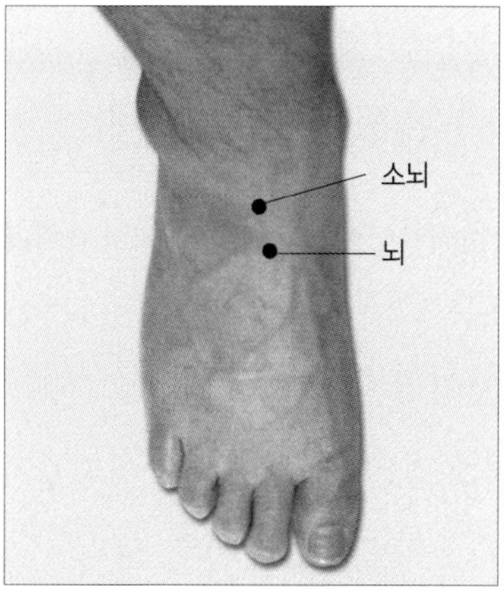

움 증상이 즉시 없어지고 상쾌해진다. 역시 바이러스나 세균 감염이 있는 경우가 많기 때문에 헤르페스 S1, S2 및 사이토메가로 바이러스의 탐색봉으로 검사하는 것은 당연한 것이다.

이명, 난청

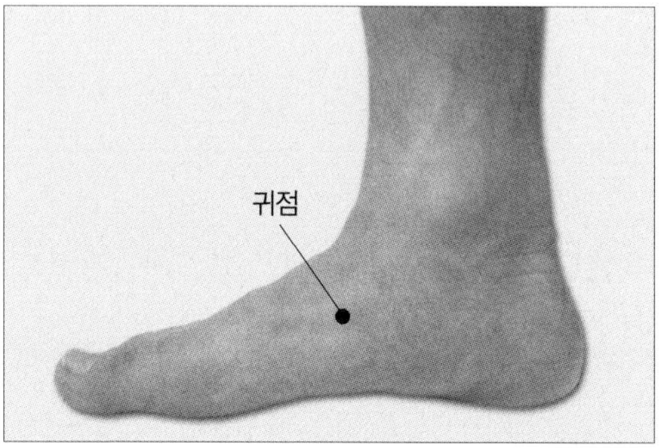

이명(耳鳴)에도 개인차가 있지만, 흔히 청각기관의 전도경로에 이상이 있는 경우가 많은데, 이 경우 메니에르병에 걸리거나 난청이 되기 쉽다.

이명일 경우에는 청궁, 청회, 이개부 아래쪽의 이통혈(耳通穴)에서 반응한다. 〈이명증〉 탐색봉으로 반응 부위를 확인하고 해당하는 색을 첩부하면 되는데, 이명의 증상에는 〈잠재성 바이러스〉도 관여하고 있으므로 이를 포함시킨다.

난청의 경우 〈돌발성난청〉과 〈난청A〉, 〈난청B〉의 색채탐색봉으로 탐색하고, 반응한 탐색봉의 색채소자를 발의 〈청각응답점〉에 첩부하면 좋은 결과를 얻을 수 있다.

경락치료에서는 소장경, 담경, 신경, 삼초경의 색채탐색봉으로 검사한다. 이명과 난청 공동으로 반응한 각각의 〈경락〉 색채소자를 원혈과 락혈에 붙이면 되는데, 즉효적인 효과를 볼 수 있다.

중이염

중이염은 급성단순성 중이염과 급성화농성 중이염이 있다. 급성화농성 중이염은 흔히 소아에게서 많이 보인다. 대개는 감기, 유행성감기, 상기도의 염증, 비질환 등에 의해 유발된다. 용혈성 연쇄구균(溶血性連鎖球菌), 폐렴균, 클라미디아 등의 바이러스 감염이 있다.

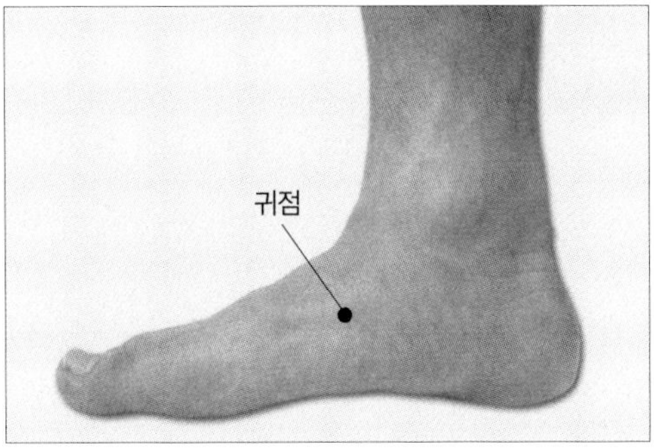

이개부 주변에는 〈중이염〉 탐색봉으로 이상부위를 찾아서 〈중이염〉 색채를 붙이는 것에 의해 진행을 저지시킬 수 있다. 〈유아중이염〉, 〈농성중이염〉의 경우 대부분 즉효적으로 치유가 된다.

경락으로는 담경, 신경, 삼초경, 소장경에 반응대가 있기 때문에 각각의 경락상의 원혈과 락혈에 해당 색을 첩부한다.

08 안과 질환

안검하수, 마비성사시

신경핵 또는 안구외근이나 상안검거근의 기질적인 병변에 의해 발병하며, 부비강염 등에서 기인하는 경우도 있다. 가벼운 증상의 경우 안륜근이 씰룩씰룩 경련을 일으킨다.

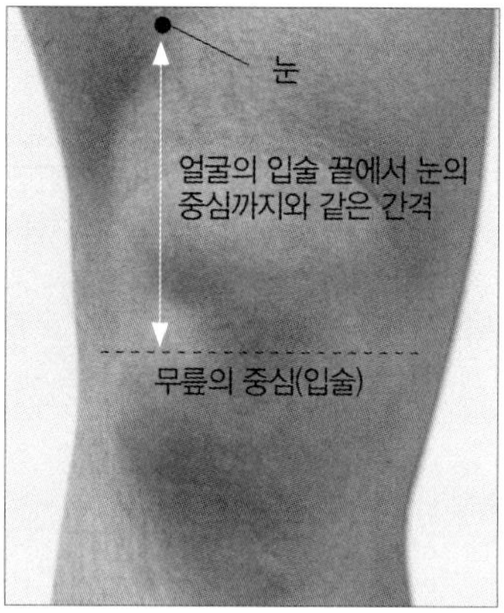

〈안검하수〉의 색채를 붙이면 되며, 경락치료의 경우 간경, 위경, 담경, 대장경, 삼초경에 반응한다. 더불어 안과 질환에 해당하는 탐색봉으로 이개부의 색채응답점을 찾고, 태양혈과 풍지혈에도 색채를 붙인다. 가벼운 증상이라면 즉시 효과를 볼 수 있다.

맥립종(다래끼)

눈꺼풀 지선의 급성화농성 염증으로 안검이 검붉어지고 동통이 있다. 황색포도상구균도 나타난다.

색채치료로는 하루만에 효과를 볼 수 있다. 코의 첨단(소료혈)에 황색포도상구균, 로타바이러스, 보렐리아균(Borrelia), 화농연쇄구균, 아목실을 포함한 색채를 붙인다. 또한 빨갛게 부어 있는 부위 위에 〈통증〉 색과 페니실린계의 대표적인 항생물질로 알려진 〈아목실(amoxil)〉의 색채가 조합되어 있는 〈염증성질환〉의 색채를 안대에 끼워서 맥립종이 있는 곳에 닿도록 하면 간단하게 낫게 된다(슬관절상의 〈눈〉 색채응답점 참조).

녹내장

녹내장(綠內障)은 망막신경절세포가 사멸하는 진행성 질환이며, 특징적인 시신경 변형 및 시야 결손을 나타낸다. 우각(隅角)의 소견에서 개방우각녹내장(開放隅角綠內障)과 폐색우각녹내장(閉塞隅角綠內障)으로 분류된다. 기본적으로 현재는 한 번 상실한 시각은 회복이 곤란하기 때문에 실명의 원인이 될 수 있다. 최근 들어 당뇨병망막증을 제치고 실명의 첫 번째 원인이 되고 있다는 연구보고도 있다.

시야협착은 자각하지 않는 중에 말기 증상에 이르는 것도 많으므로 정기적인 검사가 요망된다. 예전에는 안구의 안압이 높은 것이 원인이라고 생각하여 안압을 낮추는 것으로서 시야장애의 진행을 멈추게 하는 방법을 취하였다. 안압을 30% 감소시킴으로써 정상안압 녹내장에서 환자의 80%가 시야장애의 진행이 정지했다는 연구보고도 있다.

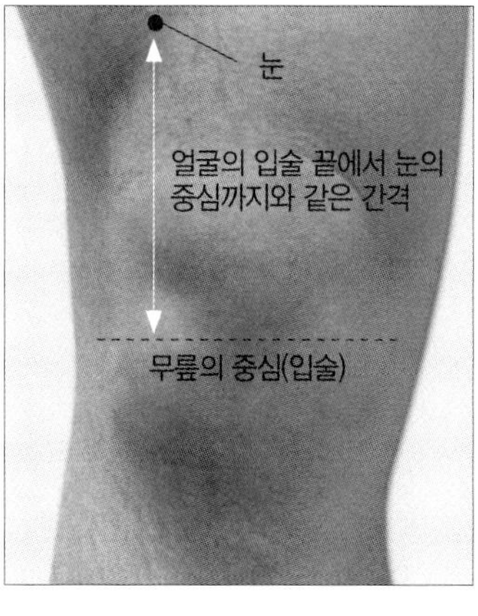

그러나 안압이 정상범위(10~20mmHg)라도 녹내장을 앓고 있는 환자가 많은 것으로 확인되었으며, 현재는 시신경유두(視神經乳頭)의 취약점이 녹내장의 원인으로 생각되고 있다. 상실한 시신경의 회복은 곤란하지만 최근에는 이를 재생하는 연구도 진

행되고 있다.

색채치료 연구에서 안과영역에 적용 가능한 색채를 다종다양하게 발견하고 이를 규격화하는 색채로 개발하고 있다. 녹내장에 적용할 수 있는 색채의 종류는 급성폐색우각녹내장(急性閉塞隅角緑内障), 만성폐색우각녹내장(慢性閉塞隅角緑内障), 속발성우각녹내장(続発性隅角緑内障), 원발개방우각녹내장(原発開放隅角緑内障), 속발개방우각녹내장(続発開放隅角緑内障) 등 다양하지만, 일반적으로 〈녹내장〉, 〈방수순환장애〉, 〈시신경유두함몰(視神經乳頭陥沒)〉 등의 색채를 적용할 수 있으며, 재생의료에서 사용하고 있는 줄기세포(주)를 색채화한 〈시신경제간세포〉의 색채와 더불어 슬관절 위에 있는 〈눈〉의 색채응답점에 첩부하는 것으로 한다.

몇 건의 사례에서 색채를 붙이자, 이내 고안압에 의해 안구의 깊은 쪽에서 느끼던 시큰한 통증과 답답함을 느끼던 위화감이 해소되었다고 하는 환자들을 볼 수 있었다.

백내장

백내장(白內障)은 눈의 수정체를 구성하는 단백질이 변성하고 황백색 또는 흰색으로 탁해지는 것으로써 발증하는 질병이다. 백내장이 발증하는 원인으로 가장 많은 것은 노화에 의한 것으로, 노령성백내장이라고 한다. 개인차는 있지만 수정체가 탁해지는 것 자체는 나이를 거듭하면 많은 사람에게 일어나므로 일종의 노화현상이라 할 수 있다.

그 외에도 아토피성 피부염이나 당뇨병 등의 합병증, 산모의 체내에서 풍진에 감염하는 등의 선천성인 것, 눈의 외상이나 약물의 부작용 등이 있다. 이 외에도 백내장 발병 위험을 높이는 위험인자로서 흡연, 자외선, 활성산소, 알코올 등이 있다. 백내장의 경우에는 최근 안과영역에서 의료기술의 진보에 따라 짧은 시간 내에 수술하는 요법이 성행하고 있는 추세이다.

색채치료에서는 〈백내장〉 관련 색채를 적용하고 있으며, 이러한 안과 질환에도 바이러스, 세균 감염이 나타나므로 검사를 할 필요가 있다. 첩부하는 장소는 슬관절상의 〈눈〉 색채응답점이 효과가 좋은데 눈 주변, 이개부에 있는 색채응답점을 병용할 수 있다.

경락으로는 삼초경, 대장경, 담경, 간경에 색채응답점이 보이는데, 이 경우에도 경락의 색채를 붙인다. 즉효성은 없으나 시력회복이 되면서 서서히 개선된다.

09 피부과 질환

아토피성 피부염

색채치료에서는 시스템스 바이올로지(Systems biology)의 이론과 면역체계의 이론을 응용하여 생체 특유의 기능계를 조정하는 것으로써 치유 · 수복능력을 높이는 것을 타깃으로 실행하고 있다. 이러한 방법은 면역계의 안정에 즉각적으로 영향을 끼치게 될 것이며, 종래의 면역억제요법으로만 편중된 화학적 약물재제의 강고한 치료법과는 사뭇 다르다.

현대의료에서는 면역강화라는 애매한 용어를 만들어내어 이제는 일반인에 이르기까지 이 면역강화라는 용어를 일상적으로 사용하게 되었다. 그러나 정작 현대의료에서의 약물요법이라는 것은 실제로 모두 면역억제를 목표로 하는 수단과 방법들이 대부분이다.

예를 들어 고열의 환자에게 해열제를 처방하는 것과 혈압을 조정하는 약제 및 소염, 진통의 약물들도 면역억제요법의 예이다. 의사의 처방 중에 '침상에서 안정할 것(take a bed rest)'은 면역안정을 위한 처방인 것처럼 보인다.

아토피성 피부염의 경우 만성습진, 표면의 진무름, 부스럼, 조직액 삼출 등이 항상 반복한다. 유소아의 굴측성태선화습진(屈側性苔癬化濕疹)은 소아기를 지나면서 점차 사라지는

데, 그중에는 성인형으로 이행하는 경우도 있다. 아토피성 피부염, 알레르기성 피부염 병태의 기저부에는 면역체계의 항진이라고 하는 과잉활동이 작용하고 있다.

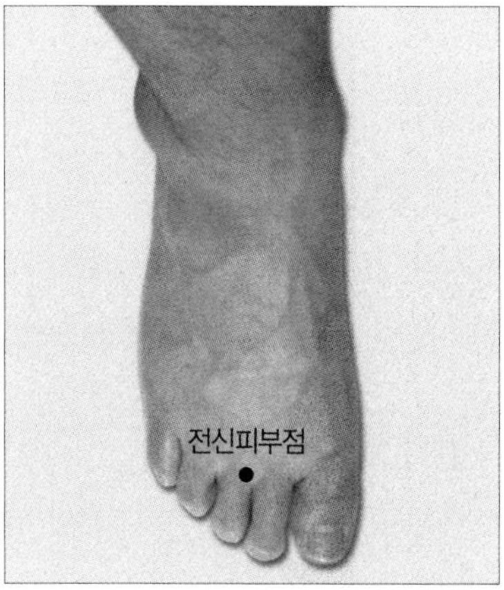

색채치료 연구는 면역질환에 관계하는 다양한 〈자기항체〉, 〈면역글로불린(IgE)〉 계통, 〈히스타민(histamine)〉 등의 생리활성물질, 사이토카인(cytokine) 등과 위상이 같은 색채군을 발견하고, 이것을 색채치료에 적용할 수 있는 색채소자로 개발되어 있다. 피부면역관련 질환에 효과적으로 적용할 수 있는 색채들을 발견하였으며, 이를 색채소자화 함으로써 피부 질환에 따른 패턴(pattern)별로 개발하였다.

따라서 〈아토피〉, 〈피부활성화〉, 〈이온펌프〉, 〈종합진균류〉, 각 〈피부질환 패턴〉의 탐색봉을 가지고 반응검사를 실시하고, 여기에 각종 알레르겐(allergen)의 탐색봉으로 시스테마틱하게 선별검사 후, 반응한 알레르겐의 색채소자를 적용하는 것은 효과를 상승시키게 한다. 또한 자율신경을 조정하는 교감 · 부교감신경의 기능항진을 조정하는 각각의 색채가 개발되어 있다. 따라서 한국에서도 잘 알려져 있는 '아보 도오루(安保徹)' 교수의 이론인 자율신경면역체계를 조절하는 것도 용이하다.

한편, 피부면역에서의 주역들인 면역인자들의 조합을 통해 개발된 〈아토피, 알레르기성 질환〉의 색채, 피부과 전문 질환에 적용하는 색채군 〈피부질환 A~K 패턴〉의 색채를 탐색봉으로 선별하여 발등에 있는 피부점에 좌우 2점씩 붙인다. 환자의 섭식 · 주거 · 생활환경에 따라 치유기간의 차이는 있지만, 극적인 결과가 나타나는 경우가 많다.

경락탐색봉으로 진단할 경우 반드시라고 해도 좋을 정도로 대장경, 소장경, 비경, 간경,

삼초경, 폐경에 반응한다. 그리고 바이러스나 세균도 무시할 수 없는 요소이다. 대장균, 대변연쇄구균, 장염균, 녹농균에 해당하는 탐색봉이 반응하는 사람도 많은 것으로 보아 이러한 요소도 관계하는 것 같이 생각된다. 경락 색채의 오행침법을 응용하는 경우에는 대장승격이 효과적이라는 것을 몇 건의 케이스에서 확인할 수 있었다.

알레르기성 피부염

생활환경으로부터 다양한 인자(allergen)가 피부점막을 자극해서 생기는 천재성(淺在性) 피부염증으로서 가려움, 작열감, 홍조, 종창, 작은 물집 등이 나타난다. 음식물이나 자극성 물질 등도 원인이 되는데, 달걀이나 우유, 약물, 금속, 수목, 화초의 종류에 따라 민감하게 반응하고 피부점막에 발진이 생긴다.

색채치료의 임상적 어프로치는 〈과민성 알레르기〉, 〈피부활성화〉, 〈항히스타민〉, 〈피부질환 D 패턴〉, 〈총합진균류〉의 탐색봉을 가지고 반응검사를 실시하고, 여기에 각종 알레르겐(allergen)의 탐색봉으로 시스테마틱하게 선별검사 후, 반응한 알레르겐의 색채소자를 중첩하여 발등의 피부 대표 응답점에 첩부하면 그 효과를 기대할 수 있다(아토피성 피부염 피부응답점 참조).

참고로 피부질환의 감별진단 및 치료는 현대의 표준의료에서도 매우 어려운 것이어서 대증요법으로 완화를 목표로 관리하는 대상의 질환인 경우가 많다는 것이다.

경락으로는 폐경에 주로 반응한다. 고전에 "폐는 피모(皮毛)를 다스린다"고 하였다. 또한 대장경에도 반응한다. 알레르기 탐색봉으로 이개부의 색채응답점과 견우, 곡지, 열결, 그리고 개인에 따라 복부의 색채응답점도 조사해 보아야 한다. 일단 모든 경락을 조사하여 대처한다.

10 운동 · 관절계 질환

편타증

편타증(鞭打症)은 주로 자동차의 추돌, 충돌, 급정차 등으로 목이 채찍과 같이 휘둘리는 것에 의해 일어나는 증상을 말한다. 스포츠선수들 또는 일반 생활스포츠 경기 중 충돌시 경추부의 염전(捻轉)이나 타박에 의해 경추부의 인대손상이 일어난다.

편타증은 공식적인 질병명이 아니며 경추염좌, 경부좌상, 외상성경부증후군 등으로 불리고 있지만, 상해에 따른 경추염좌형, 경추근증상형(頸椎根症狀型), 척수증상형, 후부교감신경증후군(後部交感神經症候群), 척수액감소증(脳髓液減少症) 등으로 다양하게 진단된다. 자각증상으로 후두통, 두중감, 경배부통, 상지의 저림, 어지러움, 초기에 구역감 등이 나타나기도 한다.

편타증에 대해서 색채치료적 접근은 매우 이상적인 결과를 가져올 수 있다. 〈경추추간판증후군〉, 〈긴장성근증후군〉, 〈근구축〉, 〈통각 시리즈〉의 색채소자를 중첩하여 족외과의 경추 색채응답점이나 경추극돌기 주변에 나타나는 압통점에 첩부하면 개선이 된다. 경추부위에 〈중사각근〉의 색채를 붙여야 되는 경우도 있다.

한의학적 어프로치에서는 경락탐색봉의 삼초경, 대장경, 소장경, 담경, 방광경에 반응한다. 경락의 이상부위에 각각의 색을 붙이면 좋지만, 그렇게 해도 통증이 없어지지 않을 경우 〈통증〉과 〈연부조직염〉에 해당하는 탐색봉으로 이상부위를 확인하여 그곳에 색채를 붙이면 통증이 소실된다. 마비감(저림증)은 〈저림마비〉 탐색봉으로 이상부위를 찾아 해당 색채을 붙임으로써 감각을 정상화시킬 수 있다.

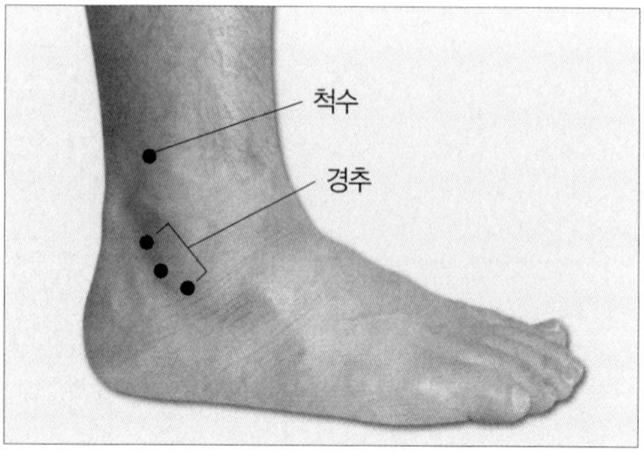

견관절주위염(일명 오십견)

특별한 유발계기가 없는데도 어깨에 통증이 발생하여 움직이기 거북하고, 저고리를 입거나 머리를 빗기조차도 곤란하게 된다. 유착성관절포염(癒着性關節包炎), 오십견이라고도 한다. 주로 50~60대에 호발하는데 최근 30~40대에서도 빈발하는 것으로 알려져 있다. 견관절주위염은 방치해 두어도 낫는 경우가 있지만, 그렇지 않는 경우에는 견관절의 구축으로 인한 동작 제한을 평생 받게 되는 경우도 많다.

견관절주위염은 견관절의 건판염에 의해 통증이 일어나는 증상이다. 견관절의 통증은 '석회성건판염'과 '건판단열' 등에서 발생한다. 그 대표적인 것이 견관절주위염이다. 석회성건판염이나 건판단열 등도 넓은 의미에서 견관절주위염에 포함할 수도 있지만, 최근에는 견관절에 장애가 있고 뚜렷한 진단명이 붙여지는 경우, 견관절주위염에서 제외하고 있다. 따라서 견관절주위염이라고 하는 경우 일반적인 견관절주위염을 말한다.

색채치료에서 견관절주위염 치료효과는 아주 우수하다. 보통의 경우, 1주일에 1회씩 3~4회로 치료되지만, 유착으로 인한 구축이 심한 경우는 시간이 조금 더 경과하게 되는 경우도 있다. 〈견관절주위염〉, 〈회전근개파열〉, 〈견관절충돌증후군〉, 〈석회화건판염〉, 〈근육염증조직항체〉, 〈염증성질환〉의 색채탐색봉으로 반응 여부를 확인하고, 반응한 탐색봉의 색채소자를 환측 족외과 하부나 슬관절 측부의 견관절 색채응답점에 첩부한다.

때로는 〈반흔조직수복〉의 색채나 〈통각 시리즈〉에 관련하는 색채를 추가하기도 한다. 단 1회의 치료로도 관절가동범위(ROM)가 정상 상태까지 호전되는 경우가 많다. 또 상완부를 따라서 손가락까지 시큰거리고 마비감이 있는 증상에는 〈저림 · 마비〉의 색을 반응부위에 붙이는 것만으로 즉시 증상이 소실되는 것을 확인할 수 있다.

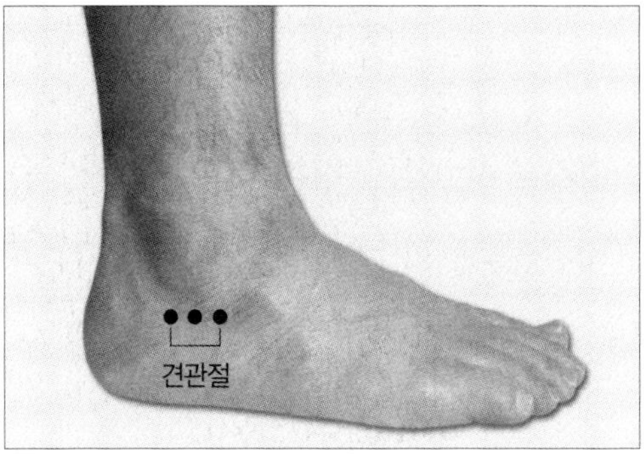

경락치료로서 〈대장경〉, 〈삼초경〉, 〈소장경〉의 경락 색채를 원혈(原穴) 또는 락혈(絡穴) 등 각각의 경락에 붙이는 것만으로 아픔이 소실되는 사례도 많이 접할 수 있다. 경락치료는 색을 첩부하는 경혈이 적어서 용이하다는 특징이 있다.

건초염

급성건초염은 포도상구균, 연쇄구균 등의 화농균에 의해 일어나는 것과 결핵균에 의한 것 등이 있다. 그러나 대부분의 건초염은 과도한 운동에 의해 마찰계수 증가로 인한 건초의 충혈, 피로, 비후와 깊은 관계가 있다. 때로는 발적, 종창, 동통을 동반하는 경우가 있는데, 이것은 테니스, 골프 등에 의한 인대손상이 원인이다.

통증이 있는 국소의 이상부위에 건결합부 연증에 해당하는 〈건 · 건초염〉 색채를 붙이면 즉효적으로 통증이 사라진다. 전신의 관절부위, 특히 과부하가 걸리게 되는 견관절, 주관절, 손목, 손가락, 발목, 슬관절 등에서 발증하는 대부분의 관절통은 〈건 · 건초염〉의 색채가 치료의 주역이 된다. 아픔이 강하게 나타나는 곳에 4~7점 정도를 염증성질환의 색채와 중첩해 붙인다면 경증이라면 1주일 이내에, 조금 심하게 된 증상이라면 3~5회 1주일 간격으로 색채소자를 교체해 주면 완치될 수 있다.

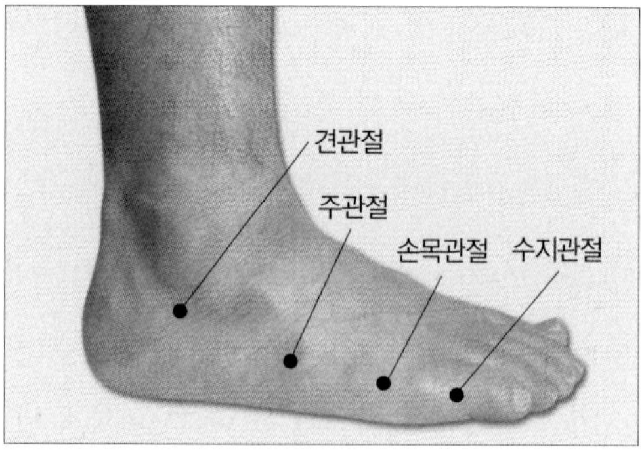

요통

직립보행을 하는 우리 인간들에게 요통은 운명적인 질병이라고 생각할 수 있다. 한 인간이 생애에 걸쳐서 요통을 경험하지 않을 사람은 과연 존재하는 것일까.

요통은 발병 원인과 병태 또한 매우 다양하고 복잡하다. 그래서 요통 환자들 중에 정형외과 진료를 받아왔지만 좀처럼 개선되지 않기 때문에 한의원의 침구치료를 비롯한 다양한 요법을 찾아 전전하는 사람들도 적지 않은 것으로 알려져 있다. 뿐만 아니라 정골요법이나 마사지 등을 정기적으로 찾는 요통 환자도 점점 늘어가는 추세라고 한다.

색채치료의 요통치료는 세컨드 오피니언(Second opinion)에서 적극 추천할 만한 것이라고 자부한다. 추간판탈출증(요추디스크증)과 같은 고통스러운 요통도 대부분 7회 정도의 치료로서 극적으로 개선되는 것을 경험할 수 있다.

요통에 관한 어프로치에서 다음과 같은 색채탐색봉으로 어떠한 원인의 요통증인지를 살펴보지 않으면 안 된다. 물론 의료기관에서 정형외과적 검사를 받는다든지 하는 협진체계를 갖춘다면 더욱 이상적일 것이다.

실제로 필자가 연구논문을 쓰기 위한 일환으로 다음과 같은 임상실험을 실시하였다.

실험장소를 제공한 KGS정형외과에서 현대의료의 치료를 받아오던 '퇴행성슬관절염' 환자를 선별하고 색채치료의 임상실험으로 연계하여 실행하였다. 실험설계에서 '현대의료적 검사결과에 의한 색채치료의 연동치료'로서 적용한 임상연구였으며, 본 실험에 참여했던 정형외과전문의, 한의사, 7년 이상 경력의 물리치료사, 학위과정의 대체의학전공자 등의 협력에 의해 효과적이고 성공적인 연구를 실행할 수가 있었다.

이와 같은 협진체계는 퇴행성슬관절염을 비롯한 다양한 난치성 만성질환 환자분들에게 비침습적 온존요법을 적용할 수 있다는 것을 시사한다.

우선 〈결핵성척수염〉, 〈급성화농성척수염〉, 〈요추추간판헤르니아(디스크탈출증)〉, 〈요추미끄럼증〉, 〈변성성척주관협착증〉, 〈요부척주관외측협착〉, 〈척추카리에스〉, 〈진균성척추염〉, 〈파괴성척추관절염〉, 〈요추분리증〉 등의 색채탐색봉으로 해당하는 것을 선별하는 검사를 한다.

또한 〈대요근증후군〉, 〈이상근증후군〉, 〈근구축〉, 〈근근막성동통증후군〉의 탐색봉으로 확인하면 대부분의 요통 환자에게서 반응을 한다. 검사에서 반응한 색채를 조합해 붙이는 것만으로도 그 자리에서 통증이 경감되었다는 환자의 밝은 반응을 볼 수 있게 된다.

근막성요통(筋膜性腰痛)과 대요근증후군에 의한 통증이라면 그 자리에서 소실되는 것을 관찰할 수 있다. 때문에 반드시 아픔이 소실되었는지 아닌지를 환자에게 물어 확인하는 것이 중요하다. 환자에게 지금까지 아팠던 동작을 몇 차례 해보도록 한 다음, 탐색봉으로 확인하면 다시 반응이 나타나는 경우가 있다. 이

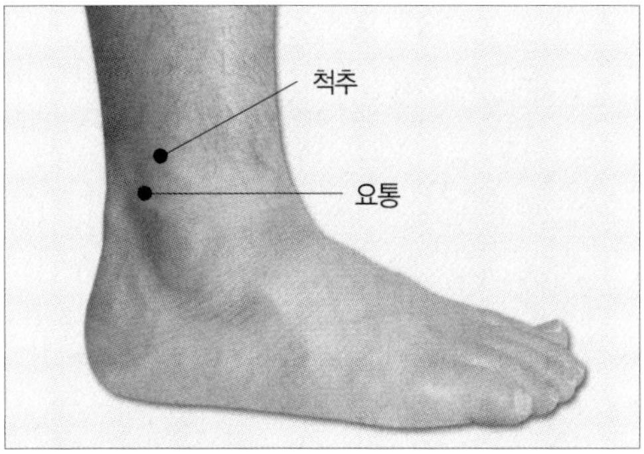

운동·관절계

경우에는 아직 아픔이 남아 있기 때문에 다시 탐색봉으로 이상부위를 탐색해 확실히 아픔이 소실되었는지 확인해야 한다. 탐색봉으로 검사하여 반응이 없어졌다는 결과와 환자의 통증 소실이 일치하였다면 성공적인 색채치료를 한 것이라고 평가할 수 있다.

또한 한의학적 경락치료를 병행하는 것도 추천할 수 있다. 기경치료에서 기경팔맥의 신맥, 후계혈에 위와 같은 방법으로 선별한 후 광케이블을 연결하여 위상을 조절하면 즉시 효과를 보는 경우가 많다.

급성요부염좌

급성요부염좌(急性腰部捻挫)는 요부의 만곡(灣曲) 또는 부하(負荷)에 의한 요통을 동반하기 때문에 허리의 굴신운동장애가 일어난다. 허리, 요선부의 한쪽이나 양쪽의 선극근, 요추극돌기부에 선명한 압통이 있다. 〈근근막성동통증후군〉, 〈근구축〉, 〈근이완작용〉, 〈대요근증후군〉, 〈통증 시리즈〉에서 선별된 색채소자를 통증이 심하게 나타나는 부위에 직접 첩부하거나, 족외과 후연에 있는 요부 통증에 대한 색채응답점, 이개부의 요통점 등을 응용하는 것에 의하여 만족한 결과를 기대할 수 있게 된다.

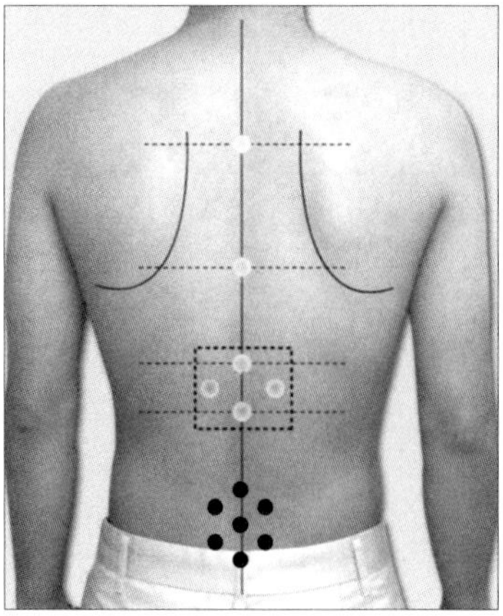

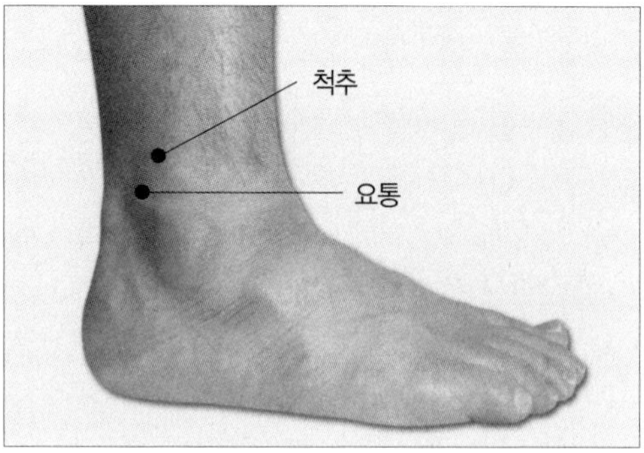

경락으로는 방광경, 대장경, 신경에서 반응이 나타난다. 급성에는 간경의 중봉(中封)혈을 치료하는 것이 효과적이다. 발의 반응부위에 경락 색을, 이개부의 반응부위에는 통증 색을 붙이는 것으로 치유가 되는 경우가 많으므로 우선적으로 사용해본다. 경우에 따라 통증이 사라지지 않을 때도 있는데, 이 경우에는 〈NMDA〉, 〈오피오이드 수용체(opioid receptor)〉, 〈염증성질환〉, 〈잠재성 바이러스〉 탐색봉으로 반응부위를 찾아 색채소자를 붙인다면 즉효성을 볼 수 있다.

간헐성파행증

간헐성파행증(間歇性跛行症)은 동맥경화에서 기인한 것으로, 하지근육에 혈액을 공급하는 혈관내강이 좁아져 근육활동에 필요한 혈류량을 확보하지 못하게 되는 것이다. 이 경우 보행 중 다리에서 발생하는 통증 때문에 다리를 절게 되는 증상이며, 걷는 도중에 휴식하지 않으면 계속 걸을 수 없을 정도로 통증이 심하게 나타난다.

또한 간헐성파행증은 요부척주관협착에 의한 이차적으로 발현하는 증상이기도 하며, 요부척주관협착증 환자에게서 고빈도로 발증하기도 한다. 이 경우에는 원인이 되는 요부척주관협착증을 주된 치료로써 실행해야 한다.

간헐성파행증인 경우 하지동맥이 완전히 폐쇄되기 전에 치료하지 않으면 안 된다. 〈U2 간헐성파행증〉의 색채소자를 기본으로서 〈혈전성동맥경화〉, 〈폐색성혈전혈관염〉, 〈혈전성하지통증〉 등의 탐색봉으로 아픔이 심하게 나타나는 부분의 혈관이 주행하는 곳을 조사해서 이상부위에 위의 탐색봉에서 반응한 색

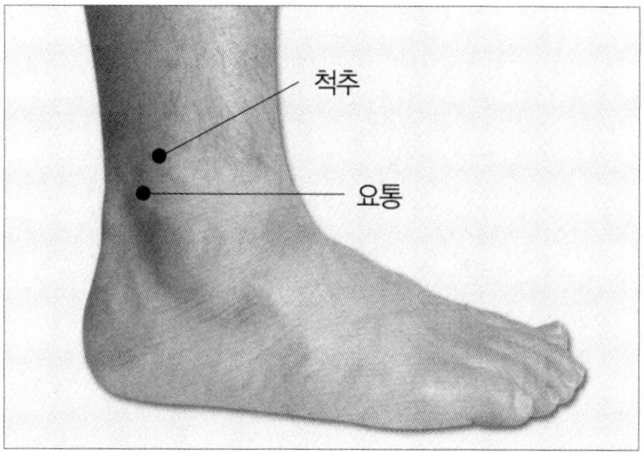

채소자와 〈신경혈관압박증후군〉, 〈저림 · 마비감〉 등의 색채를 중첩해 붙인다.

색을 붙이는 것에 의해 50m 정도 걷게 되면 다리에 통증이 옥죄여 와서 그 자리에 주저앉아 쉬어야 했던 환자가 30~50분을 걸어도 편안함을 느끼게 된다. 2~3일이 경과하면 2시간 이상 걷게 되어도 괜찮게 되는 경우가 많으며, 발병 시일이 1년 미만인 경우 2~3주일이면 회복되고, 보행시 통증도 없어지게 된다.

다발성관절염

다발성관절염은 류머티즘과 닮은 증상으로, 그것의 감별은 류머티즘 탐색봉으로 반응을 확인한다. 통증과 연부조직염 탐색봉으로 이상부위를 찾는다. 다발성관절염은 바이러스와 세균에 의한 것으로, 동통 부위에는 〈건 · 건초염〉, 〈염증성질환〉, 〈잠재성 바이러스〉, 〈만성활막염〉, 그리고 〈통증 시리즈〉의 색채소자를 붙이면 즉효성을 발휘한다.

경락으로는 비경, 충맥, 간경에 반응한다. 특히 여성인 경우 부인과 이상으로 관절염이 발병하는 수도 있다. 따라서 다리와 복부의 이상부위에 이러한 3가지 경락의 색과 통증 색을 중첩하는 것만으로도 하루만에 완치될 수 있다. 그러므로 다발하고 있는 관절에 붙이지 않더라도 효과를 발휘한다. 그밖의 경우에는 이개부의 색채응답점을 중시해서 붙인다.

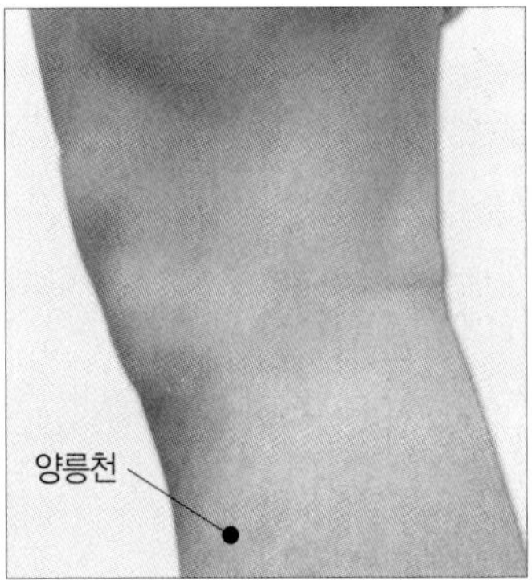

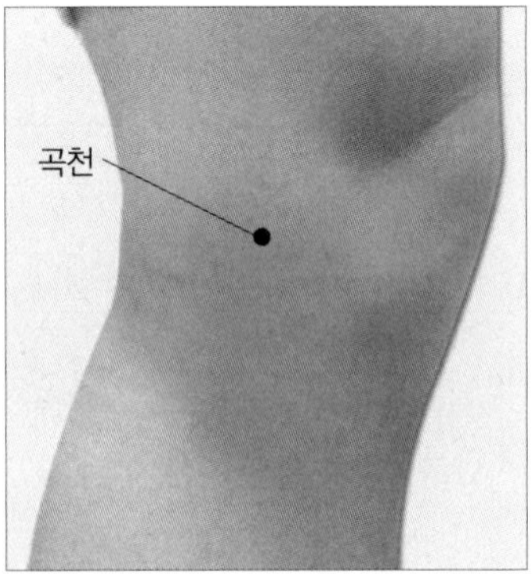

슬관절염

최근 우리 사회가 급격히 고령화 시대로 접어들면서 난치성 질환인 퇴행성관절 질환 환자가 꾸준히 증가하고 있고, 이른바 소모성 만성질환인 퇴행성 질환은 사회로부터 은퇴를 앞두거나 이미 은퇴한 노약한 환자들의 삶의 질을 저하시키고 있다.

노인은 다른 연령층에 비하여 만성질환의 이환율(罹患率)이 높다. 고령인구의 증가추세와 더불어 늘어나게 되는 질환군(疾患群)은 퇴행성슬관절염(退行性膝關節炎)을 포함한 근골격계 질환으로, 이로 인한 노인 보건문제가 사회적 부담이 되고 있다. 특히 노령층의 퇴행성슬관절염은 염증의 만성화로 관절연골이 닳아 감소되고, 관절강을 싸고 있는 활액막의 염증 및 비후화 등 관절 주변의 연부조직에 퇴행성 변화가 나타나며 통증, 관절 기능장애를 초래하는 흔한 관절 질환 중의 하나이다.

현대의료에 있어서 퇴행성슬관절염 치료방법에 대해서는 지난 280여 년에 걸쳐 다양한 방법으로 수많은 연구가 시행되어 왔지만, 아직도 마땅한 치료법은 고안되어 있지 않은 상태이다. 주류의학에서는 통증 억제나 악화된 관절기능 개선을 위하여 이학요법, 소염 · 진통제 처방의 약물치료법이 보존요법적 방법으로 행해지고 있으며, 더욱이 병태가 중증화되면 슬관절 전치환술 등의 관절성형술로 개발된 수술적 치료법이 선택되고 있다.

그러나 이는 수술 후 이완(loosening), 감염(infection) 등으로 부작용과 합병증이 지적되고 있으며, 소모적 의료비용의 지속적인 증가는 사회적 부담을 초래하고 있으므로 보다 더 효과적이고 근본적인 보완 또는 대체요법의 연구가 요구되고 있는 실정이다.

무릎의 관절은 대퇴골, 경골, 그리고 슬개골로 이루어져 있으며, 관절 주위에 인대나 근육에 의하여 안정성을 유지하고 있다. 또한 대퇴골과 경골 및 슬개골의 표면은 탄성적이고 매끄러운 연골로 덮여 있다. 연골은 관절을 움직이거나 체중이 가해졌을 때의 충격을 완화하는 쿠션 역할을 하고 있다. 연골은 내구성이 있는 것이지만, 나이를 거듭함에 따라

관절을 보호하는 연골이 닳아 감소하게 되면서 서서히 변형성슬관절염(퇴행성관절염)으로 진행하게 된다. 또한 류머티즘 관절염, 생활스포츠에서의 부상 등으로 인한 인대손상이나 골절이 원인으로서 관절의 변형이 생길 수 있다.

인대손상, 건결합부염증, 반월상연골손상, 변형성에 의한 골극생성 등 슬관절염의 원인은 다양하다. 관절강 내에 장액성삼출액(漿液性滲出液)이 고이면 동통이 심해지므로 몇 번씩 주사바늘로 뽑아내는 사람도 있지만, 자상에 의한 활액막의 비후를 초래하고 운동제한이 발생하므로 정좌나 계단을 오르내리기가 고통스럽게 된다.

색채치료에서의 슬관절 질환에는 〈건초염〉이나 〈반월판연골〉, 〈전십자인대〉, 〈대퇴연골〉, 〈활막염〉, 〈반월판단열〉, 〈노인성변형성슬관절염〉, 〈관절수종〉, 〈슬와부건염〉 등의 탐색봉으로 검사를 실시한다. 간혹 〈스피로헤타(spirochaeta, 매독균)〉가 반응하는 경우도 있으므로 확인하지 않으면 안 된다. 환부(무릎)에 각각 검출된 탐색봉에 해당하는 색을 붙인다.

팔, 이개부에 있는 반응대 영역의 슬관절 색채응답점을 사용하면 더욱 좋은 효과를 낼 수 있으며, 첩부하는 접착 씰도 적어서 실용적이다.

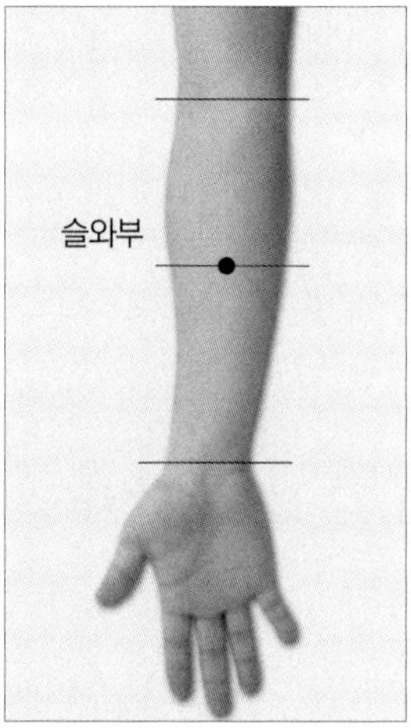

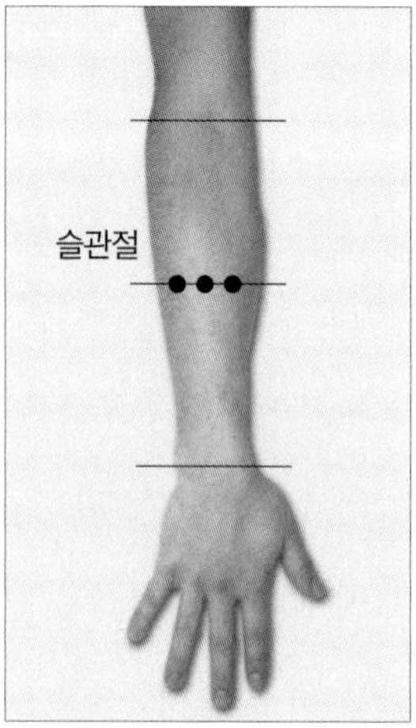

한의학적 방법인 경락을 조정하는 기경팔맥을 응용하는 경우 내관(內關), 공손혈(公孫穴)에 선별한 색채를 붙인 후, 그 위에 전용 광케이블 양쪽 끝을 연결하여 약 10~15초간 통경(通經)치료를 한다. 이 방법에 의한 슬관절에서의 통증이 소실되며 단 2점만으로 놀랄만한 효과가 나타나는 경우도 있다.

그러나 효과의 지속시간은 증상에 따라 개인차가 있다. 1회의 치료로서 1주간 지속되는 경우도 있고, 15일 이상 지속되는 경우도 있다. 무릎의 뒤쪽 슬와부에 통증이 있는 경우에는 후계(後谿), 신맥(申脈)도 병용한다.

악관절증(턱관절증)

악관절증(顎關節症, Temporomandibular disorders : TMD)은 음식물을 씹는 저작운동을 할 때 이 턱관절에 동통과 방산통을 느끼며, 입을 크게 벌리지 못하게 되며 입을 여닫는 장애를 초래한다. 턱과 목에서 동통을 느끼거나 현기증과 이명증 등도 동반하는 경우도 있다. 또 입을 벌리고 닫을 때 동통을 느끼며, 입을 벌리기가 힘들다가 딸깍하는 소리와 동시에 튕기는 현상도 있다.

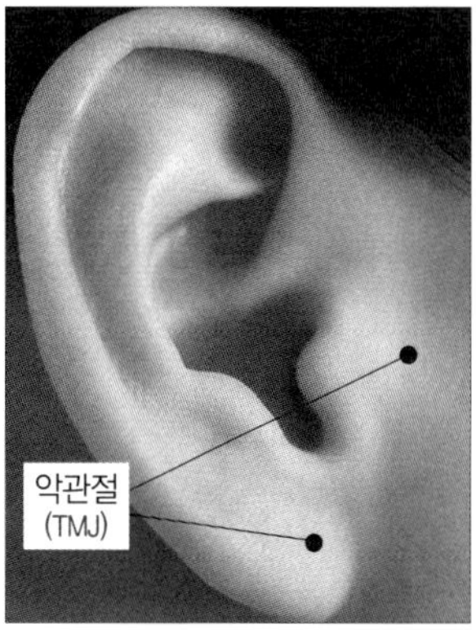

턱관절증은 치과 영역에서 충치, 치주질환에 이어 가장 많은 구강질환이다. 원인은 치아의 부정교합과 외상, 정신적 스트레스 등 다양하다. 치과에서 스프린터를 제작해 물고 생활하는 방법 등이 널리 알려져 있다.

색채치료에서 턱관절증은 즉각적으로 위력을 발휘한다. 〈교합장애〉, 〈저작근저하〉의 색채탐색봉으로 턱관절장애가 있는 곳을 3~4포인트 터치하는 것만으로도 대부분의 통증이 경감하게 되는 것을 확인할 수 있게 된다.

턱관절장애는 턱 부근만의 통증에 제한되지 않고, 몸 전체에 이상증상을 발증시키는 원인이 된다고도 알려져 있다. 목 뒷부분에 만성적인 결림과 통증, 원인을 알 수 없는 두통이나 양쪽 또는 한쪽의 견비통, 견갑골 안쪽을 따라 뭉쳐있는 듯한 통증, 요통이나 슬관절의 통증과 관계하기도 한다.

색채소자의 첩부장소는 통증이 있는 이개부 앞의 턱관절에 붙여도 되지만, 이개부에서 색채응답점과 무릎관절에 있는 악관절점에 첩부하는 것으로 좋은 결과를 관찰하게 된다. 치료하자마자 입을 벌리기 어려웠던 증상이 경감될 것이지만 증상에 따라 수일 내에 치유된다.

한의학의 경락으로는 담경, 대장경, 삼초경에 반응한다. 원혈, 극혈, 락혈 등에 해당 〈경락〉의 색채를 첩부하며, 악관절 이상부위에는 〈통증 시리즈〉 색을 선별하여 적용할 수도 있다.

좌골신경통

척추에서 나온 좌골신경은 엉덩이와 허벅지 후면을 따라 밑으로 내려와 종아리를 통해서 발에 분포한다. 이 신경의 통로가 아프거나 저림, 때로는 시큰거리는 통증이 좌골신경통(坐骨神經痛)이다.

좌골신경통이 병명이라고 생각하는 사람이 있는데, 복통과 같이 단순한 증상의 이름이며, 그 원인은 요추추간판탈출증, 요부척주관협착증, 요추분리증, 요추미끄럼증, 선장관절염, 이상근증후군, 고관절질환 등 다양하다. 좌골신경통과 요통이 함께 나오는 경우도 있고, 아닌 경우도 있다.

좌골신경통은 외상성 압박, 한랭, 습윤, 요추추간판탈출증, 류머티즘, 당뇨병, 종양 등에 의해서 유발되기도 한다. 동통(疼痛)은 요부, 둔부, 대퇴부, 하퇴후부, 발, 종아리 등에 뚫는 듯한 통증이 느껴지는 것으로, 눕거나 일어날 때, 보행시, 동작을 전환할 때 격통을 동반하고 같은 자세를 유지하는 것이 고통스러워진다.

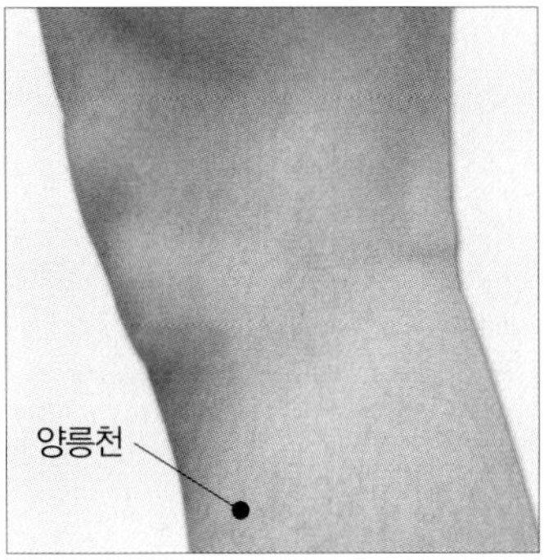

색채치료에서 좌골신경통에 대한 임상적 접근은 〈좌골신경통〉의 탐색봉 이외에도 〈요부척주관외측협착〉, 〈변성성척주관협착〉, 〈이상근증후군〉, 〈선장관절증후군〉, 〈저림〉 등과 같은 색채탐색봉으로 좌골신경통을 유발시킨 원인을 탐색할 필요가 있다. 때로는 척주관협착증의 경우에는 〈간혈성파행증〉의 탐색봉도 필요하며, 치료효과는 증상에 따른 개인차가 심한 편이지만 2개월 반 정도, 첨부한 색채소자를 4~8일째 갈아 붙이는 간격으로 실시하면 치유된다. 비수술요법이라는 점이 자랑이며, 비침습적 방법이므로 완치 후에 재발되는 걱정은 할 필요가 없다.

경락으로는 방광경, 담경, 간경, 삼초경이 반응하고, 각 경락의 원혈에 각각의 색을 붙인다. 또한 경락이 교차하는 락혈과 합혈에 〈경락〉 색채를 사용하는 것도 하나의 방법이다.

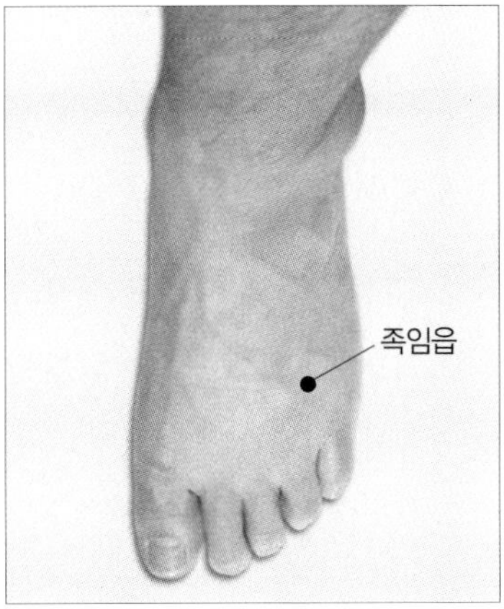

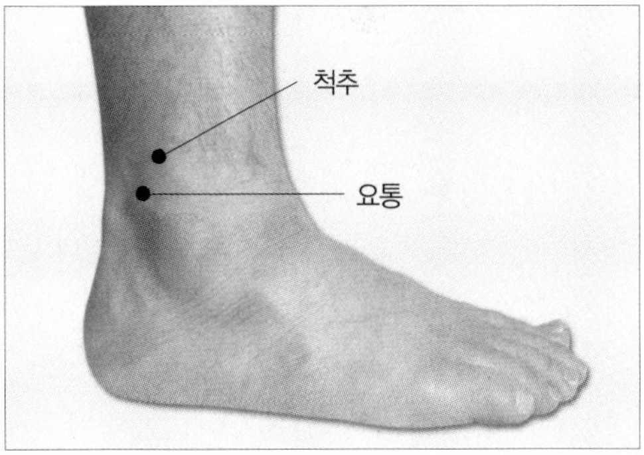

여러 가지를 조합해서 검사해본다면 의외로 적은 수의 경혈을 조정하는 것만으로도 극적인 효과를 얻을 수 있다.

또한 저림(酸痛)증에는 〈저림 · 마비감〉의 탐색봉으로 이상부위를 검사하여 저림에 해당하는 색을 붙인다면 즉효적으로 소실된다. 〈통증〉, 〈연부조직염〉, 〈심부통〉에 해당하는 탐색봉으로 검사하여 반응한 색채를 이상부위에 붙이면 좋다. 붙이는 순간 통증이 없어지는 경우가 많다.

추간판탈출증(요추디스크증)

요통의 증상이 있을 때 요추에 발생하는 문제도 다양한데, 요추질환은 추간판의 변성이나 척추의 변형 등에 의해 주변 신경이 압박되는 것이 주된 원인이다. 추간판탈출증은 노화 변화 등으로 인해 디스크의 내용인 수핵이 삐져나와, 그곳을 지나는 신경을 압박하여 요통이나 다리에 통증이나 저림 등의 증상을 일으킨다.

요추증(퇴행성 요추질환 등)은 디스크가 으깨지거나 추골에 골극이 형성되거나 하여 이러한 것이 신경을 압박하기 때문에 요통을 비롯한 다양한 증상을 유발시키는 것이다. 적절한 치료로써 빠른 시일 내에 낫지 않는다면 추골의 변형이나 틀어짐 등으로 인해 척주관이라는 신경통로가 허리부분에서 좁혀지게 되고, 그 결과 신경다발이 압박되면 둔부를 비롯한 다리 쪽으로 광범위한 저림과 통증으로 인한 보행장애 등의 신경증상이 나타기도 한다.

현대의학계에서 비수술적 온존요법과 수술요법에 대한 의론이 종종 학술대회에서 펼쳐지는 정형외과 질환이 추간판탈출증이다. 외과수술실패증후군이라는 병명이 있다. 수술 후 수술부위의 반흔조직에 의한 유착 또는 석회화침착에 의한 이차적 변성에 의한 퇴행으로 이행될 위험에 관해서 논문 저자들의 지적도 종종 보게 된다.

이러한 추간판탈출증에 관해서 색채치료는 비침습적 요법으로써 안전하고 비교적 빠른 시일 안에 정상적으로 일상생활에 돌아갈 수 있도록 한다. 색채치료의 임상에서 〈요부추간판 헤르니아(Hernia)〉, 〈대요근증후군〉, 〈근구축〉을 베이스로서 〈통증 시리즈〉의 탐색봉으로 선별하는 검사를 하고, 이개부의 이개포인트 치료점, 주관절의 요통점, 족외과 후연에 있는 요통에 관한 색채응답점에 중첩해 붙인다. 증상이 심할 때는 3~4일 간격으로 반응했던 탐색봉으로 검진(check up)한 후, 해당 색채를 교체해 붙이지만 보통 1주일 간격으로 교체 첩부하면 좋다. 보통 5~7회의 치료로 증상이 해소된다.

경락으로는 방광경, 간경, 신경에서 반응이 나타난다. 각 경락의 원혈, 락혈, 극혈에 경락의 색채를 붙이는 것도 응용할 수 있다.

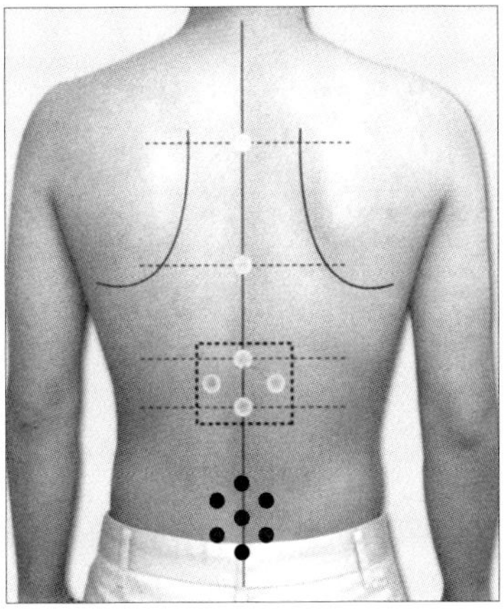

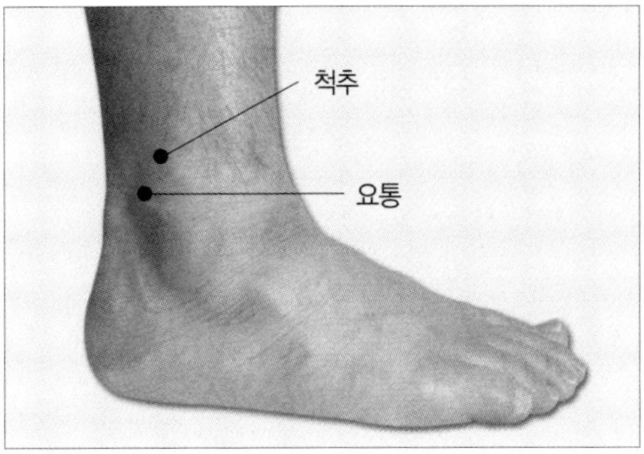

11 신경계 질환

삼차신경통

얼굴의 감각을 뇌에 전달하는 3줄기의 신경이 삼차신경이며, 이 삼차신경에 통증이 생기고 얼굴에 격심한 통증이 나타나는 것이 삼차신경통(三叉神經痛)이다. 삼차신경통의 특징은 통증이 매우 강하고 발작적 · 순간적으로 달리는 듯한 고통이 몇 초간 나타나는 것이 대부분이며, 길게 지속된다고 해도 고작 수십 초이다. 5~10분 이상 이어지는 것과 같은 통증, 찌릿찌릿한 아픔 등은 삼차신경통이 아닌 것이 대부분이다.

통증은 여러 가지 동작으로 유발되는데 세안, 화장, 면도 등을 할 때나 뭔가를 씹을 때에도, 찬물을 마시거나 양치를 할 때에도 고통이 나타나게 된다. 계절에 따라 통증이 변동하는 것도 특징으로, 11~2월에 통증이 심해지기도 한다.

삼차신경통에는 중후성인 것과 원인불명 특발성인 것이 있다. 증후성의 원인으로는 뇌종양, 뇌막염, 뇌동맥류 전염병, 중독, 눈과 이개부 등의 질환에서 오는 경우가 많다. 특발성의 경우 발작성 동통을 가져오는데 대상포진 후 삼차신경통이며 헤르페스(herpes) 바이러스에 의한 신경손상이 삼차신경의 분지에서 나타나게 된다.

참고로 삼차신경통의 진단은 통증 증상과 질병의 경과에 대한 자세한 청취가 가장 중요한 것으로 되어 있으며, 베테랑 의사일지라도 통증이 전형적인 것이 아니거나 환자의 증상에 대한 호소가 그다지 명확하지 않다면 진단을 내리기가 쉽지 않은 면도 있다.

색채치료에서는 삼차신경통과 관련된 샘플로 제작된 색채탐색봉으로써 용이하게 검진할 수 있다. 〈삼차신경통〉, 〈완고한 삼차신경통〉, 〈헤르페스(herpes) S1, S2〉, 〈대상포진후신경통〉의 탐색봉으로써 선별검사 후, 이개부의 삼차신경의 응답점에 해당 색채를 첩부하면 효과를 볼 수 있다. 또 〈잠재성 바이러스〉의 탐색봉, 수은과 같은 중금속의 탐색봉으로도 검사를 해볼 필요가 있다. 오래된 중증의 증상에는 〈국소성복합성동통〉의 탐색봉, 〈GDNF〉, 〈NMDA〉 등의 탐색봉으로 반응 여부를 확인하고, 선별된 탐색봉의 색채를 중첩하는 것으로써 밝아지는 환자의 얼굴을 마주할 수 있게 된다.

한의학적 경락치료의 어프로치에서는 위경, 심포경, 간경, 담경, 방광경, 대장경, 신경에 반응하며, 각 경락의 원혈과 락혈에 해당 〈경락〉 색을 첩부한다. 하지만 통증이 소실되었는데도 얼굴에 위화감이 잔존하고 있는 경우에는 재발 가능성이 있으므로 계통적으로 원인에 대한 탐색을 하며 지속적으로 색채소자를 갈아 붙인다면 완치로 연결된다.

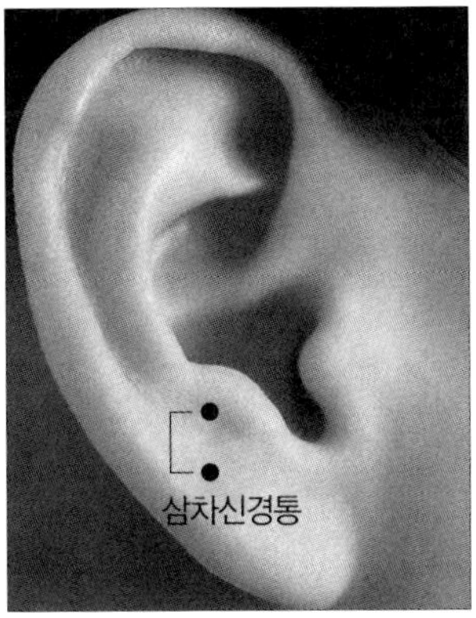

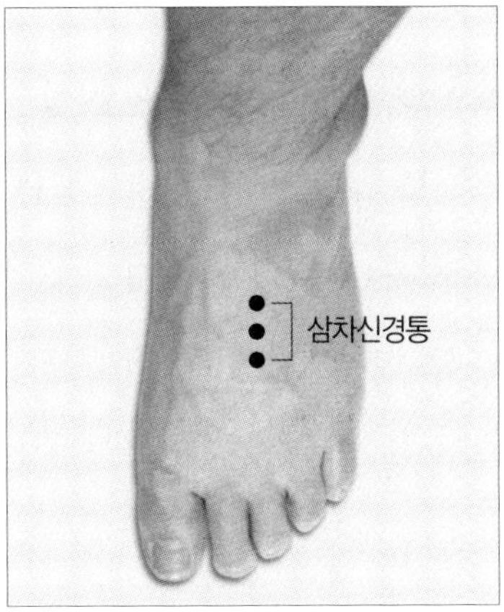

12 자가면역성 질환

자가면역 질환(Autoimmune disease)은 체외에서 들어온 이물질을 인식하고 제거하는 역할을 하는 면역계가 자신의 정상세포와 조직에 대해서 과잉반응을 하고 공격하는 것에 의해 발증하는 증상이다. 자가면역 질환은 면역시스템에서 면역관용의 파탄에 의해 발증하는 질환의 총칭인 것이다.

자가면역 질환은 전신에 걸쳐 영향을 끼치는 전신성 자가면역 질환 및 특정 기관만이 영향을 받는 장기특이적 질환의 두 종류로 구분된다. 류머티즘 관절염이나 전신성홍반성루푸스(SLE)로 대표되는 교원병은 전신성 자가면역 질환이다.

자신의 몸의 구성 성분을 항원으로 하는 자가항체가 발견되면서 자가면역 질환의 존재가 밝혀지게 되었다.

염증성장 질환(炎症性腸疾患)을 제외하고 대부분의 자가면역 질환은 여성에게 빈도 높게 발증한다는 통계가 있다. 그 이유는 밝혀지지 않았지만 호르몬이 관여하고 있다는 설도 있다.

또한 키메라 유전자의 하나인 마이크로키메리즘(Microchimerism)[15]이라고 하는 '임신 중에 태아와 모체 사이에 태반을 통해서 미량 세포의 상호작용'이 출산 후(혹은 탄생 후) 수십 년을 지나더라도 다른 사람 유래의 세포가 존재하고 있다는 사실이 밝혀지고 있다. 즉, 엄마로부터 아기에게 태반을 통해 이동해온 극소수의 세포, 또는 아기로부터 엄마에게 이동한 세포와 같은 단백질에 의하여 '자가면역 질환'이라고 하는 질환 중에는 타인 유래 세포의 영향으로 발생하는 것도 존재한다는 연구보고도 있다.

이와 같은 자가면역성 질환은 난치성에 속하고 있다. 그럼에도 불구하고 색채치료에서의 효과는 매우 유의성을 시사하고 있다. 자가면역성 질환의 현대의료적 어프로치는 증상억제를 표적으로 하는 면역억제제(steroid or NSAIDs)[16]를 사용하는 것이 주된 치료방법이며, 관리대상 질환이다.

자가면역성 질환에 적용하는 색채치료의 임상기간은 장기적인 경과를 관찰하면서 접근하는 것이 좋으며, 스테로이드(steroid)나 비스테로이드성 소염진통제(NSAIDs)를 적용하지 않고도 증상을 관리할 수 있는 장점이 있다.

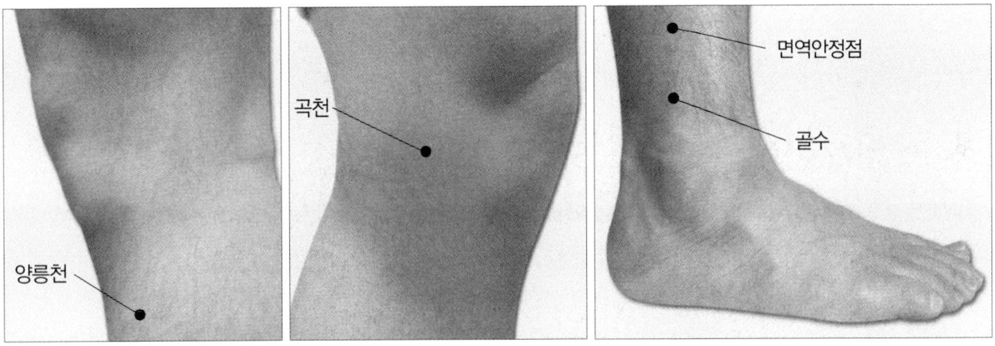

15) SCIENTIFIC AMERICAN. February 2008. 일본어판 《니케이 사이언스》(2008년 5월호). J. Lee Nelson 〈Microchimerism 당신의 몸속에 잠재하고 있는 타인의 세포〉 '원제명 : Your cells Are My Cells'
16) 현대의료에서 사용하는 대부분의 약물(아스피린을 비롯한 항생물질, 소염진통제를 필두로 함)은 면역억제하는 약물이다.

자가면역성

류머티즘 관절염(RA)

급성관절 류머티즘, 만성속발성 류머티즘, 근류머티즘 등 관절염을 주소로 하는 것에 색채치료는 효과적이다.

류머티즘은 난치성 질환으로 동통을 동반하고, 다수의 관절에 이동하면서 발병한다. 동시에 순환기, 근육, 뇌증의 간엽성(間葉性) 장기조직의 변화를 동반하는 퇴행성 비화농성 염증질환으로서, 하루 동안에도 다른 관절에 통증이 생기기도 한다.

〈류머티즘〉 탐색봉으로 이상관절(동통부)을 검사한다. 또한 바이러스 감염도 동반하므로 〈잠재성 바이러스〉 색채를 붙이는 경우도 고려해야 한다. 전신의 경우에는 다리의 색채응답점(아래 그림 참조)에 같은 색을 붙인다.

류머티즘에 색채치료를 적용할 경우 〈류머티즘〉, 〈교원병 공통〉, 〈U2 교원병〉의 색채소자를 병용하는 것이 효과적이다. 뿐만 아니라 〈염증성질환〉, 〈염증억제〉, 〈염증성침윤〉의 색채소자를 병용하는 것에 의해 더욱 치료효과는 향상된다.

통증이 심한 경우 〈통증 시리즈〉의 색채탐색봉으로 검사하고 반응한 색채소자 및 통각수용체를 안정시키는 색채소자 〈MNDA〉, 〈오피오이드(opioid) 수용체〉 등과 조합하면 효과적이다. 면역시스템의 안정을 유도하기 위해서 자율신경계의 〈교감부교감신경안정〉,

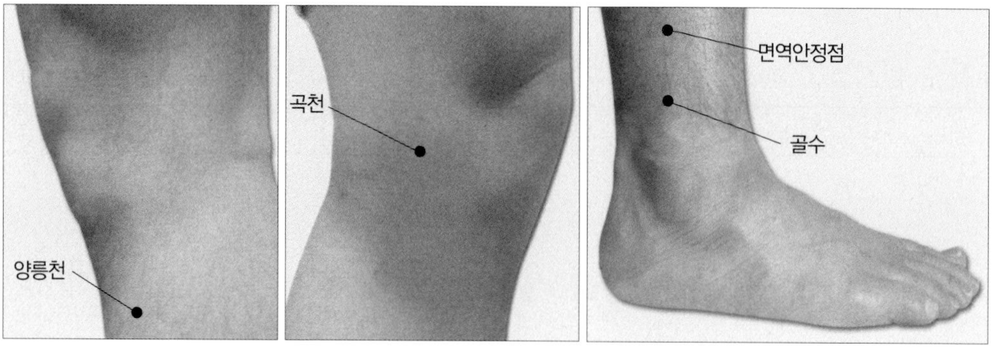

〈교감신경항진〉 색채의 조정은 필연의 수순이다. 염증에 의한 동통이 있는 관절부위나 관절 색채응답점에 반응한 색채소자를 병용하는 것도 필요하다. 한편, 체질개선을 위한 〈경락〉 색채소자를 이용하는 것도 필요하다.

13 악성종양

암

악성종양(Malignant tumor)은 유전자 변이에 의해 자율적으로 통제되지 않고 무한 증식을 할 수 있게 된 세포집단이며, 주변 조직에 침윤 또는 전이를 일으키는 종양이다. 악성종양의 대부분의 경우는 치료 상태라고 해도 온몸에 전이하게 되며 결국 환자를 죽음에 이르게 한다. 이러한 세포집단을 일반적으로 암(癌, Cancer), 악성신생물(Malignant neoplasm)이라고도 하는데, 암이라는 말은 악성종양과 동의어로 사용되는 경우가 많으며, 악성종양은 종양 중에서도 특히 침윤성을 가지고 있고, 증식 · 전이 등 악성을 나타내는 것들이다.

인간의 신체는 약 60조 개 세포로 이루어져 있다. 이러한 세포는 정상적인 상태에서는 세포 수가 거의 일정하게 유지하기 위해 분열 · 증식 · 휴지와 같은 제어장치가 작동하고 있다.

증식을 제어하는 암 억제 유전자가 파괴되거나 암유전자가 활성화해서 증식신호가 과도하게 작용하면 암세포가 된다.

암의 종류와 명칭은 다양하며 일반적으로는 폐암, 위암, 간암, 뇌종양과 같이 암이 발생한 장기의 이름 뒤에 '암' 및 '종양'이라고 붙이는 것으로 암의 종류를 분류하고 있다.

암이 발생한 조직에 따른 분류도 있는데 소화관의 점막과 간장세포 등 세포의 표피부분에 발생한 암을 상피세포암이라 하고, 뼈, 연골, 근육 등 장기를 결합하는 조직세포에 생긴 비상피세포의 것을 육종(肉腫), 골수 및 조혈계, 즉 혈액, 림프액, 골수에 발생한 것을 백혈병, 악성 림프종, 다발성 골수종 등이라고 한다.

색채치료에 있어서 암 치료는 현대 의료기관의 암 전문병원에서 확진된 환자가 그 대상이다. 그중에서 현대의료의 암 3대 치료와 병행해서 색채치료 적용을 원하는 환자나, 현대의료적 암 치료를 기피하는 환자들에게 차선의 방법으로써 대체보완요법을 원하는 사람에 한하여 새로운 선택지로서 적용하는 것을 전제로 추천하고 싶다.

또 하나의 대상은 '암 난민(Cancer refugee)'이며, 나머지 대상은 암센터에서 암 치료의 3대요법 프로그램을 전부 받았고, 암 조직이 제거되어 재활을 하며 정기적 검사를 받고 있는 상태의 사람이다. 이러한 사람의 경우, 종양면역 상태가 안정되어 있는 것인지 아닌지 모르기 때문에 불안한 생활을 이어가게 된다. 이렇게 2차적 스트레스에 노출된 사람의 면역상태는 불안정하기 때문에 결국 삶의 질은 떨어지기 마련이며, 급기야 암 재발이라는 최악의 사태를 맞게 되는 경우가 많다.

색채치료에 있어서 악성종양 치료에 관한 연구는 상당 수준의 진전을 이루고 있으며, 분자생물학 기반에 의한 시스템스 바이올로지(Systems biology)의 관점에서 암 발생에 관여하는 정보들을 색채소자로 치환하고, 이 색채소자들을 사용하여 치료에 적용하고 있다. 이른바 오믹스 의료(Omics-based Medicine), 오믹스 정보를 색채로 치환시킨 색채소자로써, 여기에서 오믹스 정보란 망라적인 생체분자에 대해서의 정보이며, 구체적으로는 유전체(Genome)나 전사체(Transcriptome), 단백체(Proteome), 대사체(Metabolome), 인터락툼(Interactome), 세포Cellome)라는 다양한 망라적인 분자정보를 정리한 정보, 지식의 총합을 망라하여 체계적(systematic)인 어프로치를 목표로 하고 있다.

암유전인자의 온코젠(oncogene), Ras 암유전자(Ras oncogene), p53 등과 암 줄기세포주(幹細胞株)에 반응하는 효소 Dclk 1(Doublecortin-Like Kinase 1) 항체 등 다양한 암면역에 관련한 단백질을 색채의 파장으로 치환시킨 색채소자군을 다소 연구 개발한 상태이다. 이러한 색채소자군을 사용하여 암유전자의 활성화 여부를 검사하거나, 암 면역시스템에서의 제어기구인 p53의 정상 여부와 현대 암센터에서 실행하고 있는 항암 3대 치료 프로그램을 회피한 암 줄기세포의 마커를 찾아내 암세포를 정조준하여 근절시킨다는 가설을 근거로 암 재발 방지 프로그램의 연구도 병행하고 있는 중이다.

또한 암 줄기세포설[17]에 의한 다종다양한 암 줄기세포주(幹細胞株)가 유수의 연구소에서 발견되고 있는 현재, 이 줄기세포주를 구입하고, 이 줄기세포 종류별로 프레파라트로써 암줄기세포와 위상치가 동일한 색채로 치환하고 색채정보소자화 하는 연구는 이미 체계화를 갖추고 있다. 이 암 줄기세포 색채를 이용해 암 예방을 비롯한 치료, 또한 현대의료의 암 3대 요법(수술, 화학요법 = 항암제, 방사선요법)을 받은 환자의 암 재발 방지를 위해 적용하는 임상연구는 의미가 있다고 기대되는 대목이다.

특히 말기의 스테이지 3, 4의 암 환자가 겪게 되는 극심한 암성동통에 대해서 색채치료는 마약성 진통제보다도 뛰어난 효과를 발휘하고 있다는 것을 경험을 통해 알게 되었다.

동양전통의 한의학적인 방법도 파워테스트와 같은 방법을 구사하여 다양한 한방약 중에 어떤 약재가 어느 암에 효과적인지를 확인하면서 적용하는 연구도 병행하는 것이 좋다. 경락상의 경혈에서도 다양한 조합이 가능하겠지만, 특정 경락의 원혈(原穴)과 락혈(絡穴), 합혈(合穴) 등의 요혈(要穴)을 사용하면 암조직의 세력이 축소하는지, 다수의 경락에

17) 암 줄기세포의 정의 : 종양 내에 존재하고 자기 복제능과 종양을 구성하는 다양한 계통의 암세포를 생산해 내는 능력(다분화능)을 동시에 가지고 있는 세포. 미국암학회, 2006.

서의 이상이 반응하는 암 환자에서 어느 정도 경락 이상이 감소되는 것이 가능한지를 조사해가면서 연구하는 것도 필요하다고 생각한다.

암에는 바이러스 및 세균, 기생충의 감염이나 중금속 침착도 반응하므로 이것들에 대한 색채를 붙이는 것이 암 환자의 병세를 호전시키는 효과를 이끌어낸다.

필자가 지난 2015년 11월 일본에서 개최된 학술 세미나에서 일본의 저명한 말기 암 치료 전문의사인 시라가와 타로우(白川太郎) 박사와의 조우는 뜻밖의 행운이라고 생각하고 있다. 즉, 15년 동안 공부해 왔던 색채치료에서의 암 치유 성적을 한층 향상시킬 수 있겠다는 자신감을 얻게 되었다는 느낌이 강하기 때문이다.

시라가와 박사가 저술한 책《암의 비상식》을 필자는 이미 한국어로 번역하여 출판사에 송고하였으므로 암 환우 여러분을 비롯하여 가족분들께서 가까운 서점이나 인터넷을 통해 구독이 가능할 것으로 예상되고 있다. 모쪼록 투병의지를 강화시키고 건강한 본연의 생활로 복귀하시는데 힘이 되는 서적이 된다면 바랄나위 없겠다고 생각한다.

책 제목처럼 암의 상식적 지식을 다루는 책이 아닌 전문적 치료방법에 관해 다루고 있는 내용이므로 일선 임상의사나 대체보완요법을 연구하는 학자분들께도 암 치료에 관한 전문지식을 넓히는 계기가 될 것이라고 확신하고 있다.

색채치료에서의 암에 관한 방법과 그 해설은 별도의 기회에 보다 상세하게 기술하기로 하겠다.

6장
창발생명과학(創發生命科學)으로의 도전

이 장에서는 색채치료의 작동 및 치유기전에 관하여 살아있는 우리들 몸 전체에서 작동하고 있는 생명 특유의 기능계에 포커스를 맞추고, 연구하고 있는 내용을 정리하여 기술하고 있다.

모든 생물계는 척박하고 변화무쌍한 지구환경에 적응해 가기 위하여 다양한 정보를 얻는 것과 에너지원을 획득해야만 하는 과제를 해결해야 했다.

생명이 탄생한 이래 모든 생물들은 38억 년 동안 진화의 프로세스에서 '환경응답'을 즉각적으로 하기 위한 감각기관(sensory)을 비롯한 현재의 과학으로는 해명되지 않은 다양한 기능(능력)을 개발해 왔다는 것이 밝혀지고 있다. 즉, 외부로부터 들어오는 다양한 정보를 장(場)이라는 공간(空間)을 개입시켜서 생명의 기능계가 정합성(整合性)이 있는 질서를 창출해 가는 고유한 생체의 기능이 있다는 것이다.

기존의 생명과학 및 의학의 연구방법론에는 생명계가 가지고 있는 기능성을 도외시한 채, 분자기계(分子機械)인 인체 속에 들어온 물질의 질료(質料)에 의해 비롯되는 물리화학적 작용들에 대해서 밝히는 것에만 매몰되어 있는 것 같다. 이와 같은 방법론으로는 생체가 피부에 붙인 색채소자의 정보를 파악하고 생명기능계 스스로 색채정보에 따른 조작정보를 창출해내는 창발적(創發的) 질서창출의 결과, 즉 치유 메커니즘을 해명하는 것은 어려울 것이다.

저자는 살아있는 생명이 가지고 있는 고유한 기능계에 시점을 맞추어서 치유 메커니즘을 밝히는 연구방법론의 프레임을 짜고 있다. 즉, 빛의 반사파인 색채정보를 우리 인체가 받아들이고 즉각적으로 조작정보를 만들어 새로운 질서를 창출해내는 살아있는 생명의 기능을 통째로 이해하는 것이다. 올바른 추론(推論)의 방향을 잡아가기 위해 생명을 지탱하는 빛과 색의 불가분의 관련성을 양자론 등의 주변 학문들의 이론들을 살피면서 논리의 틀을 건설하고자 하였다는 점을 참고해 주시기 바란다.

01 생물과 빛과 색

태초에 지구상의 모든 생물계는 생명영위를 위한 에너지원[18]으로써 태양 빛을 선택하였고, 식물은 직접적으로 태양 빛을 엽록소를 개재하여 광화학 시스템을 구축하고 이차대사산물인 탄수화물(당분)을 생산한다. 동물들은 식물들이 태양 빛을 변환시킨 당을 섭취함으로써 역시 태양 빛을 에너지원으로써 이용하고 있는 것이다.

더불어 모든 생물계는 생육 및 성장과 생존에 적합한 환경에 적응하기 위한 정보원으로써 역시 태양 빛을 이용해 왔다. 즉, 포식자(捕食者)로부터 회피하기 위해서 또는 피식자(被食者)를 사냥하기 위해서도 빛에 의존하는 길을 채택한 것이다.

인간을 비롯한 거의 모든 생물들은 오랜 진화의 과정에서 태양광을 효율적으로 이용하기 위해 빛(光)을 포착하는 안테나 색소계(antenna pigment system)인 단백질복합체를 생체 내에 만들어 내었다. 안테나 색소의 기능은 빛을 포착하는 것 외에도 지나친 빛에너지에 의한 광화학계의 손상을 피하기 위해서 빛에너지를 열에너지로 변환시키거나, 엽록소

18) 《생명을 유지시키는 광(光)》, 사토(佐藤公行) · 와다(和田正三) 공저, 일본광생물학회 편집, 2000.

(chlorophyll)에 과도한 여기(勵起) 상태를 완화시키는 역할을 하기도 한다.

우리가 살아가는 이 세계의 모든 생물들은 태양 에너지를 섭취하기 위해, 또는 태양 빛을 보다 더 잘 이용하기 위해서 제각기 아주 다른 독특한 방식으로 색을 감지하고 포착하여 이용하는 방법을 발달시켜 온 것이다.

최근 생물의 체내에서 이러한 기능을 담당하고 있는 기구를 밝히는 광유전학(optogenetics) 연구가 신경생리학을 비롯하여 생명과학 전반에 영향을 주고 있다. 이러한 경향은 이른바 광구동형(光驅動型) 이온채널(light driven ion channel), 광구동형 이온펌프(light driven ion pump)인 옵신(opsin)분자의 존재를 발견하게 된 것이 계기가 된 것이다.

태양광이 가시광선이라는 사실은 대다수의 사람들이 알고 있을 것이다. 이 태양광선의 속성에 대한 광학적인 설명은 입자성과 파동성을 갖고 있는 '전자기방사파(이하 전자파로 표기)'이다. 뉴턴이 프리즘을 이용한 실험을 통해 밝힌 스펙트럼에서 적, 주황, 황, 녹, 청, 남, 자색의 광선에 대한 색 현상에 관하여 다음과 같은 해석이 가능하다.

즉, 태양광이 공기와 다른 매질인 유리를 통과할 때 발생하는 무지개 색채는 빛의 굴절률에 따른 전자파의 파장별로 느끼게 되는 광선의 띠라는 것이다. 물체색, 즉 물질이 가지고 있는 색도 물체에 빛이 부딪친 후 반사된 전자파의 파장이다. 우리는 빛 파장의 장단(長短)에 따라 달리 보이는 전자파를 색으로 인식하는 것이다. 만약 빛이 없었다면 지구상의 생명은 출현하지 않았을 것이며, 다채로운 색도 존재할 수 없었을 것이다.

이러한 빛과 색의 속성을 알아내기 위한 인류의 노력은 이 땅에 인류가 출현한 원시고대로부터였으리라 추정할 수 있다. 17세기의 아이작 뉴턴(Isaac Newton)과 괴테(Johann Wolfgang von Goethe)의 시대를 지나 20세기가 열리고도 몇 십 년까지 인류가 배출한 걸출한 과학자들에 의해 논의가 지속되어 왔다. 그 유산을 물려받은 현대과학은 색의 신비를 밝히기 위하여 여러 학문분야를 융합시키고 있다. 그래서 양자역학을 비롯한 천체물리,

생명과학과 의학, 광통신, 예술, 심리학 등 각 분야는 빛과 색의 신비를 풀어내는 지그소 퍼즐(jigsaw puzzle)에 몰두하고 있는 것이다.

색채가 신체와 정신에 미치는 영향

"색채치료법과 색이 건강에 미치는 영향에 대해 많은 논의들이 있었다. 이 같은 논의의 기원은 치료에 빛을 이용하던(헤리오테라피(Heliotherapy)) 고대의 문화로 거슬러 올라간다. 최근에 들어서야 빛이 인간의 건강에 미치는 영향에 대해 체계적인 연구가 시작되었다. 이전엔 사용된 적이 없는 광생물학적 방법을 이용하는 것이다."

- 하버드대학교 의대 신경과학자 스티브 로클리(Steve R.L.)

지구상의 모든 동식물은 하루 24시간의 태양주기와 생체리듬(circadian rhythm)과 연관되어 있다. 모든 생물에 있어서 태양주기 리듬이 무너지게 되면 생존에 심각한 지장을 초래하게 된다, 인간에게도 태양주기가 교란되면 수면장애와 피로, 정서적 · 육체적 스트레스, 조울증, 심지어 건강에 파탄을 초래하게 된다. 이러한 장애를 수복시켜 주는 수단으로서의 하나가 태양 빛으로 표현할 수 있는 특정 파장인 색인 것이다.

한낮에 태양 빛의 전체 파장(full spectrum)은 780~380nm의 영역이며, 인간의 시각(視覺)으로 파악할 수 있는 가시광선이자 전자기방사파라는 것은 앞에서도 기술하였다. 가시광선은 방사파장의 길이에 따라서 색의 빛깔이 달라지며, 이 전자파는 지구상의 거의 모든 생물종이 오랜 진화의 프로세스에서 적응하고 이용해 온 유익한 전자파이다. 그러므로 우리의 세계에서 색이 존재하지 않는다면 결국 생명이 존재할 수 없는 세상이라는 것도 생각할 수 있게 될 것이다.

우리는 건강을 유지하거나 질병을 치유케 하는 치료도구로써의 색의 가치를 색채치료의 경험을 통해서 알게 되었다. 다시 말하자면 색채치료의 성립근거는 우리 인간의 진화의 유산 속에 깊이 뿌리내리고 있다는 것이다.

창발생명과학, 그 발흥의 토대

필자는 버나드 로너간(Bernard Lonergan)[19]이 그의 저서에서 자연과학의 방법론을 명료하게 제시한 것을 인용하며, 이하의 색채 이야기를 적어가고자 한다.

"방법은 자연과학에서 탐구정신을 반복하여 가르치며, 적확한 관찰과 묘사를 강조하며, 발견을 칭송하며, 가설 안에 있는 발견을 체계화할 것을 요구하며, 가설에 함축된 추론을 요청하며, 관찰할 수 있는 사실을 거슬러 가설에 내포된 뜻을 조사하도록 실험이 고안되고 수행되어야 함을 거듭 강조하며, 이러한 것들은 반복된다. (중략)

뚜렷이 반복되는 작용들은 서로 관련되어 있으며, 탐구함으로써 단순한 경험이 정밀한 관찰로 변형된다. 관찰된 것은 묘사에 의해 명확히 정의되고, 묘사된 것과 뚜렷한 차이를 보이는 것은 문제를 일으키며, 그 문제는 발견에 의해 해결된다. 발견된 것은 하나의 가설

19) 카를 라너(Karl Rahner)(독일)와 함께 20세기 가톨릭 신학을 대표하는 버나드 로너간은 주지주의적 성향이 강한 가톨릭 예수회 전통을 배경으로 하여 전통 신학을 현대적으로 재구성한 신토마스학파의 한 사람이다. 아일랜드계로 캐나다에서 출생하여 예수회원으로서 런던, 로마 등지에서 수학, 물리, 화학, 철학을 공부하고 신학박사 학위를 취득하였다. 그 후에 그레고리안대학교에서 교부학과 토미즘을 강의하면서 신학방법론 학자로서 초교파적 관심과 영향력을 발하였다. 칸트의 인식론에 관한 비판서인 《Insight》(1957)와 신학방법론서인 《Method in Theology》(1971)를 출간했는데, 이 두 저서가 로너간의 대표적인 작품이다.

로 표현되고, 가설로부터 그 함축적 의미가 추론되며, 이러한 사실들은 실험이 수행될 것을 제시한다. 이와 같이 많은 작용들이 관련되어 있고, 그 관계들은 하나의 패턴을 이루며, 그 패턴은 끊임없이 과학적 연구를 수행하는 올바른 길을 정의한다."

-《Method in Theology》에서 인용

색은 물질계에서도 독특한 에너지를 가지고 있으며, 물리적인 신호를 발하고, 때로는 화학반응에 적극적으로 관여하고 있다. 또한 그 신호는 상징적인 언어 그 자체이며, 물질과 물질, 물질과 생물 사이에 커뮤니케이션의 미디어 또는 정보의 담체(擔體, information-carrier)로서 기능을 하고 있다.

우리가 경험한 색채는 치유현상을 유기(誘起)시키는 치료 도구로서의 기능을 뛰어넘어, 정보의 저장매체로서의 기능을 갖고 있다. 색의 이와 같은 기능에 그 의의를 간략하게 기술(記述)하고자 한다.

색채는 정보의 저장매체이며 정보의 운반체(information-carrier)로써 시각기관인 눈 외에도 생체내부와 인터페이스(interface)가 되는 피부라는 장소를 개재(介在)하여, 생체내부로 정보의 신호를 전달한다. 우리는 색채치유현상의 경험을 통해 다양한 병원체(pathogen)를 비롯한 생체를 구성하는 세포레벨의 하부 개체(sub unit)가 가지고 있는 기질적 또는 기능적 정보를 색채의 특정 파장에 실어 운반할 수 있다는 이해를 할 수 있게 되었다.

우리가 색채치료의 연구를 기반으로 알아차리게 된 것은 '색채에 담고 있는 생물정보가 생체에서 발생한 다양한 통증을 비롯한 질병에 간섭작용을 일으킨다'는 것이다. 이러한 색채에 담긴 정보의 간섭작용은 생체에 정상상태로부터 일탈된 이상(병적 상태)을 정상으로의 수복을 유도한다. 우리는 이와 같은 현상을 반복적으로 관찰하는 것이 가능하다는 것을 명백하게 경험을 통하여 알 수 있게 되었다.

이러한 반복되는 경험과 판단은 색채를 생물정보소자(Bio-Color chip)의 신소재로써 인식할 수 있도록 해주었으며, 그에 대한 이론적 논거들을 고찰한 것을 바탕으로써, 논리의 개발 및 특허의 발명기술사상의 핵심적 요소로 정리하게 되었다. 이윽고 신소재의 바이오칩으로써 색채소자를 특허출원함과 더불어 긴 심사기간을 걸쳐 색채생명정보칩(Bio-Color chip)으로써 특허결정을 통보받게 되었다. '색채생명정보칩, 그리고 그것을 구비한 색채생명정보시스템'이 그것이다.

색채생물정보학 또는 색채생물학은 색채치료의 경험과 이해와 판단을 통한 인식체계로부터 비롯된 것이며, 색채생물정보학이라고 하는 창발과학(創發科學) 발흥의 토대는 이렇게 조성된 것이다. 그러나 기실 살펴보자면 색채과학은 매우 오래된 학문이며, 현대생명공학의 바이오칩은 지난 세기 말엽에 발흥한 창발과학이다. 이 2가지의 학문체계, 즉 색채과학과 생명과학의 융합은 시스템생물학의 기초분야와 응용분야를 동시에 다루는 방법으로써 창발생명과학의 새로운 지평을 열어가고 있는 것이다.

색채생물정보소자의 성립근거 ①

그러므로 여기에서 색, 즉 색채가 생물정보소자 또는 생명정보소자로 이용될 수 있는 성립의 기서(機序)를 기술(記述)하는 것이기 때문에 어쩔 수 없이 전문용어들을 사용하는 방향으로 흐르게 되지만 되도록 간략하게 해설하도록 한다.

최근 현저한 진보를 이룬 광전자공학(optoelectronics)에 근거하는 극미약광계측기술(極微弱光計測技術)에 의해서, 인간을 비롯한 자연계의 동물 · 식물이나 미생물 등의 거의 모든 생물의 체표면에서 매우 미약한 빛을 항상 자발적으로 발하고 있다는 것이 밝혀졌다.

생물계에서의 다양한 생명활동이나 생체 · 생리 기능의 발현에 수반해서 발생하는 이러한 보편적인 극미약생체발광은 생체를 구성하는 마이크로(micro)한 물질로부터 매크로(macro)의 개체에 이르는 생체계의 구조적 · 기능적인 다중 계층의 모든 레벨에서 빛을 방사하고 있는 것이 관측되는 것이다.

이와 같은 극미약생체발광에 관한 최초의 연구는 1923년 러시아의 과학자 알렉산더 구르비치(Alexander Gurwitsch)가 양파 뿌리에서 이루어지는 세포분열의 개시가 그 세포 자체에서 발광하는 자외선역의 분열촉진 방사선(mitogenic radiation)에 의하여 유발(trigger)신호로 하고 이에 따라서 세포분열이 시작된다는 것을 발표하였다. 이 극히 미약한 빛을 생물의 몸에서 방출하고 있는 광자(光子)라는 의미로 바이오포톤(Bio-Photon)이라고 명명되었다. 이 구르비치의 바이오포톤의 연구는 역사적으로 전자장을 개재한 생물학적 정보전달이 과학의 무대에서 최초로 제시한 것으로 위치를 점하게 되었다.[20)]

그 후 학계에서 한동안 관심을 받지 못하였는데,[21)] 빛의 알갱이 하나를 관측할 수 있는 광전자배증관(光電子倍增管) 등 계측기구의 개발과 진보에 의하여, 1970년대 후반에 들어서야 미약생물발광(ultraweak bio-photon emission)에 관한 연구가 재개되었다.

독일의 포프(Fritz-Albert Popp) 박사는 1981년에 발표한 연구에서 세포분열할 때 확인할 수 있는 이러한 발광이 DNA에서 발하고 있다는 것을 입증함으로써 구르비치의 지견을 확인하는 계기가 되었다. 포프 박사의 일련의 연구는 이러한 바이오포톤은 주파수가 높고, 게다가 단일 파장을 가진 정합성(整合性, coherent)을 띤 빛이라는 것이다. 또한 바이오포톤이 세포내 또는 세포들간의 전달정보에 코히렌트(coherent)한 전자장의 진동을 개재하고 있는 가능성을 시사(示唆)하는 것이었다.

20) 아유자와 사토시(鮎澤聡), 〈생물학적 커뮤니케이션 이론과 임상응용에 관한 연구〉, 의학박사 학위논문, 1997.
21) 분자생물학의 발흥에 따른 모든 연구자들이 관심을 분자생물학에 쏠리게 된 학계의 분위기와 관련함.

1988년 반 비이크(van Wijk) 박사는 그의 연구에서 생체는 바이오포톤의 방출과 흡수를 개재한, 즉 전자장을 통한 세포 내부 또는 떨어진 세포들간에 정보전달을 한다는 것을 보고하였다. 또 그것들이 생물의 조절계에 깊이 관여하고 있는 가능성을 시사하고 있다고 발표한 것이다.

전자장의 진동이 세포내 또는 세포간의 생물학적 정보전달에 관여한다면, 어떤 파장의 전자파(색채 파장)를 조사(照射)했을 때에 어떤 간섭효과를 얻을 수 있다는 것을 예측할 수 있다. 특히 바이오포톤의 중요한 특징은 외부로부터 인위적으로 어떠한 자극이나 조작을 일절 가하지 않아도 '살아 있는 그 상태'에서 발현하고 있다는 것이다. 따라서 그 발광의 모든 특성, 즉 강도나 파장 분포, 공간 분포, 편광 특성, 다른 생리적 파라미터와의 상관 등은 시시각각 변천하는 생체계의 생리 · 기능 상태를 반영하고, 전달하는 것이다. 이것들은 다종다양한 생명 시스템의 시간적 · 공간적 다이너미즘(dynamism)[22)]을 전하는 귀중한 생체정보라고 할 수 있다고 의학박사인 아유자와 사토시는 그의 논문에서 제창하였다.

위에서 열거한 체외로 방사되는 생체광자(Bio-Photon = 빛 = 전자파)를 분광스펙트럼을 통해 바이오포톤 파장의 정보위상(情報位相)과 동일한 색 파장으로 분석(analysis)하고, 색좌표상에서 색채를 특정하여 색채로 치환시킨 것이 색채생명정보소자의 개념이다.

색채생물정보소자의 성립근거 ② - 브라운 운동과 물질파

필자는 위상차 현미경을 통해 채혈한 지 일주일이 경과한 슬라이드 그라스 속의 파괴된 적혈구에서 해리한 혈소판 부스러기들이 매우 규칙적이며, 서로 독립적으로 움직이는 것을 관찰한 경험이 있다. 적혈구로부터 누출된 점성의 혈장액이 있음에도 불구하고 활발하게 움직인다는 것과, 게다가 10일이 경과한 상태에서도 이 운동은 결코 멈추지 않고 있는 현상을 모니터 속에서 관찰하였던 미시세계(微視世界)에 대한 최초의 경험이었다.

이와 같은 현상은 19세기 초에 한 식물학자에 의해 이미 발견되었고, 이에 관한 여러 학자들에 의해 오랫동안 논의가 이루어졌었다. 부연하여 적어가자면, 1828년 로버트 브라운(Robert Brown)은 현미경을 통해 물에 떠있는 화분(花粉)에서 나온 입자가 끊임없이 움직이고 있는 것을 관측하였다. 꽃가루 입자의 크기는 1㎛ 정도인데 당시의 광학현미경으로 관측하였던 것이다. 20세기 초에 이러한 작은 입자의 운동인 '브라운 운동'이 분자의 열적 요동에 의한 것이라는 것을 아인슈타인에 의해 증명되었지만, 이 아인슈타인의 연구논문은 분자의 실존을 입증하는 것에 그 위치를 점하고 있다는 것이 학계의 평이다.

분자단위의 작은 입자의 상태에서 분자들은 끊임없이 그 자체의 온도에 따라서, 또는 주변 환경의 열진동(熱振動)에 동조(同調)되어서 진동하고 있다. 그럼, 열진동 현상이라는 해석 이외에도 분자들이 진동하는 까닭을 추론해 볼 수는 없을까?

필자는 분자를 구성하는 구조 속에서 움직이고 있는 그 하부의 구성체들이 존재한다는 것을 여기에 적어두고 싶어 견딜 수 없다는 생각이다. 즉, 생체에 양자론적 해석을 적용해 보자는 입장인 것이다. 이러한 분자스케일과 그 하부의 단위(subunit) 구조들은 열의 작용을 받거나 외부에서 날아들어 충돌하고 있는 광자들에 의한 영향을 받고 있는 1차적 역학계로 알려져 있는데, 이에 한걸음 더 미시적 레벨에 시야를 근접시키면 더욱 흥미로운 역동적인 세계가 펼쳐진다.

분자의 구조란 2개 이상의 원자로 구성되며, 원자와 같은 미시적(microscale) 입자들이 존재하고 있다. 즉, 물질의 성질을 가진 최소의 단위를 분자라고 인식해 왔지만 그 물질

22) 다이너미즘(dynamism) : 1. 자연계의 근원을 가능력(可能力, dynamis)으로 하고, 이를 물질 · 운동 · 존재 등 일체의 원리라고 주장하는 입장. 아리스토텔레스, 라이프니츠, 베르그송 등의 철학이 이에 속한다. 2. 활력. 박력. 강력함.

의 성질을 특정하는 것은 분자를 구성하고 있는 하부단위의 원자의 구조를 살펴보아야만 할 것이다.

원자는 전기적으로 양(+)의 성질을 가지고 있는 양성자와 중립적 성질을 가지고 있는 중성자의 결합으로 이루고 있는 핵자(nucleus), 그리고 그 주위를 엄청난 속박으로부터 돌고 있다고 상상되는 전자들의 집단으로 구성되어 있다. 원자 수준에서의 기계적인 안정성은 아직 다 규명하지 못하고 있는 불가사의한 것이라고 하는데, 거시적(macroscale) 세계에 속한 우리의 생활공간에서도 육안으로 볼 수는 없지만 양자현상은 실제로 존재하고 있다.

예를 들면 공기 중에서 원자들은 매초 수백만 번씩 충돌함에도 불구하고, 충돌 뒤에는 그 본래의 형태로 되돌아온다.[23] 우리 인체를 구성하고 있는 원자단위의 구조와 그 공간 속에서도 동일한 현상은 반복되고 있다는 것을 상상할 수 있다. 인체의 궁극적인 구조를 이루는 수소와 질소, 탄소 원자들도 매초 수백만 번씩 충돌함에도 불구하고, 그 특유의 전자 배열을 항상 유지하고 있는 것이다.

더욱이 이 배열은 자연 상태에 있거나 생체에서든 일정한 종류의 모든 원자에 있어서 정확하게 동일하다고 한다. 이러한 원자단위 세계의 역동성에 대한 묘사는 프리초프 카프라(Fritjof Capra)가 쓴 서적《현대물리학과 동양사상》에서 다음과 같이 기술하고 있다.

"원자 속에서의 전자의 속박은 매초 약 600마일의 엄청난 전자의 속도를 갖게 한다. 이러한 높은 속도는 마치 빨리 회전하는 프로펠러가 원판처럼 나타나듯이 원자를 고정된 공 모양으로 나타나게 한다. 원자를 더 압축하는 것은 매우 어려운 것이며, 그렇기 때문에 거시세계의 물질에 말랑말랑하거나 유리처럼 딱딱한 견고성을 갖게 한다.

23) 프리초프 카프라(Fritjof Capra) 저, 김용정 · 이성범 역, 《현대물리학과 동양사상》(The Tao of Physics), 범양사, 2008.

핵자들(양성자와 중성자)은 전자들처럼 동일한 양자성질을 가지고 있으므로 그 제한에 높은 속도를 가지고 반응한다. 그리고 그것들이 훨씬 더 작은 용적으로 압착되기 때문에 그 반응은 더욱 격렬하다. 그것들은 핵 안에서 매초 약 4만 마일의 속력으로 질주한다. 따라서 핵 물질은 우리의 거시적 주위환경에서 '지금까지' 경험한 어느 것과도 전혀 다른 물질의 형태다.

원자핵은 전체 원자에 비해 10만분의 1 크기로서 매우 작으나 그럼에도 불구하고 원자의 질량의 거의 모두를 함유하고 있다. 이것은 원자핵 내부의 물질이 우리에게 익숙한 형태의 물체에 비하여 지극히 밀도가 높아야 한다는 사실을 의미하고 있다."

-《현대물리학과 동양사상》(The Tao of Physics)에서 인용

그러므로 모든 물질은 전자들을 가지고 있으며 각각의 고유의 파동성을 가지고 있다는 설명이 된다. 이러한 파동성의 본질은 위에서 열거한 각 집단의 바닥에는 전자들의 행동에 따라 정해진다고 생각할 수 있다는 아이디어가 양자생물학적 견해이며, 이러한 전자들의 행동이야말로 파동성의 본질이라는 말이다.

파동은 전자파이며 빛도 또한 전자기 방사파의 형태이므로, 각각의 레벨에서 발하는 전자기의 파장을 분광스펙트럼을 할 수 있다면 스펙트럼 바에서 특정 색으로 해석하는 것도 가능하다.

생물정보를 컬러로서 코드화(Color coding)

우리의 인체를 이루는 장기와 조직, 세포 및 세포 소기관을 이루는 단백질과 고분자 집

단도 각각 고유의 파동성을 가지고 있다는 것을 생각하는 것은 그리 어려운 일이 아니다. 색채가 생물정보 또는 생명정보소자의 기능을 할 수 있다는 발상은 이러한 각각의 특성의 분자집단, 또는 아미노산 집단, 단백질, 세포와 세포집단인 조직과 장기, 성체인 동물이나 인간 개개인에 이르기까지 각각 특유의 파동성을 가지고 있다는 생각에서 비롯되었다.

따라서 이러한 파동의 정보는 전자파인 빛의 정보로 스펙트럼할 수 있으며, 파장 스팩트럼을 색으로 해석하는 과정을 통하여 특정 물질의 파장인 색채로 동정(同定)하는 것이 가능하다는 것을 생각할 수 있다.

이러한 비약적 발상의 결과로써 특정 물질이 발하는 물질파(物質波)에 대한 정보 위상(位相)과 동일한 색 파장으로 분석(analysis)하고, 색 좌표상에서 색채를 특정하여 기록하고 프린팅한 것이 색채생물정보소자이다. 이러한 과정을 통하여 색채생물정보소자를 만들어내고 있으며, 엄격한 임상효과의 검증을 경유하여 보다 효과적인 색채생물정보소자

| 생물개체 표본의 파장(에너지) 정보를 색채의 이미지 해석 및 색채정보소자화의 과정 |

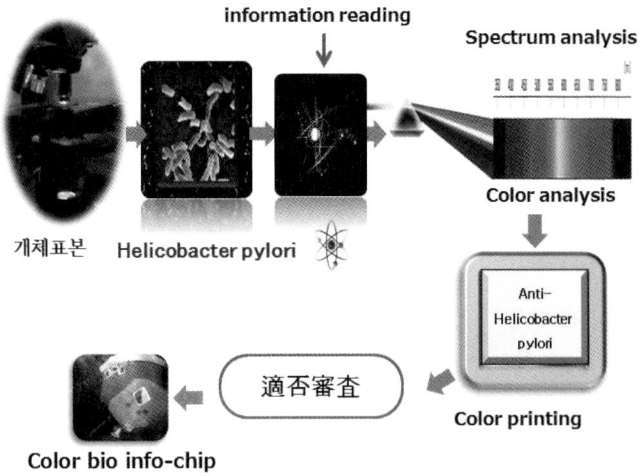

〈색채생명정보과학연구소 이준욱 작도(作圖)〉

를 제작하고 있다.

색채생물정보소자의 임상경험에 따른 검증

우리는 고분자 집단과 단백질은 물론 줄기세포(Stem cell) 및 자연 살해세포(NK cell)나 대식세포(macrophage)와 같은 특정 면역세포, 조직과 장기에 관한 생체 구성개체의 생물정보를 컬러로서 코드화(Color coding)하는, 새로운 개념의 색채 바이오칩을 개발하여 임상에 적용한 결과 의외의 성공을 거둘 수가 있었다.

뿐만 아니라 박테리아, 바이러스, 진균류 등의 병원균의 정보소자, 수은이나 알루미늄과 같은 중금속류, 포름알데히드, 다이옥신, 인산트리페닐 등과 같은 화학물질, 산소나 질소 및 이산화탄소나 황화수소와 같은 기체가스에 이르기까지 색채생물정보칩의 영역을 넓힐 수 있었다.

이러한 생체조직을 비롯한 병원체로부터 내는 고유의 파동성에 동위상의 파장인 색채를 선별하는 연구는 일본의 몇몇 대학 의학부 소속 연구실의 교수를 비롯한 연구회원 선생님들로부터 지원받은 샘플과 한국의 한의사 회원 선생님들에게 지원받은 한방약재 샘플들이 있었기에 가능하게 되었다.

색채생물정보소자(色彩生物情報素子)는 한국과 일본, 그리고 미국, 중국, 포르투갈 등 임상현장에서 활약하고 있는 연구회원 선생님들의 임상연구에 적용되고 있다. 색채소자를 임상에 적용해 얻게 된 경험과 이해 및 판단을 십수 년 동안 색채치료 세미나를 통하여, 연구원 전원이 얻게 된 지견을 공유하는 방식으로 진행해 오고 있다.

02 색채치료의 치유 메커니즘 해명을 위한 추론

색채정보소자의 작동 기구에 관하여

색채치료에서 사용하는 색채생물정보소자의 작동기구에 관한 연구는 아직 시작 단계이다. 작동 메커니즘에 따른 몇 가지 설이 있지만 여기에서는 물리적인 측면과 생물정보학적인 측면, 그리고 생체기능에 초점을 맞추어 작업가설(作業假說)을 설정하고 이에 따른 이론적 논거를 들어 개설하기로 한다.

우선 색채의 물리화학적 특성에 관해서 살펴보고, 또한 물리화학적 범주를 넘어서 유기체인 생물종들과의 관련성, 특히 인간의 생체와 생명기능에 관한 의식과 정보장(情報場)에 연관되는 요소들을 선진 과학자들의 연구논문들을 비롯한 저서를 고찰하면서 정리해야 될 것이라고 생각하고 있다.

색채가 고유의 파장을 가지고 있고 특정 파장의 빛을 반사할 수 있는 특성을 가지고 있다는 것은 앞에서도 여러 차례 기술해 왔다. 물리학에서 빛은 전자장방사(電磁場放射)이며 이 방사는 전장(電場)과 자장(磁場)의 이중적 성질을 가지고 있고, 또한 이 방사는 파동에 의해 구동(驅動)하는 성격을 가지고 있다. 이 색채가 빛의 파장정보 또는 입자성을 들어내는 파동정보를 담을 수 있는 물질이라면, 우리는 지금까지 인식해왔던 색채에 대한 생각과 지식들에 대해서 새로운 시각으로 들여다 볼 필요가 있다.

빛의 방사, 즉 빛의 파동성은 간섭현상을 일으키는 특수한 성질을 가진다. 또한 전자의 방사는 광전효과도 일으키는데 광자, 즉 빛의 알갱이가 어떤 물질의 표면에 부딪치면 그 표면의 전자를 밖으로 튕겨 나오게 만든다. 즉, 빛의 광자가 물질의 표면에 존재하는 전자와 충돌함으로써 튕겨져 나온 전자들의 춤을 우리는 어떤 색의 빛이라고 인식하고 있다.

반야세계에서의 색즉시공(色卽是空), 공즉시색(空卽是色)

우리가 색과 색채, 또는 빛에 관한 이야기를 전개시키다 보면, 대상이 되는 색과 빛이란 존재는 볼 수 있고 만질 수도 있는, 즉 우리의 육안으로 관찰이 가능할 것 같은 매우 상식적인 인식의 세계처럼 생각하게 된다. 우리의 세상, 즉 하늘과 땅을 가득 채우고 있는 것이 빛이고 색이기 때문이다.

필자는 반야(般若)의 세계에서 묘사하는 형상을 가지고 있는 색(色), 그리고 비어있는 것 같은 우주를 나타내는 공(空), 그리고 색(色), 성(聲), 향(香), 미(味), 촉(觸), 법(法)의 육감을 가지고 있는 우리들 인체의 감각체계를 넘어서, 장(場)을 개재(介在)하는 정보의 세계는 원초적 생명영위를 위한 원시생명 중추의 장치라고 생각한다.

그러므로 색채가 생명체에 미치는 작용에 관한 해설을 붙이는 것은 우리의 오감을 통해 보거나 만지거나 할 수 없다. 뿐만 아니라 상상력을 동원하더라도 그 크기와 작용력의 세계를 이해하기 어려운 마이크로(micro) 수준에서 일어나는 다이내믹한 작용들에 관한 것을 다루는 것이므로 어려울 수밖에 없다는 생각이다. 따라서 색의 새로운 색채(色彩), 그 면모 속에 함유된 색과 빛의 특성에 관련해서 생물 유기체가 반응하고 있는 색과 생명 현상과의 관계성, 그리고 그 기능에 관한 이야기를 펼쳐내야 하는 만큼 필자의 고민도 깊을 수밖에 없었다. 결국, 기성과학(旣成科學)들이 밝혀놓은 물질을 구성하는 질료(質料)에 관한 이론들을 한 꺼풀씩 펼쳐보며 신중하게 논의를 전개하도록 해야 된다고 생각한다.

물리적 측면에서의 색채소자의 작동설(作動說)

색채를 피부의 특정 장소에 접촉하거나 접촉한 상태를 유지할 수 있도록 '첩부(貼付)'한 것만으로 우리 몸에 발생한 다양한 통증을 비롯하여, 감염에 의한 염증 등 생체의 기능이상이 회복되는 것을 관찰할 수 있다. 게다가 기능이상에 의해 구조적 변형(deform)된 것, 즉 결절(結節)이나 다양한 신생물(neoplasm)에 이르기까지 소멸되거나 수복되기도 한다. 이때 사용하는 색채는 보통 0.5mm 정도로 작은 사이즈에 불과하다.

이렇게 작은 크기의 색채소자가 생체의 기능계를 조절하는 것이 가능한 그 기작은 무엇일까? 그 색 속에 함유된 어떠한 힘이 인체를 치유할 만큼의 작용을 유발시키는 걸까? 단순히 색채가 그러한 작용을 유발시킬 파워를 가지고 있는 것인가? 또 그렇게 미약한 색의 자극에 의해 반응하는 생체는 구조적 또는 기능적으로 어떤 기구(mechanism)에 의해서 작동하는 것일까?

21세기의 생명과학과 표준의학의 버전(version)에서는 아직 미지의 영역이라고 생각된다. 그러므로 우리는 금세기에 이르기까지 색에 관한 한 우리가 경험하고, 이해하고, 판단된 결과로서 얻게 된 인식들을 바탕으로, 축적된 색(color)에 대한 지식에 새로운 패러다임을 그레이드 업(grade up)시키는 학제적 연구를 시작해야 되지 않을까 생각한다.

색채치료는 색채가 가지고 있는 고유한 진동수를 갖는 에너지의 한 형태인 파동이자 파장에 대한 인식을 바탕으로 각각의 색채가 가지고 있는 서로 다른 주파수를 이용하여 질병을 치료하는 방법이다. 거듭 언급을 하자면, 모든 물체를 포함하여 인체는 특정한 파장의 전자기파를 방사한다는 사실이다. 빛의 방사를 포함한 모든 전자기파의 방사는 물리학자 막스 프랭크(Max Planck)가 밝힌 바와 같이 양자(量子)로 구성되어 있으며, 빛의 양자를 광자(photon)라고 한다.

인간의 몸은 약 60조 개 세포로 구성되어 있고, 각각의 생체조직이나 기관, 세포, 생체관련물질 등의 다중계층구조를 가지고 있다. 즉, 생체계의 다양한 레벨에서 극미약한 전자기파를 발산하는데, 이것을 이미 전술(前述)한 것처럼 구르비치는 생체광자라고 하였다.

생체광자(Bio-Photon)는 빛의 주파수와 관계가 있으며, 각 세포에도 고유한 주파수가 있다. 살아있는 모든 세포와 조직, 기관 등은 각각의 일정한 진동 주파수를 지니고 있다. 그런데 감염 등으로 인하여 생체내부에서 생화학적 변화가 발생하는 것을 전제로서, 그 세포와 조직, 기관의 진동 주파수는 변형된 이상(異常)파장을 발하게 될 것이다. 따라서 모든 질병 또한 고유한 진동 주파수를 갖는다고 생각할 수 있다.

필자가 색채치료의 물리적 측면에서 작동기구(mechanism)를 설명하기 위한 작업가설(作業假說)로써 설정한 개념은 이하의 설명과 같다. 즉, 질병으로 인해 변형된 파장을 발하는 이상(異狀)세포의 파(wave)와 이것에 대(對)하여, 위상(phase) 또는 역위상(antiphase)의 파를 가진 색채를 신체 피부에 존재하는 특정 색채응답점(contact response point)에 붙이는 것으로써 생체내부에 간섭을 유발시키는 조작을 한다는 것이다. 이렇게 생체내부의 이상부위(조직, 병소(病巢), 병원체 등)에서 내는 파장에 간섭(interference)을 유발시키면, 변형된 파는 소멸하고 정상의 파로 복원됨으로써 질병상태는 치유된다는 개념이다.

| 색채치료의 역위상 간섭에 의한 치유기전의 개념도 |

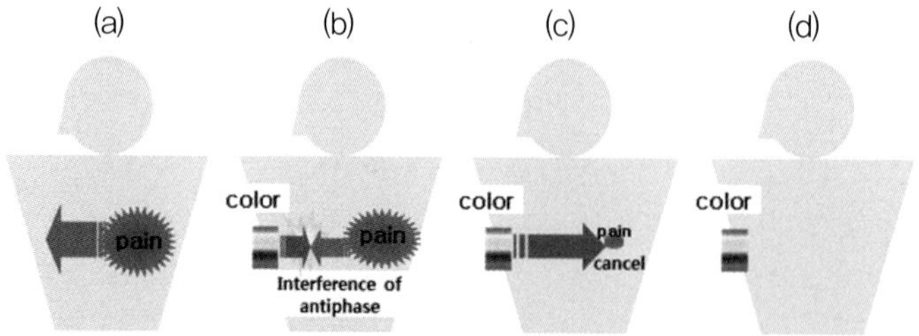

(a) 통증, 질병상태, (b) 피부에 색채 첩부, (c) 통증, 질병 완화, (d) 통증 소실, 치유상태
– 필자의 논문 〈색채치료를 적용한 퇴행성슬관절염의 임상효과〉[24]에서 발췌 인용

정보와 장(場)을 개재한 생체의 자기조직화 기능

색채생명정보칩의 정보를 우리 몸의 피부는 어떻게 받아들이는 것일까? 진화론적 생물학에서는 빛 또는 색채정보의 감수성에 관해서는 모든 생물종은 특별하게 진화해 왔다. 시각기관의 추체세포와 간체세포 이외에도 빛에 반응하는 광수용 단백질은 현재 밝혀진 것만으로도 100여 종이 넘는다는 것을 작업가설(作業假說)로 하고, 색채를 인식하는 생체의 기능에 관하여 도해와 함께 설명하기로 한다.

생체는 시스템론적으로는 자율분산시스템(Autonomous Decentralized System)에 속한다. 생체가 외부의 광 또는 색채 에너지 정보를 감수(感受) 처리하는 기구를 추론하기 위해서는 우선 자율분산시스템이라는 큰 틀로서 생체 특성을 전제로서 생각할 수 있다. 자율분산시스템이란 일본 와세다대학교 모리 킨지(森欣司) 교수가 분자생물학에서 생체의 특징짓는 기능에서 힌트를 얻어 제창한 이론이다.

24) 국제보완대체의학회지, Vol.4 No.2, 30 December 2014.

| 생체의 환경응답과 장을 개재한 색채정보소자에 의한 생명질서 생성에 관한 모식도 |

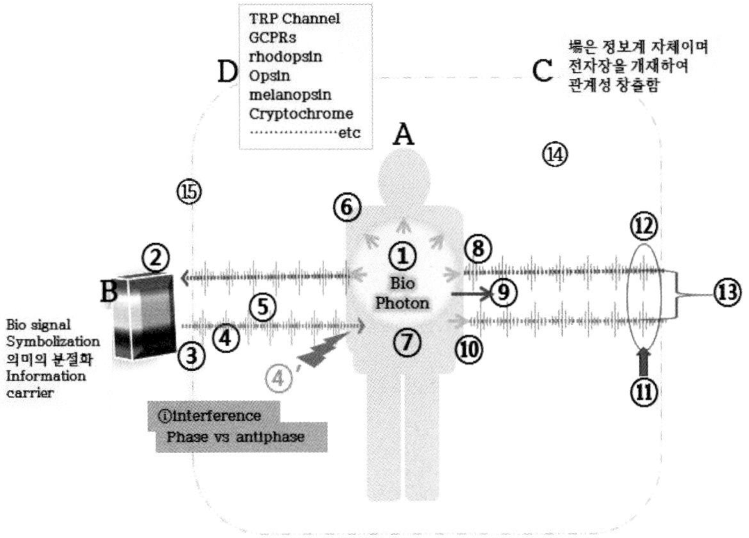

A. 생체(living body), B. 색채생명정보소자(Bio–color chip), C. 생체전자기장(Body electro–potential field), D. 광구동형단백질(Light driven protein, photo receptor)

① 이상신호(異常信號)의 바이오포톤(Bio–Photon)
② 색채소자가 안테나(antenna)로서 바이오포톤파(Bio–Photon wave)를 선택적으로 유도
③ 색채소자에 닿은 바이오포톤파는 특정 색의 파장으로 변조(變調)되어 반사
④ 색채소자에 의한 변조 바이오포톤파가 생체의 이상부위(병소)에 간섭
④′ 간섭(interference Phase vs antiphase)
⑤ 섭동(攝動, perturbation)
⑥ 생체의 환경응답 기구 – 색채파장 정보를 D와 C를 개재(介在)하여 조작정보를 창출함
⑦ 끌어들임(entrainment)
⑧ 리듬 동조(同調, Rhythm coherence syntony)
⑨ 자기촉매
⑩ 자기조직화(自己組織化, Self organized order)
⑪ 시간질서 생성(Temporal coding)
⑫ 상전이(相轉移)
⑬ 질서 생성(이상상태에서 정상으로 수복)
⑭ 질서 파라미터(parameter of order)
⑮ 양(良) 설정 – 불량(不良) 설정

〈색채생명정보과학연구소 이준육 작도(作圖)〉

아유자와 사토시(鮎澤聡)는 〈생물학적 커뮤니케이션 이론과 임상응용에 관한 연구〉 논문에서 "자율분산시스템이란 시스템 전체를 통합하는 관리기구가 구비되어 있지는 않지만, 시스템을 구성하는 각 요소(개체, sub system)가 자율적으로 행동하면서, 상호간 협조 또는 경합적으로 상호작용하여 전체로서 임무(질서를 형성, 또는 유지하는)를 달성하는 시스템이다"라고 정의하고 있다.

다시 말하자면 자율적으로 행동하는 요소가 많이 존재하고 있으며, 그것들이 서로 상호작용으로 하나의 질서를 만들어낸다. 그리고 환경이나 목적에 변화가 생기면 상호작용의 방법을 바꾸고 새로운 질서를 만들어내 가는 시스템이라고 말할 수 있다.

생체의 또 하나의 특성은 자율성을 가지고 있다는 것이다. 우리 몸을 구성하는 세포, 체조직 등은 하나의 자율적 요소의 집합체이다. 인체는 몸을 구성하는 세포 270여 종류로서 다세포사회를 구성하고 있으며, 각각 분화를 통해 성인의 경우 약 60조[25] 개 세포개체로 이루어진 것이라고 알려져 있다. 이 60조 개의 세포들이 한 사람의 생명활동을 위해 존재하고 있다고 여길 수 있으나, 생각하는 관점을 달리해보면 이 각각의 세포는 각자 생, 로, 병, 사의 생애주기를 가지고 세포 자신들의 삶을 살아가는 존재들이다. 이러한 세포의 각 개체가 한 성체인 나(我)의 신체를 구성하고, 유기적인 인간의 존재로써 생명활동의 과업을 완수하기 위해서는 정보시스템을 갖추는 것은 필연이다.

자율분산시스템은 생물체의 창발시스템이며, 색채의 파장정보로 변환되어 운반된 정보를 끌어들여(entrainment) 자기촉매를 창출하고, 자기조직화(self-organization)한 결과로서 새로운 질서를 생성하고 있다. 자기조직화란 스튜어트 카우프만(Stuart Alan Kauffman)에 의해 제창된 개념으로, 예를 열거하자면 과포화용액 속에서 결정이 성장하여 고체로 석출

25) 인체조직의 1kg은 약 1조 개 세포로 구성됨. 성인의 평균 체중을 60kg으로 보았을 때 약 60조 개 세포 수로 산출한 것이다.

(析出)되는 자연현상이나, 우리가 사고(思考)나 학습에 따라 중추신경계에서 일어나는 신경회로의 구축도 자기조직화의 하나이다.

생물체와 자연계의 기상변화와 같은 비평형개방계(非平衡開放系)에 대해서 일리야 프리고진(Ilya Prigogine)은 그의 저서《혼돈으로부터의 질서》에서 산일구조론(散逸構造論, dissipative structure)을 제기하기도 하였다.

또 다른 간과할 수 없는 개념으로 정보의 커뮤니케이션이 이루어지는 장(場)의 사상이다. 시미즈 히로시(清水博) 박사는 그의 저서《장의 사상》,《생명과 장소》,《생명을 다시 파악하다》에서 제창한 장(場)의 개념으로 정보, 정보의 담체(擔體)와 관계형성을 창출하는 장소, 정보로부터 의미를 해석하는 것에 의한 자기촉매작용과 생체의 질서생성 기구에 관해서 설명하고 있다.

장(場)이란 사전적 의미로 마당(field), 공간, 공학에서는 계(界)로 번역되는데, 어떠한 물리량을 가진 것의 존재가 다른 위치(장소)에 있는 다른 것들에 영향을 끼치는 것, 또는 그 영향을 받고 있는 상태에 있는 공간을 의미한다.

생체에서의 색채작용에 관한 작업가설에 대한 논거들은 위에서 열거한 생명체가 갖는 특성들에 대해 고찰한 결과에 의한다. 게다가 우리들의 십수 년 동안에 걸친 색채치료 임상연구와 경험에 관해서도 부기하고 싶다.

부연해서 정리하자면, 색의 정보는 생체 전자기장 또는 피부를 장(場), 즉 정보를 공유하는 장소로써 색채와 생체의 각각의 쌍방향으로 미치는 관계성이 생성되는 것이다. 색채와 피부의 표피세포(keratinocyte), 즉 세포 내에 존재하는 빛 또는 색 자극에 반응하는 광(光) 구동형 단백질과 인접한 세포 속의 광수용단백질들의 자율적 요소집합의 진동 · 리듬의 동적(動的)인 시간질서를 생성함으로써 개체와 전체 사이에서 질서 생성이 이루어지는 것이라고 생각할 수 있다.

색채의 파장이 피부의 세포들이 내는 리듬과 동조하는 관계성을 생성시키고, 관계형성의 다이네믹스(dynamics)는 장(場)을 개재하여 부분에서 전체로 퍼져나가게 되며, 자율분산시스템의 끌어들임은 기능이상을 수복(repair)시키는 것으로 필자는 간주하고 있다.

그러므로 장이란 관계성의 창출과정과 정보 그 자체이며, 색채치료의 작동 메커니즘은 색채에 담긴 물질의 파장정보가 생체기능에 직접적으로 간섭을 주어 기능장애, 더 나아가 기질적 병태에 이르기까지 수복시키게 된다고 생각한다.

장소(場所), 장(場)으로써의 피부기능

피부를 펼치면 성인의 경우 약 1.6평방미터에 달하며 그 무게는 대략 3Kg이다. 피부는 인체에서 가장 큰 기관이라고 하는 소이는 바로 이런 이유에서이다. 또한 피부는 몸을 덮어 감싸며 외부와 내부를 나누는 경계의 기관이다.

그런데 최근의 연구로 밝혀지는 피부는 온몸을 감싸는 가죽 주머니로서의 역할을 훨씬 넘어서, 생체를 보호하는 방어 기관이자 생체 내외의 정보 교류를 담당하는 인터페이스(interface) 역할을 하고 있다는 것이다. 이를테면 피부는 생체 방어를 담당하는 방호벽이자 외계에 노출된 얇은 뇌이기도 하다.

이와 같이 피부의 기능을 파악하는 방법은 크게 바뀌고 있다. 즉, 피부는 광대한 외부 수용체로서 신체 외부 자극에 반응하는 하나의 장소(場)인 동시에, 신체 내부의 활동이 왜곡된 것을 조정하는 고감도의 모니터 역할을 담당하고 있다. 생물계, 특히 우리 인류는 피부를 통해 외계의 다양한 정보를 통합, 내부 환경을 유지 · 조정하고 있다. 또한 피부 접촉을 통하여 비언어적인 커뮤니케이션을 가능케 함은 물론이며, 더불어 피부에서 나타나는 다양한 현상은 진단과 치료에도 이용되고 있다.

이러한 피부의 다양한 기능성은 표피세포인 케라티노사이트(keratinocyte)에 의해 이루어진다. 케라티노사이트는 뇌와 마찬가지로 다양한 생리활성물질을 생산하고 복잡한 정보를 받아들일 수 있는 수용체를 가지고 있다. 예를 들어 면역관련 물질(사이토카인)을 생산하며, 도파민, 노르아드레날린, 아드레날린, 코르티솔, 부신피질자극호르몬(ACTH), β엔도르핀, 섭스탄스 P 등의 화학전달물질도 생산하고 있다는 것도 20세기의 학자들이 밝혀놓았다.

또한 표피는 압자극(壓刺戟)을 받으면 일산화질소(NO)를 생산하는 것도 관찰되었다. 게다가 TRP형 채널(Transient receptor potential channels)과 ATP 수용체(adenosine triphosphate receptor), NMDA 수용체(대뇌 해마에서 기억과 학습을 담당), 도파민 수용체, GABA 수용체 등의 수용체가 표피세포에서도 발견되고 있다. 어디 그것뿐인가. 빛을 감수하거나 소리를 감수하기도 한다는 것이다. 이와 같은 소이로써 피부는 바로 뇌라고도 할 수 있는 것이다.

피부의 색 지각능력

현대 해부학자들은 1800년대 중반에 간체세포와 추체세포의 존재를 발견하게 된 이래로, 인체에서 빛을 감지할 수 있는 세포는 이러한 시세포(視細胞, 광수용기)뿐이라고 2세기 동안에 걸쳐서 생각해 왔다.

그러나 1990년대 초에 미확인된 종류의 망막에 존재하는 시세포 역시 빛에 반응하지만, 완전히 다른 메시지(message)를 뇌에 보내고 있다는 그 가능성을 옥스퍼드대학교 러셀 포스터(Russell Foster)라는 학자가 제창한 것은 이전의 세대 학자들은 상상조차 할 수 없었던 사건이 될 것이다. 시각기관인 눈 이외에도 빛의 정보를 감수하고 있다는 사실이 밝혀지고 있는 것이다. 이전 세대의 사람들은 동물은 빛을 시각기관인 눈에 의해서만 의존하고 있다고 알고 있었지만, 현상적 사실은 빛을 '보는 것' 이외로도 이용된다는 사실을 20세기가 끝나는 무렵의 과학자들이 밝혀놓은 것이다. 예를 들면 광 자극이 몸의 리듬을 조절하는 등 시각 이외에도 이용되고 있는 것이다.

또 인간을 포함한 다양한 동물의 뇌나 피부, 심지어는 내장에도 빛을 감수하고 있는 단백질(視物質)의 종류가 다양하게 존재하고 있다는 것이 발표되고 있다. 포유류가 시각기관인 눈 이외의 장소에서도 빛을 느끼고 있을 가능성이 있다는 것에 대하여 오랫동안 과학계는 주목해 온 것이지만, 뇌나 내장 등에 있는 이 시물질(視物質)의 단백질이 정말로 빛의 정보를 감수한다는 것을 관찰하게 된 것은 분명한 대단한 발견이다.

이 단백질은 체내의 어디에라도 존재하는 형태의 비타민 A 유도체와 결합함으로써 반복적으로 생체 내에서 리사이클로써 이용되는 뛰어난 것이다. 동물들은 이 물질을 광 스위치처럼 사용하며, 빛으로써 행동이나 생체 반응을 제어하고 있다.

피부가 광 자극을 감수하는 기능에 관해 뒷받침하는 연구가 일본의 과학기술진흥기구 CREST 연구소의 덴다 미츠히로(傳田光洋) 박사에 의해 실행되었다. 그의 저서《놀라운 피부》에서 항체 염색법에 의해 로돕신, 적(Red), 녹(Green), 청(Blue)의 옵신(opsin)이 피부에 존재하는지의 여부에 관한 관찰결과를 기술하고 있다.

이 옵신 단백질은 망막에서 빛의 명암, 즉 빛의 삼원색에 응답하는 단백질이다. 그의 관찰결과에 의하면 로돕신은 표피의 중간에서 표면을 향해 존재하고 있었으며, 적(R), 녹(G)의 옵신은 표피의 최심부에, 청(B) 옵신은 표피의 상층에서 중층에 걸쳐 존재하고 있었다는 것이다. 이와 같은 관찰로 인해 피부에 광수용 기구가 존재하고 있다는 것이 확인된 것이다.

덴다 박사는 이와 같은 피부 기능시스템의 확인을 위해서 각질(케라티노사이트) 장벽을 파괴하고, 여기에 적색광, 청색광, 녹색광, 백색광을 조사(照射)하여 장벽 기능의 회복 속도를 관찰한 결과, 적색광은 회복 속도가 빨랐으며, 청색광에서는 회복 속도가 오히려 떨어진다는 것을 관찰하였다. 광 수용체의 자극에 의해 전기신호로 변환하는 메커니즘은 트랜스듀싱(transducin), 포스포디에스테라제(phosphodiesterase : PDE)의 조합으로 전기신호로 변환하고 있다고 한다. 이 효소를 저해하는 약물을 적색광을 조사하기 전에 도포하면 붉은빛에서의 장벽 기능회복 촉진효과가 없어지게 된다.

이상의 연구결과에서 피부에는 망막과 마찬가지로 빛을 느끼고 신경에 전달하는 기능이 있는 것으로 추정할 수 있다는 것이며, 이와 같은 현상적 사실을 바탕으로 색채치료의 작용기전을 해명할 수 있는 단초가 성립될 수 있다고 동료 연구회원인 야스다 코우이치(保田宏一) 선생이 제기하였다.

생체의 환경응답 능력과 장(場)으로써의 피부

앞에서 기술한 것처럼 생명체는 항시 생존 환경 속에서 에너지를 섭취하거나 정보를 받아들이고, 섭취한 에너지를 다른 형태로 배설하는 것은 물론 수취한 정보에 따른 의미를 창출한 결과로써 다양한 형태의 거동을 드러내면서 생명영위를 하고 있다.

생물계의 항상성 유지는 환경 속에서의 에너지의 획득, 또는 환경응답의 객체인 정보취득에 의하여 가능하다. 즉, 에너지는 음식물 등을 섭취나 그 대사산물의 배출에 의하여 이루어지며, 정보에 관해서는 지각이 중심인 것 같지만 인간의 경우, 그 지각 속에는 의식화되는 것과 의식화되기 어려운 것이 있다. 언어화하기 쉬운 시각, 청각의 정보는 의식화되기 쉽지만 후각(嗅覚), 촉각(触覚) 등은 언어화하기 어려워서 의식화되기가 어려운 경우가 있다. 여기서 촉각을 맡는 것이 피부다.

또 피부에는 의식화되기 어려운 큰 정보의 흐름이 존재하고 있을 가능성이 있다. 이른바 파치니소체(Pacinian corpuscle)나 마이스너소체(Meissner's corpuscle), 루피니소체(Ruffini's corpuscle)와 골지양수용기와 같은 기계적 수용기를 포함한 피부감각으로써 아픔, 가려움 등의 정보뿐만은 아니다. 피부는 단순히 외계의 환경과 생체의 경계를 형성하는 것뿐만이 아니라, 환경의 변화에 반응하며 다양한 신호를 수신과 동시에 발신하고 있다. 그 신호가 면역계나 중추신경계 등과 밀접한 관계를 가지고 있다는 것이 최근에 알려졌다. 이것에 의하여 피부에 있어서 정보의 흐름이 전신에 큰 영향을 끼치고 있다는 것을 추측할 수 있다.

색채생명정보칩을 생체에 적용하는 것에는 피부라고 하는 장소, 즉 장(場)를 매개로 하는 것을 전제로 하고 있다. 0.5mm 사이즈의 색채조각을 피부에 첩부(貼付)한 것만으로도 치유작용을 생체에서 만들어내는 현상이 관찰된다. 이와 같은 색채치료의 경험을 통하여 필자가 얻게 된 지견은, 피부는 정보의 수신(안테나) 기능을 할 뿐만 아니라, 정보를 발신하는 송신탑의 기능도 겸하고 있다는 것이다.

피부는 인체의 표면을 이루는 장기이다. 피부는 신체 안팎의 접경(interface)으로서 몸을 감싸고 있는 환경에서 다양한 정보를 받아들이고, 그 자극(정보)의 신호를 몸 안에 송신하며 환경변화에 응답할 수 있는 생체정보계의 근간을 이루고 있다. 최신의 연구에 의해 피부 기능에 관하여 새로운 발견들이 이어지고 있는 것이다.

피부는 색채를 인식한다는 것인데, 좋아하는 색이 있는가 하면 질색인 색도 있다고 한다. 뿐만 아니라 피부는 건전지의 기능도 가지고 있으며, 고성능의 전자 센서(sensor)이기도 하다는 것이다.

03 색채생명정보소자 연구의 전망

지난 20세기 말엽부터 불붙기 시작한 각 학제간 융합하는 경향이 금세기에 들어서자마자 급속도로 전개되기 시작하였다. 뿐만 아니라 기성(旣成)학문에서 파생되고 있는 창발과학(創發科學)도 자연과학의 영역에서 활발하게 생겨나고 있다. 그중의 하나가 대체의학이라는 학문이다.

대체의학의 경우, 명칭 그 자체에 대해서 기성학문(Orthodox medicine)의 종사자들간에 의론이 분분했던 해프닝도 있었던 것을 기억한다. 그래서 대체의학(alternative medicine)이나 보완의학(complementary medicine)이라는 명칭이 서로 상충했었으며, 절충적 아이디어로서 보완대체의학(complementary & alternative medicine : CAM), 그리고 최근 통합의학(Integrative Medicine)이라는 명칭으로도 통용되고 있다.

무엇보다도 생명과학의 영역에서 보다 활발한 파생과학들이 - 필자는 이것을 창발과학(創發科學)이라고 칭하고 있음 - 발흥하고 대단한 발전을 이루고 있다. 예를 들어서 20세기에 발흥한 분자생물학은 가장 성공한 학문이며, 이 분자생물학을 기반으로 파생된 구조생물학, 시스템생물학, 정보생물학, 수리생물학 등 그 종류와 수를 이곳에 다 열거할 수도 없다.

필자는 우연히 조우(遭遇)하게 된 색채치료에 입문한 이래로 과학의 세계를 동경하게 되었다. 색채치료의 경험에서 0.5mm 사이즈밖에 안 되는 색채가 생체의 고유한 생명기능에 작용을 불러일으키는 현상은 경이로운 것이었기 때문이다.

색채에 의한 질병치유현상, 그 감동은 필설로 형언키 어려운 것이라고 생각한다. 그래서 과학하는 방법을 배우고자 결심하게 되었다. 그리고 필자는 여러 해 동안의 교육과정을 걸쳐서 한 사람의 대체의학연구자가 되었다. 연구자의 심득(心得)사항과 연구방법을 공부했으므로 이젠 아름다운 색채가 가지고 있는 치료현상을 밝히는 것이 필자에게 책무가 된 것이다. 향후 내 연구 분야의 전문성을 심화시켜야 할 것이라고 스스로에게 다짐하며, 이 연구의 전망에 관하여 몇 마디를 더 추가해 가기로 하겠다.

혁신적 보완대체의학(CAM), 통합의학으로써의 발돋움

색채생명정보칩을 사용한 색채진단, 그리고 치료에 관한 내용은 앞장에서 이미 소개해 왔었다. 색채치료는 기초과학인 해부학, 생리학, 병리학을 기반으로 하는 진단학과 임상치료의 현대 표준의학 이론들과 연동이 된다. 단지, 사용하는 도구가 색채생명정보칩이라고 하는 색채가 재료라는 것이 다를 뿐이다. 비침습적인 안전한 방법이므로 사실 누구라도 적용할 수 있는 도구이며 치료법이기도 하다.

특히 현대 산업사회의 부산물인 환경공해로 인한 특정할 수 없는 증상, 증후군의 환자에게 적용할 수 있다. 예를 들어서 생활환경 내에서 피폭되고 있는 라돈(radon)과 같은 방사성물질로부터 야기된 질환과 석면증, 생체내에 유입되어 침착한 수은, 납과 같은 중금속에 의한 신경질환의 제증상(諸症狀)들에 관해서는 드라마틱한 효과를 발휘한다. 각 증상과 질병별로 효과적으로 적용할 수 있는 다양한 시스템색채생명정보칩(systems bio-color chip)은 일선의 임상 선생님들에게 임상의 즐거움을 더해줄 수 있다.

필자는 과거 십수 년을 걸쳐오는 동안 한국의 내과, 정형외과, 가정의학, 한의사, 치과 선생님들과 함께 임상연구 및 임상방법을 강의한 경험이 있다. 연구회원인 각 전문 의사 선생님들의 한결같은 반응은 '색채치료가 드라마틱한 효과가 나타나므로 재밌다'는 것이다. 다만, 현재 이 색채생명정보칩을 이용한 색채치료가 제도권에서 사용되기 위해서는 신의료 기술로써의 심의를 거쳐야 되는 과제가 남아 있다. 그러므로 아직 일선의 진료실에서 사용하기에는 여러 가지 제약(制約)이 있다는 것이 현실이다. 그렇지만 가까운 장래에 이루게 될 것이라고 기대하고 있다.

그러한 취지로서 필자는 앨버트 S. 라이언즈, 조지프 페트루첼리 공저인《세계의학의 역사》의 서문에 쓴 앨버트의 글을 옮겨서 독자 여러분과 교감(交感)을 나누고 싶다.

"의학도와 의사, 그리고 대중들은 엄청난 과학적 이해, 뛰어난 진단도구, 그리고 효과적인 치료법으로 환자들에게 폭넓게 접근하는 현대의학의 모습에 경탄한다. 그런데도 그들은 오늘날의 의학이 늘 있어왔거나, 아니면 정반대로 어두운 하늘에서 갑자기 떨어진 밝은 유성이나 되는 것처럼 바라보는 경향이 있다.

의사나 환자 모두 의사가 어떻게 현재와 같은 모습을 가지게 되었는지, 의술은 과거로부터 어떻게 발전하여 왔는지, 또 오늘날의 의사윤리규정은 어떻게 마련되었는지 등에 대해 거의 알지 못한다. 따라서 역사적인 맥락에서 그 문제들을 바라보는 것은 분명 도움이 될 것이다. (중략)

인간은 누구나 그 시대의 사상이나 방법의 틀 속에 갇혀 있다. 전통을 타파한 해부학자

안드레아스 베살리우스는 4체액설의 고대의 교의(dogma)를 신봉하였고, 외상 치료에 선구적인 업적을 남긴 앙브로아즈 파레는 마녀의 존재를 믿었다. 혈액순환을 증명한 혁명적 실험생리학자 윌리엄 하비는 여전히 심장운동의 원동력으로서 '생명정기'를 받아들였던 것이다.

우리는 어느 정도나 잘못된 교의에 집착하고 있는 것일까? 그것들이 잘못된 줄 확실히 안다면 우리는 오늘날의 교의를 폐기할 것이다. 그러나 지금 그것을 알 수 없는 우리는 더욱더 진리를 추구하고 갈망하는 것이다."

- 앨버트 S. 라이언즈

임상치료를 전문으로 하는 의사들에게는 뛰어난 현대 병리학적 진단체계에서도 확진할 수 없는 다양한 증상들에 대하여 - 특히 기능성 질환의 환자를 대할 때 - 색채탐색봉을 사용한 진단과 더불어 성공적인 치료로 이어졌을 때에 의사로서의 보람을 느낄 수 있다고 한다. 임상전문가로서 효과적이고 스스로가 자신할 수 있는 치료도구를 진료실 또는 임상가방 속에 비치해 두는 것도 즐거움의 하나라는 회원 선생님들의 말은 자주 듣는 이야기이다.

필자는 색채생명정보칩을 사용한 아름다운 치료인 색채치료를 경험하면서, 전문분야를 넘어서는 다양한 지견을 얻게 될 것이라고 확신하고 있다.

색채생물과학 건설의 프레임워크(framework)

기초과학이 발달한 이웃 일본의 경우 1970년대에 이미 광생물학이라고 하는 학회가 설립되어 학제적인 연구를 통한 새로운 지식과 기술들을 생명과학, 의료, 생체물성과학, 섬유 등 여러 분야의 산업계에 백업을 하고 있다. 특히 의료와 생명과학분야에서 예를 하나만 들자면, 광역학요법(photodynamic therapy)이다. 이 광역학요법은 현재 실용적으로 임상에 적용하고 있는데 황반변성증이나 당뇨성 망막혈관증식증의 이상혈관만을 선택적으로 치료하는 것으로 이용되고 있다.

기초과학 쪽에 후발국가인 한국의 실정에 색과 생물계와의 상관관계를 밝히는 연구는 참신할 뿐만 아니라 성공의 가능성이 큰 분야라고 생각한다. 앞에서 설명한 것처럼 지구상에 탄생한 모든 생명계는 최우선적으로 태양광의 에너지에 의존하고 있다. 생물들은 태양광을 효율적으로 받아들이기 위해 다양한 안테나 색소계를 만들어 내었으며, 색소 또는 색은 생명계의 생존과 직접적으로 깊은 관계가 있다는 것도 앞에서 언급했었다. 따라서 생물들에게 있어서 필요없는 색은 존재하지 않다고 그간 고찰하였던 문헌들을 근거로 제기하고 싶다.

현재 우리가 개발하고 사용 중인 색채생명정보칩은 다종다양하며 이 중에는 특정 아미노산, 단백질류, 호르몬류, 면역글로불린을 비롯한 사이토카인, DNA, 줄기세포(Stem cell) 등 그 종류도 10,000종류를 훨씬 넘는다. 이와 같은 생체관련 정보소자를 이용한 생물정보학(Bio informatics)의 연구나 시스템 생물학(systems biology)을 연구하는 것도 가능할 것이다. 또한 시스템 생물의학(systems biology medicine)에서의 응용이나 요즘 새롭게 부상되고 있는 오믹의학(Omics based medicine)에 관한 실험적 연구

| 색채소자의 omics system map |

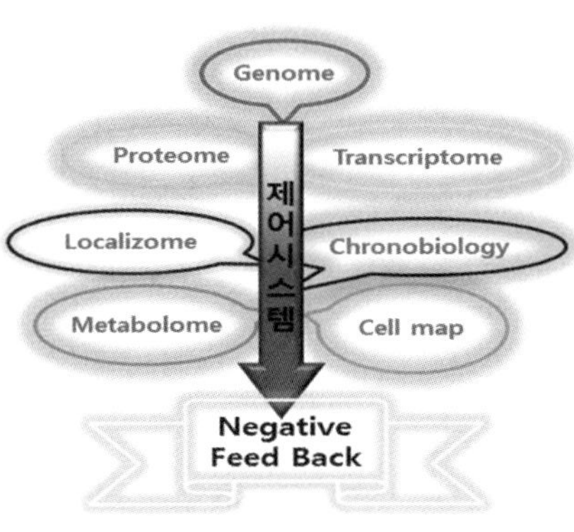

〈색채생명정보과학연구소 이준육 작도(作圖)〉

도 가능할 것이라고 생각한다. 더 나아가 다종 생물체간의 색소와 색채의 기초연구를 기반으로 한 우리 산업계의 다양한 분야에서도 경제적 가치를 창출하게 될 것이라고 예상된다.

색채라고 하는 것은 색소 및 염료와 같은 것 이외에도 빛의 회절에 의한 구조색(構造色)도 존재하고 있다. 특정 물고기나 나비와 같은 곤충들, 새의 깃털 등의 체색(體色)은 실제로 색소가 없는데도 다양한 색조를 띠고 있다.

이러한 구조색에 대해서는 현재 선진 연구들에 의해 활발히 진척시키고 있는 추세이다. 우리도 학제적인 연구를 통해 따라잡지 않으면 안 될 것이다. 이 구조색 연구는 의류 등의 섬유산업계뿐만 아니라 새로운 소재의 건축자재, 더 나아가 스텔스기능을 하는 항공기 등에 이르기까지 이전 세대는 상상할 수 없었던 것들의 개발로 이어질 것이며, 그 경제적인 가치는 헤아릴 수 없을 것이다.

나는 최초 색채치료와 만나 색의 파워와 생체작용을 경험하게 되고, 이해하게 되었을 때부터 색채생물과학을 건설하는 것이 꿈이 되어버렸다. 그래서 늦은 공부이지만 과학하는 방법을 배우기 위하여 한국과 일본의 전문가들로부터 꾸준히 지도를 받고 있다. 평소부터 생각했던 전문직업, 소위 컬러피스트(Colorpist)[26]라는 특별한 분야도 멋진 것이지만, 색채생물학자가 되고 싶다는 꿈에 한 걸음씩 더 가까이 다가가고 있는 것이다.

이렇게 아름다운 색을 연구하는 색채생물과학 또는 색채생명과학을 건설하기 위하여 우선 그 기틀을 닦아놓을 수 있다면 좋겠다는 생각이다. 나와 뜻을 함께 하는 여러 분야의 연구자들이 모이게 되면, 학제적인 연구를 통하여 다채로운 색채를 생명과 연계시킨 아름다운 창발생명과학을 완성하는 것도 꿈만은 아니라고 확신하고 있다.

---

26) 컬러피스트(Colorpist)는 필자가 colorlist + therapist의 앞뒤 음절을 취해 만든 합성어이다. 바이탈 컬러(vital color) 코디네이터라는 전문직종도 생겨나게 될 것이라고 전망한다.

건강관련 기능성 제품의 산업화

최근 건강보조식품이라고 하는 써플리먼트(supplement)는 우리 산업계에서도 매우 큰 비중을 차지하고 있다. 미국이나 유럽의 여러 나라와 일본과 중국 등 전 세계의 국가에서 써플리먼트의 시장은 그 규모를 헤아릴 수 없을 정도이다. 현대 산업사회의 고도발전은 의식주(衣食住)의 문제를 비롯하여 현대인의 생활양식도 대폭 변화를 가져왔다. 한편, 생활습관병이라고 하는 당뇨, 고혈압, 악성종양 등의 이전에 희소했었던 질환들이 만연하게 되기도 하였다.

건강과 질병에 관한 생물학적 본능에서 발현되는 욕구라고 생각되는 것에 현대인들이 봉착하게 된 것이다. 요즘 심기증(心氣症) 또는 건강염려증이라고 일컫는 환자도 늘어가고 있으며, 신체의 어딘가 부자연스럽고 불편함을 느낀다거나 불면증과 같은 증상을 느끼는 사람도 부척 늘어가고 있다.

심신(心身)의 부조(不調)를 느끼게 되는 대부분의 증상은 기질적 질환이 아닌 기능적 질환이기 때문에 종합검진을 통해서도 명쾌한 진단이 나오지 않게 된다. 그렇기 때문에 뭔가 효과적인 것을 찾게 되는 사람들이 증가하고 있는 사회적 현상이 되어버렸다. 이웃 일본이나 미국에서는 써플리먼트 신드롬(supplement syndrome)이라는 말이 생기게 될 정도이다.

우리가 색채생명정보칩을 이용한 색채치료의 연구를 통해 발견한 색채의 편의성과 안전성을 담보로 하는 효과적 측면에서 우리 스스로 경탄을 하게 되는 경우가 자주 있다. 이것을 특정장치를 응용한 몇 가지의 발명품에서 기능적으로 매우 우수한 성능을 발견할 수 있었다. 그것 중의 하나가 숙취 예방 · 해소 패치 제품인 'D뮤니케'[27]이며, 또 하나는 기능성 액세서리인 유해전자파간섭기 '비코리진'[28]이다.

이 발명품은 이미 6~7년 이상을 성능에 대해 검증을 많은 사람들과 더불어 해온 것이며, 그 성능에 대한 기대를 충분하게 만족시켜 준 것들이다.

| 비코리진의 실물 사진 |

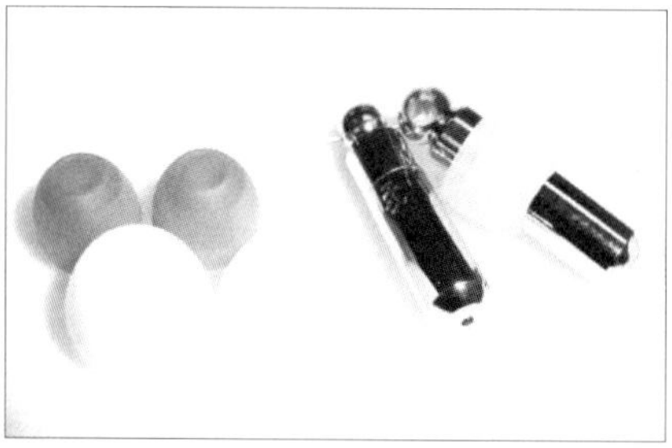

위의 기능성 제품의 예에서 매우 다양한 특정기능을 갖춘 색채생명정보칩을 활용한 제품들을 고안하고 제작할 수 있다는 것을 시사하고 있다. 색채생명정보칩 연구는 건강산업에서도 새로운 소재로서 기능을 다할 것이라고 기대하고 있다.

가정의 구급의학으로서의 색채치료

마지막으로 언급하고 싶은 것은 가정의 구급의학 또는 구급요법으로서의 전망에 관해서이다.

최근 우리 사회는 급격한 고령화 사회로 접어들게 되었다. 건강수명과 기대수명의 간극을 좁히는 노력은 의료계와 의료보험제도나 그에 수반된 건강검진 시스템만으로는 턱없이 부족한 것은 자명하다. 퍼터널리즘(paternalism)과 머터널리즘(maternalism)[29]을 배경

27) D뮤니케(Dmunike) : Drinking communication의 합성어. 불가피한 음주시 안전대책이라는 의미로 명칭을 붙임. 현재 특허 출원 중에 있음.

28) 비코리진(VCorigin) : vital color origin이라는 의미로, 색채소자의 파워를 증폭시키는 기능을 갖도록 고안한 기능성 제품의 예시. 유해전자파간섭기 등에 사용되고 있다.

29) 퍼터널리즘(paternalism)은 강한 입장에 있는 사람(국가기관)이 약한 입장에 있는 사람(일반 국민)의 이익이 되도록 해준다는 취지에서 본인의 의지에 반하는 행동에 개입 간섭하는 것을 말한다. 여기에서는 의료보험제도하에 과도하게 행해지는 건강검진도 포함된다. 어원은 라틴어의 'pater(아버지)'로 퍼터널리즘(paternalism)은 부권주의 또는 가부장주의로 번역된다. 머터널리즘(maternalism)은 모권주의 또는 온정주의로 번역되며, 퍼터널리즘의 반대의 의미이다.

으로 하는 사회보장제도는 향후 고령화 사회에서 발생하는 비용을 어떻게 감당할 수 있을까? 이 문제는 정부 정책담당자들만의 고민이 아니라 우리 모두의 과제이기도 하다.

안전하고 효과적이며, 특별한 기술이 없어도 가능한 중제방법이 있다면 가정의 구급의료로서 좋으리라고 생각한다.

"내 자신과 내 가족들의 건강은 내가 지킨다"라는 말에는 누구라도 이론의 여지가 없을 것이다. 이미 앞에서 여러 번 언급하고 있는 사실이지만, 색채생명정보소자를 사용하는 색채치료는 그 진단과 치료과정이 간단하다. 색채치료는 개개인의 증상과 질병에 필요한 〈색채생명정보칩〉을 선별하는 것으로 하며, 그 검사결과는 거의 대부분의 병증(아픔)의 경감 내지는 소실 효과로서 반영되기 때문에, 검사현장에서 치료결과의 평가에 이르기까지 모든 프로세스가 심플한 것이 특징인 것이다.

또한 색채를 피부에 붙이는 것만으로 효과를 기대할 수 있는 안전성과 즉효성에서 구급의학의 도구로서도 흠결(欠缺)이 없다고 생각한다. 색채치료는 연구전용으로 개발된 6~7mm 크기의 피부색깔의 한지로 제작한 접착 씰을 이용해 0.5~1mm 크기의 〈색채생명정보칩〉을 피부에 있는 특정의 장소에 붙이는 것이기 때문에 어떠한 통증이나 부작용이 없다.

끝으로 색채치료의 폭넓은 적용범위를 들고 싶다. 색채치료는 정신적 · 신체적 이상을 망라한 대부분의 질환에 적용 가능하다. 특히 만성질환으로써 자가면역성 질환과 같은 증상억제를 목표로서 관리대상의 질병의 환자분들에게도 색채치료와 전문 의료기관의 치료법을 병행하는 것은 환자의 투병의지를 높이거나 삶의 질을 향상시키게 될 것이라고 생각한다.

위에서 열거한 바와 같이 '색채(색채생명정보칩) 연구의 향후의 전망'에 관해서는 전 세계적으로 생명과학 연구의 조류가 크게 변화하고 있다는 것을 전제로 하고 있다. 이것은 매우 새로운 도전으로의 유혹이며 시대적 패러다임이기도 하다. 또한 색채 연구는 생물학이 원래 추구해온 생명의 본질을 탐구하는 것에 되돌아가고자 하는 것을 담고 있다. 지구상의 생명계가 색채를 이용하고 있는 생물학적 특성에 관한 본 연구의 전망은 색채생물학의 틀을 구축하는 것이며, 이러한 연구를 통하여 생명의 원초적 본질을 이해하고 해명하고자 하는 시도이기도 한 것이다.

여기에서 한 걸음 더 나아가, 종래의 현대의료적 또는 전통의료의 치료법을 적용하더라도 질병의 질곡으로부터 고통당하고 있는 만성질환자 또는 난치성 질환 환자분들에게 희망의 빛을 비춰드리는 것에 있다.

04 전자파과민증(electromagnetic hypersensitivity : EHS)과 그 대책

세계보건기구(WHO)의 공식적 발표

"휴대폰에서 발산하는 전자파는 암 유발 가능성이 있는 물질이다."

21세기에 들어 가장 유해한 환경공해물질은 유해전자기방사파(유해방사파, 통칭 전자파라고 표기되기도 함)라고 할 수 있다. 지난 세기 중후반에 접어들면서 대부분의 생활제품이 전자기기화로 바뀌면서 인공전자파 밀도가 급속히 높아지고 있다.

전자파에는 여러 종류가 있는데 태양광을 비롯한 색채의 파장도 전자파 에너지에 속한다. 그러나 우리가 상식적으로 생각하는 것처럼 모든 전자파가 인체에 해로운 것은 아니다. 햇빛을 비롯한 대부분의 자연계에서 나오는 전자기파에 대해서는 인류를 비롯한 모든 생물계가 잘 적응하고 생명활동에 이용해 온 고마운 것이다. 문제가 되는 것은 생체에 나쁜 영향을 끼치는 전자기기로부터 발산되는 유해방사파이다.

여기에 더하여 유해방사파에 대해서 확장한 개념으로써 유해한 전자기에너지를 방사하는 물질 또는 물질파까지 포함해서 개설한다. 즉, 유해방사파란 휴대폰 등 가전제품을 비롯한 전자기기와 다양한 화학물질 및 수은과 같은 중금속 등에서 발산하는 인체에 유해한 전자파를 가리킨다. 이 유해방사파는 21세기를 살고 있는 현대인들에게 가장 심각한 환경공해물질로 지적되고 있다.

현대인은 일상생활 공간에서 다양한 전자기기로부터 인체에 유해한 전자파에 피폭당하고 있지만, 자각증상은 거의 느낄 수 없는 '병징불각증(病徵不覺症)'[30] 상태에서 생활하고 있다는 문제의 심각성을 지적하고 싶다. 이 유해방사파에 관한 연구는 전 세계의 과학자들에 의해 많은 논문들이 발표되고 있는데, 특히 '전자파과민증(EHS)'이라는 특이한 증후군에 대해서는 많은 논란이 있지만, 미국과 유럽의 스웨덴을 비롯한 여러 국가에서는 전자파과민증을 질병으로 규정하고 치료대책 마련에 노력 중에 있다.

급기야 2011년 5월 31일, 세계보건기구(WHO)는 "휴대폰에서 발산하는 전자파는 암 유발 가능한 물질이다"고, 휴대전화 사용시 방사되는 전자파의 위험성에 대하여 최초로 공식적인 입장을 발표한 것을 공영방송국인 KBS를 비롯해 다양한 공중매체가 보도하기도 하였다.

생활환경으로부터 피폭되는 유해전자파의 생체 영향

우리 신체를 구성하고 있는 세포는 그 기능면에서 볼 때 완벽한 전자기계이다. 그런데 다양한 가전제품으로부터 발산하는 유해한 전자파는 우리 몸 안에서 작용하는 생체전자의 활동에 많은 장애를 유발한다.

30) 전자파과민증과 같은 환경공해병의 발증은 환자 자신이 병적인 상태라고 하는 인식과정 그 자체가 장애를 입었기 때문에 본인은 스스로의 병적 상태를 인식하는 것이 매우 어렵다는 것이다. 이 '병징불각증'은 뇌신경과학자인 안토니오 다마지오(Antonio Damasio)가 1994년에 제창한 이론이다.

현대인이 전기에너지를 주된 생활에너지로써 사용하는 21세기 현대 지구문명의 환경에서 전기전자제품을 포기한다는 것은 어불성설이다. 다만, 인공전자파 밀도가 더욱 높아지고 있는 생활환경 속에서 살아가야 하는 사람들이 모두 인식할 수 있는 사회적 시스템과 전자파과민증이 야기하는 다양한 질환에 대한 치료대책의 수립이 시급하다고 생각한다.

세계 각국에서 전자파의 유해성에 관한 역학적 연구는 정치, 경제의 주축을 이루는 산업계와의 미묘한 관계가 깔려 있는 연유로부터라고 생각되는 대목인데, 대부분의 국가는 정부의 정책적 의도에 의한 상반된 연구 데이터만 내놓고 있는 경향이다. 한편, 미국과 유럽의 과학자들은 유해방사파로 인한 장애의 예로써 자율신경계, 세포생식계(분화와 증식), 면역계에 장애를 초래할 수 있다고 경고하고 있다.

전자파과민증이라는 증상에 대해 인터넷에서 검색해보면 꽤 많은 전문 사이트가 존재하고 있다는 사실을 확인할 수 있게 된다. 알게 모르게 유해전자파의 폭로에 의한 다양한 증상을 경험하고 있는 사람들이 늘어가고 있다는 사실을 반증하고 있는 것이다.

그렇지만 전자파과민증에 관해서 우리나라 방송국, 신문 등의 미디어들은 침묵하고 있기 때문에, 대부분의 국민들이 전자파에 대해서는 불감증 상태로 일상생활 속에 매몰되어있다. 매달 준조세로서의 의료보험료를 성실하게 납부하고, 그 일환으로써 종합건강검진을 연례행사처럼 받으며 생활하고 있는 것이다. 이 종합검진에 정밀검사를 추가해서도 확진되지 않는 건강상의 문제에 대해서는 정신적인 스트레스가 원인일 것으로 간주하고 의료기관의 대증요법에 의존하며 생활하는 것도 상당수의 국민들이 경험하고 있는 엄연한 현실이다.

이 시대의 환경문제로서 부각된 전자파가 생체에 끼치는 영향에 관해서 학제적 연구단체를 리드하는 교토대학교 기초물리학연구소 비평형계물리학의 무라세 마사토시(村瀬雅

俊) 교수는 '전자파 호르몬 작용가설'31)을 제창하였다. '호르몬 작용가설'이라는 것은 특정 주파수 및 특정한 강도의 전자파를 세포나 뇌신경계에 일정시간 동안 조사(照射)하면 생리활성 작용, 이른바 '호르몬 작용'에 영향을 끼치게 된다는 가설이다.

전자파가 생체에 작용하는 부위에 관해서는 첫째, 세포 레벨(level)에서 세포의 안과 밖의 정보를 통합하고, 세포증식이나 호르몬 분비 등을 제어하는 'G-단백질'이라고 하는 정보통합분자를 지적하는 연구가 많다. 또 하나 뇌신경계 레벨에서는 체온이나 혈액성분의 변화라는 생체의 '내부환경정보'와 감각계를 경유해서 지각하게 되는 몸 밖의 '외부환경정보'를 통합하는 '대뇌변연계'를 가리키고 있다.

전자파과민증(EHS)의 특징, '병징불각증'

우리 사회에서도 전자파과민증은 조금씩 인지되어 가고 있는 경향이다. 몇 년 전까지는 전자파과민증이라고 말하면 그것이 무엇이냐고 되묻는 답이 대부분이었다. 그러나 최근에는 '전자파과민증을 자신이 앓고 있을 가능성이 있는데 색채치료로 해결할 수 있는가?' 라고 적극적으로 요청하는 사람들도 늘어가고 있다.

전자파과민증의 증상은 개인에 따라 다르다. 세계보건기구의 연구보고서(Fact sheets and backgrounders No.296)는 "전자파과민증은 사람에 따라 다른 다양한 비특정 증상을 가진 것이 특징이다"라고 명시되어 있다.

31) 이 '호르몬 작용가설'의 중요한 점은 세포 수준, 또는 뇌신경계 수준의 각 계층 레벨(level)에서 입력된 자극이 기계적인 것이든, 화학적인 것이나 생물학적인 것이든, 또는 전자기적인 것인지에 상관없이 각 계층 레벨마다 비슷한 정보전달 경로가 구성적으로 선택되어 버린다는 것이다. 게다가 '구성적으로 선택'된 정보전달 경로의 '표현형'을 바라보면 입력자극의 '영향'의 발현하는 모습이 매우 다양하다. 즉, 환경인식을 하는 것에는 다양한 방법이 있고, 그 다양한 반응양식 속에 이른바 환경공해병이 발증하는 위험성도 포함된다.

유해한 전자파를 발하는 기기가 무엇이든, 전자파에 폭로되는 장소가 어디이든 전자파과민증의 증상은 우리의 생활환경으로부터 비롯된다는 것이며 끊임없이 발생하고 있다. 특히 전자제어 시스템의 기술을 탑재한 자동차, 출력이 좋은 최고급 자동차일수록 엔진 룸에서 발생하는 전자파는 고밀도라고 지적되고 있다. 밀폐된 자동차 안에서 하루에도 몇 시간씩 피폭당하는 현대인들에게 전자파과민증의 발생과의 상관성을 우려하지 않을 수 없다.

인공 전자파에 의한 심신의 장애는 대부분 앞에서 언급한 '병징불각증'으로써 정작 본인들은 승차에 따른 피로감을 느끼는 것은 당연한 것으로 여겨버리는 것에 그 심각성이 있다. 유해전자파로 인해 야기되는 건강상의 파탄은 현대인의 생활습관병이나 다양한 난치성 질환으로 이환될 가능성에 대해서 많은 연구자들에 의해 지적되고 있다는 점을 들어 주의를 환기시키고 싶다.

또한 전자파과민증 환자의 증가와 치료 대책마련에 아주 가까운 장래에 우리 사회는 엄청난 고비용을 부담하게 될 가능성도 배제할 수 없다고 생각한다.

전자파가 생체에 미치는 영향

전자파과민증이 환자에게 일상생활에 지장을 초래할 정도의 문제가 될 수 있다는 전문연구가의 지적은 끊임없이 보고되고 있다. 또한 이 전자파과민증이 온 세계적으로 급증하고 있는 배경을 스마트폰 등 무선통신기술의 발달과 급속한 보급에 있다고 많은 학자들이 지적하고 있다.

전자파가 생체에 미치는 영향에 관한 엄청난 연구보고들이 있는데 하나의 사례를 소개한다.

미국 워싱턴대학교 H. 마이너 박사 등은 연구에서 휴대전화와 동일한 마이크로파를 쥐의 두부에 조사(照射)하였더니 쥐의 DNA 염기서열에 이상이 나타났다는 보고를 하였다. 마이크로파는 두개골 내부의 일정한 곳에 집중된다는 사실이 밝혀진 것이다. 마이크로파가 뇌종양 형성 및 성장을 촉진시킬 가능성이 있다고 경고하는 연구 결론이다.

휴대전화의 마이크로파가 극미량이라고 대수롭지 않게 생각할 수도 있겠지만, 과학자들은 휴대전화를 빈번하게 사용하는 것은 피해야 한다고 경고하고 있다. 그렇지만 21세기를 살아가고 있는 현대인으로서 문명의 이기인 스마트폰을 사용하지 않고 생활할 수가 있는 것일까? 불가능한 일이라고 필자는 생각한다.

한국의 경우 유치원생을 비롯한 초등학생들도 거의 대다수가 스마트폰을 소유하게 되었다. 그 결과 학동들의 교실에서 이전 세대의 교사들이 경험하지 못한 주의력결핍 과대행동장애(Attention Deficit Hyperactivity Disorder : ADHD)의 아이들이 증가하고 있다는 연구 보고도 다수 있다.

또한 성인의 경우에도 정동장애(Affective Disorder)를 앓고 있는 사람이 계속 증가하고 있는데, 이것은 정상적인 사회생활에 적응하지 못하는 사회적 문제이다. 심지어 반사회적 인격장애의 사이코패스(Psychopathy) 정신질환자들이 일으키는 끔직한 사건도 자주 뉴스에서 접하게 된다. 이러한 장애와 인공전자파의 밀도와의 상관성을 지적하는 연구보고도 적지 않다.

이처럼 유해한 인공전자파의 생체 영향에 끼치는 문제는 뇌신경 질환에 국한하여 생각할 수 없다는 것이 필자의 지견이다.

색채생명정보칩으로 유해전자파 문제를 돌파

현재 시중에서 판매되고 있는 전자파차단기라고 하는 방어기구를 샘플링해서 조사해 보았다. 그 결과, 정도의 차이는 있었지만 모두 가전제품에서 반응을 보였다. 이것은 당연한 결과라고 생각할 수 있는데, 문제는 생체에 미치는 유해한 전자파를 완전히 차단하고 있지는 않다는 것이다.

앞에서 생체를 구성하는 세포는 기능적으로 완벽한 전자기계라고 언급하였다. 또한 생체는 전자를 매개로 하는 정보전달 시스템을 가지고 있다. 그런데 각종 전자기기, 가전제품들에서 방사되는 인공전자파는 생체내에서 세포의 분화증식 신호체계에 유해한 간섭을 줌으로써 생체에서 다층구조를 구성하는 개체간의 커뮤니케이션에 저해를 일으킨다고 추정한다. 그러한 결과 아이들의 주의력결핍증을 비롯한 학습장애, 초등학교 저학년 여자아이들의 성조숙증, 청소년들의 정서장애, 그리고 비상식적으로 일어나는 다양한 사건 사고 등과 인공전자파의 폭로 사이에서의 상관관계를 지적하는 연구도 있다.

우리는 색채치료의 연구를 통해 스마트폰과 자동차 엔진 룸을 비롯한 다양한 전자제품에서 발산하는 유해전자파에 대하여 효과적으로 간섭작용을 하는 색채 파장을 발견하였다. 이 색채소자가 내는 파장을 증폭시킬 수 있는 장치를 고안하여 이 장치 속에 유해전자파에 간섭하는 색채소자를 칩셋(chip set)하였는데, 기대했던 것 이상의 놀라운 기능을 발휘한다는 사실을 알게 되었다. 더욱 성능개선을 위한 연구를 통해 캡슐 형태의 펜던트를 제작하였는데, 색채로부터 내는 전자파장이 생체에서 내는 바이오포톤의 파장과 캡슐형 동체 속에서 정합성(整合性)을 형성한 것에 의한 여기(excitation)된 색채 파장이 유해전자파를 간섭하도록 고안한 것이다.

이 유해전자파간섭기는 '비코리진(VCorigin)'이라고 이름을 붙였는데 생명 색채의 기원

(vital color origin)이라는 의미의 기능성 액세서리이다. 비코리진을 가슴에 차고 있으면 유해한 전자파로부터 몸 전체를 방호(shield)하는 기능을 갖고 있다.

여기에 더욱 다양한 특정의 색채생명정보칩을 칩셋하는 것에 의하여 고기능, 다중기능성의 펜던트도 개발하여 현재 상용 중에 있다. 특히 유해전자파에 의한 생체의 영향을 받고 있는지, 또 인체에 어느 정도의 범위로 기관과 조직에 피폭되어 있는지도 검사하기 위한 탐색봉도 제작하였다. 이 '유해전자파 폭로'라고 하는 색채탐색봉이 있다면 검사는 간단한 것이다.

기존에 앓고 있는 질환과는 상관성이 있는지에 관해서도 조사하는 것은, 앓고 있는 질병으로부터 보다 빨리 쾌유로 유도할 수 있게 될 것이다. 또한 전자파과민증을 미연에 방지하는 예방의학적 기능도 생각할 수 있다.

참고로 다음에 전자파가 생체에 미치는 영향에 관한 실험 예를 소개하고자 한다.

알코올을 섭취하면 전신의 피부가 붉게 변하는 홍조 타입의 사람에서 전자파간섭기를

(A) 전자파간섭기를 패용 (B) 전자파간섭기를 패용하지 않음

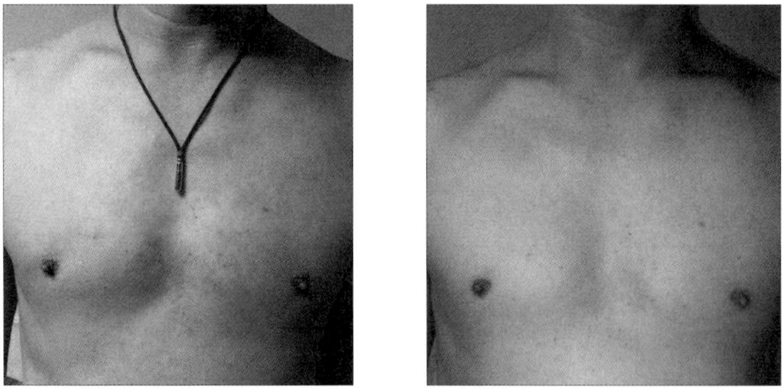

(A) 전자파간섭기를 패용하고 음주(전통막걸리 2잔) 후 40분 경과한 상태 – 전자파간섭기 주위에 심장부위의 피부색이 변화되어 있음(2014. 10. 19. 22:00).

(B) 이튿날 전자파간섭기를 패용하지 않고 동일한 시간, 동일한 장소에서 동일한 술과 양의 음주 후 40분 경과한 상태 – 심장부위에서 피부색은 홍조인 상태로 변화 없음(2014. 10. 20. 22:00).

사용한 실험결과를 예시한다. 결과적으로 전자파간섭기 작용에 의하여 심장 주변에 알코올의 파장이 상쇄되고, 알코올로부터 심장이 보호되고 있음을 시사하고 있다.

또 다른 일본에서 실시한 실험사례에서 음주 후 뇨중 아세트알데히드 검사를 수행한 결과, 다음과 같이 나타났다.

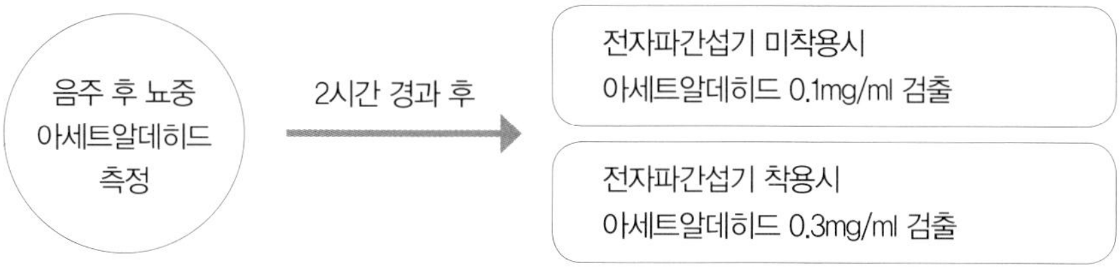

전자파간섭기를 착용할 경우, 그렇지 않았을 때의 양을 상회하는 아세트알데히드가 뇨중에 배출되었음을 볼 수 있다. 이를 통해 볼 때 전자파간섭기는 알코올 분해시 발생하는 독소 배출에 효과가 있음을 알 수 있다.

마지막으로 휴대전화로 통화시에 발생하는 전자파가 생체에 미치는 영향을 알아보기 위한 실험사례이다. 피험자는 21세의 건강한 여성으로서 실험 전 말초혈관의 적혈구 흐름이 (B)의 그림처럼 원활한 상태였다. 휴대전화기를 가지고 5분간 통화했을 때의 말초혈

| 휴대전화의 전자파가 미치는 영향 |

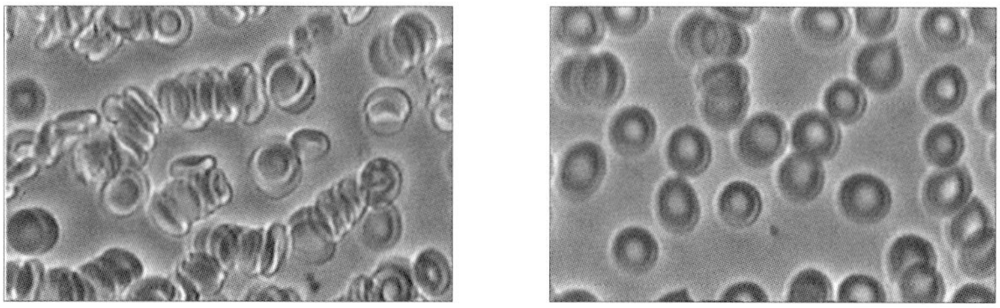

(A) 휴대전화기로 5분간 통화한 후의 말초혈액은 적혈구의 연전현상과 변형이 되어 있다.
(B) 전자파간섭기 펜던트를 목에 걸고 휴대전화기로 5분간 통화한 상태의 혈액은 적혈구의 연전현상이나 변형이 없음을 나타내고 있다.

관에서 채혈한 적혈구의 상태를 위상차 현미경을 사용해 관찰한 실험이다.

전자파과민증의 주된 증상

전자파과민증의 주증상[32]은 다음과 같다.

- 불안감, 우울, 수면장애, 천식, 호흡곤란, 마른기침, 심장 통증, 동계, 집중력 저하, 기억력 저하, 후각장애, 미각장애, 권태감, 두통(둔통이나 날카로운 통증), 피로감, 귀의 압박감이나 열감, 이명, 코막힘이나 콧물, 피부의 건조, 피부의 아픔이나 염증, 피부의 따끔거림, 피부발진이나 붉은 기미, 부종, 관절통 등

전자파가 초래하는 대표적인 건강상의 장애는 다음과 같은 것들이 있다.

- 전력 주파수(고압 송전선, 가전제품) : 암, 백혈병, 중추신경계의 기능장애, 심장혈관계의 기능장애, 이상 출산, 선천성장애
- TV, VDT, 컴퓨터 : 눈의 피로, 백내장, 난산, 선천성장애, 정신적 스트레스, 안면발진
- 휴대전화 : 뇌종양, 백내장
- 전자레인지 : 백내장, 무정자증
- 정전기 : 비타민 C 파괴, 칼슘 배출
- 적외선, 가시광선 : 백내장

32) ① 〈Development and Evaluation of the Electromagnetic Hypersensitivity Questionnaire〉, Stacy Eltiti et al, 2007. Bioelectromagnetics Vol 28, Issue 2, pages 137~151.
② 《전자파 정체와 공포》, 코야마 히사시(小山寿), Kawade yume shinsho 출판, 1996.
③ 《전자파과민증》, 카토 야스코(加藤やすこ), Ryokufu 출판, 2012.

• 자외선 : 백내장, 피부암

• 엑스선, 감마선 : 암, 백혈병

위의 사례 외에도 인체에 미치는 전자파의 영향은 여러 가지 형태로 나타난다.

한편, 《전자파 장해》(하세가와신(長谷川伸) 외 저)에는 다음과 같은 장해 사례가 거론되고 있다. 이 중에는 아직까지도 원인이 규명되지 않은 것도 있다.

| 전자파 장해의 실례 |

장해 실례	장해 원인
오토매틱 자동차의 급정차, 급발진	아마추어 무선, 그밖의 전파에 의한 제어계 장해
석유계 프란트의 정지	트란시버 전파에 의한 제어계 장해
전철역에서 전차의 전 도어가 열림	AM방소에 의한 제어계 장해
국도변에 있는 맨션아파트의 전자자물쇠가 열려 도난 발생	통신(위법무선)에 의한 오작동
방직공장의 포지검사기(布紙倹査機) 근처에 위치한 컴퓨터의 오작동	포지의 정전기 방전에 의한 오작동
열차 무선 장해, 전차 지연	텔레비전 게임의 전파 누출
항공기 관제 레이더 방해	가정용 텔레비전의 부스터 발신
택시요금 표시기의 오지시	전차의 판타그래프 스파크
용광로 주물솥이 기울어지는 사고, 사망사고, 로봇 선반의 돌연 회전	동시에 크래인 스위치 점화의 전자파에 의한 제어장해
심장 보조기의 작동 부전	쇼윈도 도난방지기의 전파 등

05 고압전기 감전사고의 후유장애 사례

현대인들은 두통, 식욕부진, 불면증, 어깨결림, 목통, 척추통증(흉추 4번에서 7번에 걸쳐) 등을 호소하는 사람이 많다. 물론 검사에서는 꼭 짚어 얘기할 수 있는 이상 원인은 나타나지 않아 단순히 자율신경장애로 치부되곤 한다. 그러나 면밀히 검토해보면 전자파가 원인인 경우가 많다.

우리가 경험하는 색채치료에서 95%를 상회하는 사람에게서 '유해전자파 폭로'라는 색채탐색봉의 반응을 관찰하고 있다. 그렇다면 나머지 5%의 유해전자파로부터 자유로운 사람들은 우리 연구회의 회원 선생님들 중 유해방사파간섭기인 '비코리진(vital color origin)'을 패용하고 있는 의사 선생님들뿐이라는 사실은, 현대 전기 전자제품의 문명사회에 만연하고 있는 전자기 밀도를 시사하고 있는 사실의 반증일 것이라고 필자는 생각하고 있다. 필자의 고교 동창의 소개로 우리 연구소에 방문한 전자파과민증의 경험은 색채치료의 임상연구에서 특별한 사례이므로 이 자리를 빌어서 소개하기로 한다.

이 여성(당시 48세)은 강원도 시골에서 초등학교 6년 때 감전사고를 당했다고 한다. 사고 당일 비가 내리는 날이었다. 우산을 쓰고 집으로 돌아가는 하굣길에 도로공사 현장을 지나는 중에 패인 허방다리로 발이 빠지는 순간, 본능적으로 손을 내저으며 공교롭게 늘어진 고압선을 잡는 바람에 22,000V에 감전되는 사고를 당했다고 한다.

가엾은 이 여학생은 손과 다리의 대퇴부와 종아리에 커다란 전기화상을 입게 되고 [사진], 상태도 좋지 않아서 부산 소재의 모 종합병원에서 2년 가량 치료를 받았다고 한다. 그리고 고압전기 감전에 의한 손과 대퇴부 등의 다리 화상은 회복되어 다시 학교로 돌아갈 수 있게 되었다고 하였다.

이 소녀는 신체적 · 정신적 아픔으로 유년시절을 거치게 되었지만, 성인이 되어서도 고압전기의 감전사고 후유증으로 언제나 통증에 시달려 왔다고 한다. 직장생활을 할 때 전신관절 통증 때문에 서울의 유명 종합병원에서 진찰한 결과 류머티즘 관절염(RA)으로 진단을 받고, 그에 준한 류머티즘 치료를 오랫동안 받아왔다. 우리 연구소에 왔을 때에도 류머티즘성 관절염에 관한 색채치료를 받아보고 싶다고 이야기를 하였다.

그녀는 색채탐색봉 검사에서 교원병(膠原病, collagen disease)과 염증성 질환 및 통증 관련 탐색봉은 반응하였으나 류머티즘 관련 색채탐색봉에서는 반응을 찾을 수가 없었다. 이에 검사에서 반응한 탐색봉에 의해 선별된 해당 색채를 색채응답점에 첩부하자 그 자리에서 통증이 대부분 소실되어서 기뻐하며 돌아갔다.

1주일 후에 다시 방문했을 때, 비로소 그녀는 초등학생 시절의 전기 감전사고 이야기를 들려줬다. 그와 같은 사연을 듣게 된 필자는 급히 전자파 관련 색채탐색봉을 제작해 검사해본 결과, 그녀의 전신에서 전자파의 폭로에 관한 반응을 확인할 수 있었다. 그래서 그녀를 위한 전자파간섭기를 제작하여 가슴의 흉선과 심장부분에 부착하고, 요통과 서혜부, 고관절 및 어깨에서 느껴왔던 통증 상태가 어떤지를 질문하였다. 그랬더니 "아!"라는 경탄의 소리를 밝은 표정으로 쏟아내었다. 탐색봉으로 확인해본 결과, 놀랍게도 전자파간섭기를 흉선부분에 닿도록 부착한 것만으로도 대부분의 통증은 소실되어 있었다.

| 고압전선을 잡고 감전시 입게 된 전기화상에 의한 손과 하지부의 흉터 |

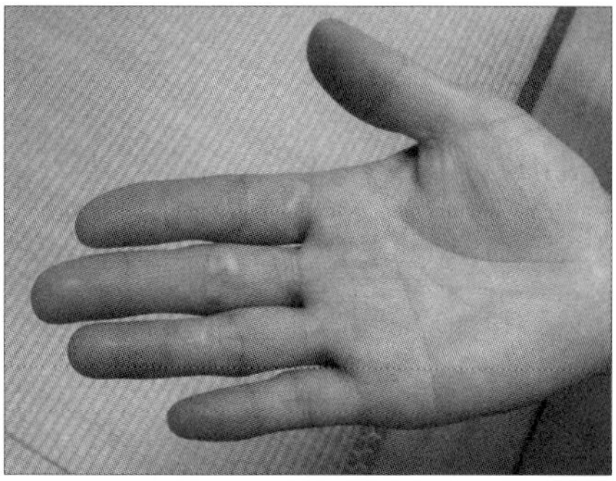

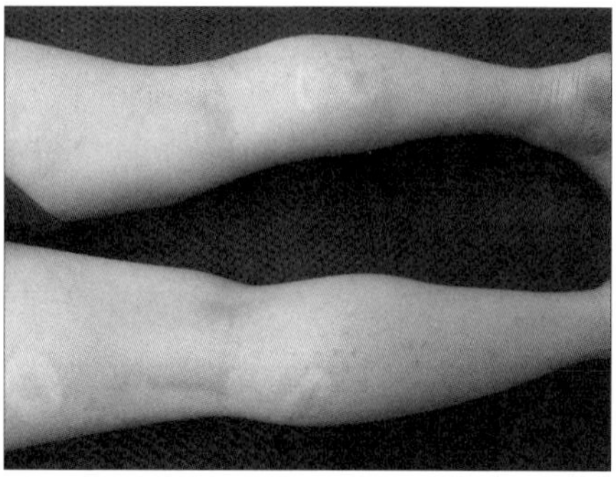

이에 크게 고무된 필자는 이 여성의 생체정보장의 환경정비를 위해 시상하부의 응답점에 생체시계의 색채, 자율신경조절의 교감신경항진의 색채, 피부 이온펌프, 미주신경의 색채 등의 기본적인 색채소자를 첩부하였고, 이 여성이 최초 방문했을 때 했던 대증적 색채치료는 구사하지 않았다. 그러면서 1주일 후에 다시 방문해 줄 것을 당부하면서 전자파 간섭기는 항시 패용하고 생활하도록 하였다.

그녀는 총 7주 동안 7회의 관찰과 생체정보장의 환경정비를 위한 기본적인 색채소자만을 해당 색채응답점에 붙이는 것으로 30여 년 동안 고통에 시달리던 통증이 전부 소실되었다.

훗날에 필자는 이 여성분이 최초 우리 연구소에 방문했을 때 교원병(膠原病, Collagen disease)의 색채탐색봉에서 반응한 것에 대하여 생각해 보았다. 류머티즘이나 루프스와 같은 질병도 현대의학의 교원병의 하나로써 분류되고 있지만, 그녀의 경우에 류머티즘이나 루프스와 같은 자가면역성 질병의 색채탐색봉에서 반응하지는 않았었다. 추론해보면 고압전류에 인체에 감전되었을 때 인체의 결합조직을 구성하는 세포가 강력한 전압의 전류에 의해 손상을 입은 것에 의한 것이라고 생각된다.

06 음주문화와 건강 및 사회적 비용 발생에 관한 대책

불가피한 자리에서 과도한 음주로 이어지는 음주문화는 개인의 육체 및 정신적 건강은 물론 사회 전반에 걸쳐 다양하고 위중한 폐해를 야기하고 있다. 빈번한 폭음과 만취와 같은 음주행태는 특히 청소년들에게 즉각적으로 폭력, 마약 사용, 비위생적인 성관계, 취중 운전과 같은 위험행동으로 연결되기도 한다. 이러한 청소년기의 음주습관은 장기적으로는 성인이 되어서의 음주유형으로 이어지게 될 가능성이 높다는 연구보고도 있다. 뿐만 아니라 음주는 스트레스, 우울, 자살시도 등의 정신건강 문제와 관련이 있어서 음주를 하는 청소년이 그렇지 않은 청소년보다 스트레스와 우울 정도가 높다는 것이다.

세계보건기구(WHO)에서 음주실태 및 음주관련 피해에 대한 지속적인 모니터링을 권고하고 있다. 적극적이고 예방적인 관리정책의 도입이 필요하다는 것이다. 주요 선진국은 물론 국내에서도 음주 인구 전체를 대상으로 피해 규모를 제시한 연구들이 보고되고 있다.

그러나 청소년기의 음주가 적은 양의 알코올 섭취로도 육체 및 정신적 건강상의 폐해가 크고, 청소년기에 음주를 시작한 경우, 성인에서의 고위험 음주행태로 이어질 가능성이 높음에도 불구하고 청소년 음주로 인해 발생하는 사회경제적 비용 추계 연구는 극히 미미한 실정이다.

대한의사협회지의 2011년에 게재된 가톨릭대학교 의학부 예방의학교실의 이강숙 교수 논문 〈절주상담과 과학적 근거(Moderate drinking and motivational enhancement therapy)〉를 인용하면서, 한국 사회의 음주문화와 음주문화에 따른 사회적 비용부담에 관한 현황과 인류 문화사에 있어서 필요악이라고도 일컫고 있는 음주문제에 관한 솔루션에 관한 필자의 지견을 다루고 싶다.

"2000년 음주로 인한 사회경제적 비용은 14조 9,352억 원으로 국내총생산(GDP) 대비 2.86% 수준이며, 이 중 과도한 음주로 인한 생산성 저하가 42.08%로 가장 큰 비중을 차지하였으며, 조기사망으로 인한 생산인력 손실이 29.92%, 질병치료를 위한 의료비가 6.09%이었다.

2004년 음주로 인한 사회경제적 비용은 20조 990억 원으로 GDP 대비 2.9% 수준이며, 이 중 과도한 음주로 인한 생산성 저하가 38.83%, 조기사망으로 인한 미래소득 손실액이 26.92%, 직접 의료비가 5.34%, 질병 및 상해로 인한 병가시의 생산성 손실이 2.29%, 교통비 및 간병비, 숙취해소 비용이 1.87%, 행정처리비용 1.54%, 재산피해 0.97% 순으로 나타났다.

2006년 우리나라 청소년 음주로 인한 사회경제적 비용은 3,875억 원(GDP의 0.05%)으로 추계하였다. 그중 43.25%가 음주로 인한 생산성 감소였고, 39.38%는 조기사망으로 인한 것으로 추계하였다."

반만년의 역사가 흘러오는 과정 속에서 우리는 농경문화를 이어왔으며, 중추가절을 시작으로 다양한 절기가 세시풍속으로 삶의 축제로서 면면히 이어지는 가운데 음주가무를 즐기는 민족으로서 그 정체성을 이루어 왔다. 이러한 민족 전통은 1970년대에 이를 때까지도 우리의 생활 속에서 흔하게 경험되는 현상이었다.

그렇지만 급속한 중화학공업이 기간산업으로 자리잡게 되면서 잘살기 운동의 일환인 새마을사업을 기점으로 드디어 세계에 유래 없는 한강의 기적을 이루게 되었다. 실제로 굶고 사는 사람이 없게 된 것이고, 문맹의 퇴치도 이룰 수 있게 된 것이다. 이러한 위대한 위업을 이룬 우리는 반만년에 걸쳐서 가장 풍요로운 21세기 현대 산업사회를 건설하게 된 것이다.

한편, 아침 햇살에 삼성동 코엑스 빌딩에 비춰지는 찬연한 빛이 눈부신 만큼, 그 그림자도 사회 전반에 길게 드리우고 있다는 것에 대해 필자는 왠지 씁쓸해지는 느낌은 어떤 연유일까?

몇 해 전, '주폭(酒暴)과의 전쟁'이라고 하는 이전에 들어본 적도 없는 말이 미디어의 보도에서 흘러나오고, 알코올 중독자가 증가하는 현상에 대한 사회병리에 대해서도 자주 뉴스의 도마에 오르고 있다. IMF와 리먼 브라더스(Lehman Brothers Holdings Inc.,) 외환사태 이후, 우리 사회에 만연하게 된 빈부의 격차, 건전한 여가문화의 부재, 그리고 현대 산업사회에서의 발생하는 스트레스의 폭격……. 위에서 인용한 논문의 내용처럼 '음주를 스트레스의 해소 일환으로써 선택'하는 현상은 어쩌면 필연적 · 사회적 경향이라고 생각된다.

건전한 음주문화를 통한 건강한 일상생활로 이어지게 된다면, 산업계의 생산성은 얼마나 증대될 수 있게 될까? 필자는 한국 국민이 스트레스를 컨트롤할 수만 있다면 산업계의 생산성은 적어도 30~40% 이상 증가하게 될 것이라고 추정하고 있다. 좋은 물건을 생산하여 세계시장에 판매해야 살아갈 수 있는 우리나라의 산업환경을 생각하며, 10여 년간 고민을 해왔던 것도 사실이다.

한 개인의 알코올 중독은 곧 가정의 파탄을 초래하게 되며, 우리 사회의 구성원 개체의 파탄으로 이어지게 된다는 것이 알코올 중독의 심각성에 관한 세계의 학자들의 지견이다.

이전 시대에서는 가정과 학교 또는 의료기관, 그리고 종교의 감화력이 작용했었다. 그러나 핵가족화의 가속으로 인해 더 이상 가정과 교육기관 및 의료적 수법과 종교의 감화력이 작용하지 않게 되었다는 점을, 다양한 논문과 연구자들의 지견들을 근거로써 필자는 조심스럽게 피력하고 싶은 것이다.

색채생명정보소자를 적용한 솔루션 개발

그래서 색채생명정보칩의 연구를 통하여 사회 전반에 걸쳐진 스트레스 해소에 관한 솔루션(solution)으로써 안전하고 건강한 음주생활로 이어지게 할 수 있으면 좋겠다고 생각하기에 이르렀다. 적정의 알코올 섭취와 건강한 생활을 이어가게만 할 수 있다면, 즉 숙취 예방과 해소를 전제로 하는 알코올 중독예방의 색채생명정보칩을 개발한다면, 우리의 산업사회의 생산성은 위의 논문에 나타난 바와 같이 증대될 것이라고 생각하게 된 것이다.

알코올의 대사 전 과정은 생체가 가지고 있는 고유 기능을 통해서 이루어진다. 알코올의 약리작용이란 마취효과라고 하는 것이 일반적인 것이지만, 분해과정에서의 독성산물인 아세트알데히드의 폭주와 이것이 간장의 세포에서 MEOS[33]의 과잉작동을 초래한 결과 결국 알코올 중독으로 이어진다는 것은 생리학에서 밝혀놓은 사실이다. 이러한 알코올 분해대사의 전 과정을 역순으로 조절하는 색채바이오칩의 개발을 통하여 인류 역사상의 숙취 문제에 대한 고민과 알코올 중독이라고 하는 사회적 · 국가적 문제를 그 근원점에서 예방할 수 있다는 것이 필자의 견해이다.

기실, 음주와 숙취는 상보적 관계에 있는 것이고, 이러한 숙취 문제에 대한 고민은 고대

33) microsomal ethanol oxidizing system.

이집트나 로마제국의 시대, 가까이는 중국의 송(宋), 명(明), 청(淸) 시대에도, 한반도의 반만년의 역사에서도 연구되어 온 것이 사실이다. 복어탕, 두꺼비 눈알, 콩나물국, 헛개나무잎 등의 별의별 효과가 있다는 기발한 묘책과 최근의 연구논문들도 수없이 검색되고 있지만, 아직 과학적 근거는 찾을 수 있는 게 많지 않다고 한다.

필자는 연구 중에 알코올 분해대사과정의 역순에 해당하는 생체의 생리작용에 정합성을 나타내는 색채정보소자의 조합을 생각하게 되었다. 그리고 5년의 기간에 걸쳐서 나의 연구에 관심을 보여준 지인들과 더불어 이른바 〈숙취예방 및 해소 패치〉를 사용한 성능에 대하여 설문(questionnaire)을 청취해 왔다(사진). 결과는 기대했던 것 이상이었다.

올해 초 2016년 2월에 대체의학자인 류중렬 선생님과 숙취예방 및 해소 패치 'D뮤니케'를 인체에 적용한 연구논문 작업을 하기 위해 실행한 예비실험에서, 다음과 같은 의미 있는 결과가 나타났으므로 여기에 소개하기로 한다.

실험방법은 한국인이 보통 점심에 드는 식사(백반정식)를 마치고 1시간 후에 에탄올 20% 함유한 소주 5잔(1잔은 50ml)을 10분 이내에 섭취한 다음, 매 30분 간격으로 알코올 분해과정을 측정하였다. 실험 참가자 2명, 1주일 간격으로 2회, 2주간 'D뮤니케'를 귀의 특정점에 첩부하고 알코올 섭취 후 알코올센서를 사용해 측정 기록하며 시간별 알코올 농도의 변화를 관찰하였다.

이에 대한 비교실험의 데이터를 구하기 위하여 'D뮤니케'를 적용하지 않고 상기의 동일한 조건에서 1주일 간격으로 2회, 2주간 총 4주의 기간에 걸쳐서 알코올 부하 후 생체에서의 알코올이 분해하는 시간차이의 변화를 측정하고 관찰하였다.

사용한 측정기는 일본 타니타(TANITA)사 제품, 알코올센서(model HC-211), 실험장소는 주)바이오컬러텍 색채생명정보과학연구소이며, 실험에서의 측정 결과치는 다음의 표와 그래프로 정리하였다.

1) 숙취 패치를 적용한 알코올 분해 및 해소과정에 걸리는 시간대비 혈중알코올치 측정 데이터

Lee	숙취 패치 적용		숙취 패치 비적용		평균치	
시간/일자	2/16	2/23	3/1	3/8	적용	비적용
1hr	0.45	0.44	0.43	0.47	0.45	0.45
2hr	0.47	0.36	0.34	0.4	0.42	0.37
3hr	0.22	0.29	0.4	0.26	0.26	0.33
4hr	0.14	0.04	0.2	0.17	0.09	0.19
5hr	0	0	0.04	0.02	0	0.03

Ryou	숙취 패치 적용		숙취 패치 비적용		평균치	
시간/일자	2/16	2/23	3/1	3/8	적용	비적용
1hr	0.27	0.53	0.48	0.53	0.4	0.5
2hr	0.21	0.35	0.44	0.53	0.28	0.49
3hr	0.08	0.28	0.43	0.35	0.18	0.39
4hr	0	0.22	0.36	0.24	0.11	0.25
5hr	0	0	0.24	0.16	0	0.2

2) Lee의 비교실험 그래프

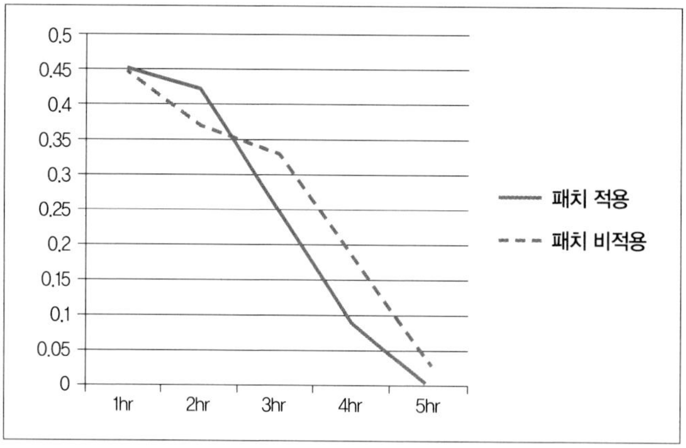

3) Ryou의 비교실험 그래프

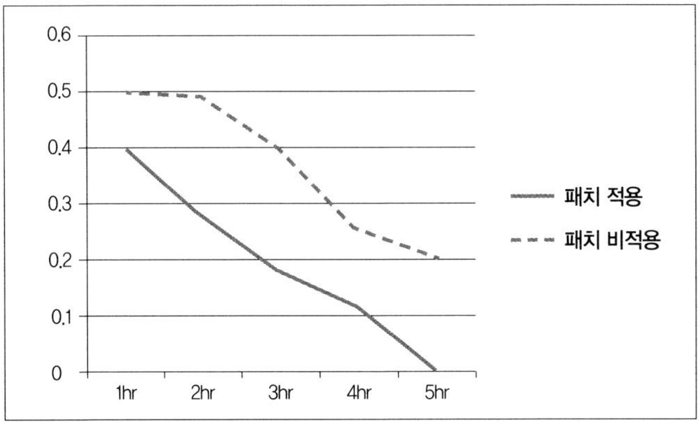

4) 두 사람의 결과치를 종합한 평균치

Lee, Ryou의 종합평균치			
적용	비적용	적용	비적용
0.43	0.48	0.1	0.22
0.35	0.43	0	0.11
0.22	0.36		

5) Lee, Ryou에 숙취 패치를 적용 · 비적용의 결과 총합평균치의 비교 그래프

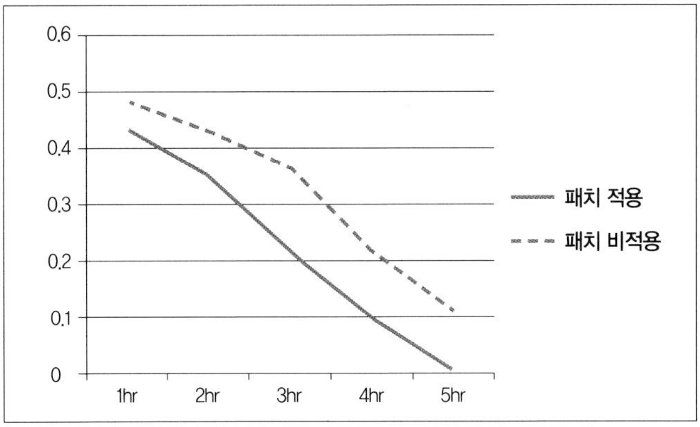

이 예비실험 결과의 데이터는 숙취 패치 'D뮤니케'를 사용한 쪽이 빠르게 알코올 분해가 생체 내에서 이루어지고 있다는 것을 시사하고 있다. 참고로 실험에 참가한 사람들은 술에 약한 사람들이고, 생애주기에서 음주의 빈도는 아주 적은 사람이다.

향후 연구실험에서는 30~40명 정도의 20대 건장한 젊은이를 대상으로 음주에 의한 생체 바이탈 사인(vital sign)의 변화도 검출, 비교분석하는 실험과 병행하여 실행할 예정이다.

'D뮤니케'를 개발한 직후에 설문(questionnaire)을 통해서 모니터한 정성적 실험에서는 대부분 취기가 절정에 도달했을 때, 알코올 섭취에 의한 음주자가 느끼는 일반적인 여러 증상들이 완화된 느낌이라는 것이며, 평온하게 취기가 해소된다는 답이 대다수였다.

또한 참여했던 피험자들 전원이 이튿날 숙취현상인 무기력감, 속쓰림, 현기증, 구역감, 두통 등의 여러 증상들이 발현되지 않았다는 설문을 받았었다.

"스트레스는 만병의 근원"이라는 말은 일반인들도 잘 알고 있는 것이고, 현대 산업사회에서 스트레스로부터의 피안은 없다는 것은 기정의 사실이다. "미병에 치료한다"라는 말과 같이 적당하고 건강을 염두로 한 음주문화는 결국 스트레스 완화와 해소로 이어지게 될 것이다. 이것은 결국 산업생산성 증대를 통한 건강과 풍요로운 사회를 이루게 되는 단초가 된다면 바랄나위 없겠다.

| 숙취예방 및 해소 패치 'D뮤니케' |

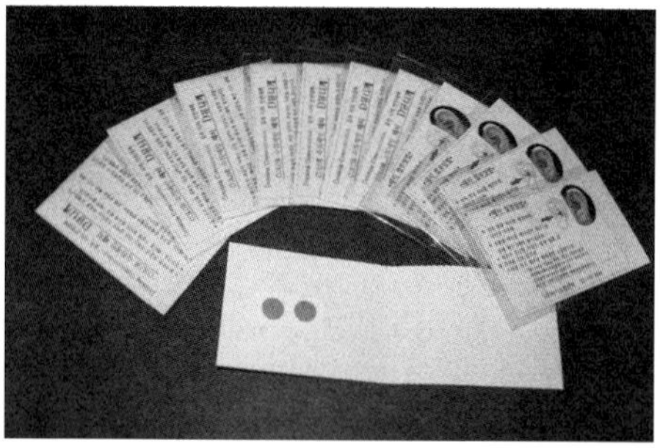

07 창발(創發)생물학, 색채생명과학으로의 초대

색채치료라는 이야기를 듣게 되면 어떠한 약물이나 광석 등을 첨가하지 않은 색으로 어떻게 다양한 질병을 치료할 수 있겠는가라는 의구심이 일어날 수도 있을 것이다. 의사들에게 있어서는 더욱 자신의 의학적 식견으로는 생각할 수조차 없는 일일 것이다. 그렇기 때문에 오히려 색채치료가 세상을 미혹시키고 있는 것이라고 오해할지도 모른다. 상식으로서는 납득할 수 없기 때문이다.

그러나 색을 응용한 치료법이 이미 세계 곳곳에서 여러 가지 형태로 행해지고 있다는 사실은 앞에서 언급한 바 있다. 색채치료의 효과는 대단히 놀랍다. 흥미가 있다면 자신이 직접 색채치료 효과를 체험해 보길 권면해 보고 싶다. 그렇다면 이내 그 진위에 대해 해답을 얻을 수 있게 될 것이기 때문이다.

물리학의 영역에서 이제는 기초지식이 되어버린 중성자도 역시 발견 당시에는 아무도 상대해주지 않았다. 왜 색채를 통해 질병치료가 가능한지의 메커니즘에 대해서는 장(場)의 이론을 비롯한 양자색역학(量子色力學)이나 분자 수준에서의 논의를 하지 않는다면 어떻게 해도 설명이 되지 않는다. 그러나 중성자 이론이 최종적으로 인정받았던 것처럼 색채치료 역시 가까운 장래에는 해명될 것이라 생각한다.

미국의 수학자 H. 브루스 스튜어트는 "진정한 과학자는 문제가 100% 옳다거나 그르다고 확신할 수 있을 때까지 그것이 무엇이든 거부하지 않고 추구한다. 과학자는 스스로가 객관적으로 사실을 통찰하고, 과학적인 실험을 행하며, 자료를 수집하는 노력을 아껴서는 안 된다"라고 하였다. 이러한 인용을 언급한 이유는 자신의 상식적 수준에 의거하여 색채치료를 판단하기보다는 우선 스스로 실행하여 확인해 보기를 원하기 때문이다.

색채치료가 대부분의 질환에 효과적으로 적용할 수 있다는 사실을 소개하는 것이 세계에서 처음이기 때문에 여러 의문을 갖는 것은 당연하리라 생각한다. 그렇기 때문에 우선 색채치료를 자신이 직접 확인해보고 그 뒤에 반론을 제기해도 늦지 않다고 생각한다. 색채치료를 세상에 발표한 이래로 현재까지 많은 의사들이 임상에 응용하고 있으며, 치료효과에 신뢰를 보내고 있다.

이미 당신이 경험하였던 색채현상

우리는 색(color)에 대해서 과연 얼마나 알고 있는 것일까?

색은 우리의 몸과 마음에 어떤 영향을 끼칠 수 있을까?

붉은색의 실내에서는 기분이 고조되고 활달한 느낌이 들며, 파란색의 방에서는 마음이 차분해진다는 말을 들어본 적이 있을 것이다. 그런데 색이 가지고 있는 능력은 단순히 기분을 고양시키거나 심리적 위안효과를 내는 수준을 넘어 훨씬 경이롭고 역동적인 힘을 가지고 있다.

인류 역사 이래 우리가 인식하고 이용해 온 색채(色彩)는 시각기관인 눈으로 보고 느끼는 것이었다. 그러나 첨단 생명과학과 분자생물학의 발전에 의하여 밝혀지고 있는 색채에 대하여, 우리 피부에 장치되어 있는 시세포가 눈보다도 더욱 섬세하게 느끼고 있다는 것이다. 색채에는 그 속에 함유된 다이내믹한 파워가 있으며, 그 에너지를 우리 생물계가 아주 효과적으로 사용하고 있다는 것은 앞에서도 설명한 바가 있다.

따라서 색채생명과학의 연구는 색을 예술이나 생활공간의 인테리어, 상품디자인 등으로 이용해왔던 것을 포함한 새로운 색의 이용방법에 관한 것이다. 즉, 색채 속에 깃들여진 물리학적 속성에 대해 우리 생물계와 어떻게 관계하는지를 해명하는 것과 더불어 우리의 삶, 즉 건강관리 및 질병치료에 적극적으로 활용하는 분야로서 매우 흥미진진한 탐구여행인 것이다.

자기 자신과 가족의 건강은 스스로 지킨다

색채치료의 매력은 비침습적인 안전한 방법이기 때문에 의사나 의료 종사자가 아니더라도 또는 의학적 지식이 없어도 탐색봉을 사용하는 방법만 마스터하면 통증 등의 자신의 질병에 대해서 스스로를 캐어할 수도 있다는 데 있다. 게다가 의학적 지식이 조금이라도 있는 사람이라면 누가 해도 진단과 치료의 재현성, 객관성 및 효과의 우수성을 확인할 수가 있다. 또한 진단이 가능하다면 곧바로 치료로 연결되고, 치료 결과를 환자와 더불어 평가할 수 있기 때문에 환자에게 안심을 줄 수 있다.

"자기 자신과 가족의 건강은 스스로 지켜야 한다"라는 말에는 누구라도 이론의 여지가 없을 것이다. 이러한 취지는 오래전 조선 말기 사상의학을 창시한 동무 이제마 선생님께서《동의수세보원》서문에, "1만 가구가 살고 있는 읍내에 한 사람만 질그릇을 굽게 되면 사용할 그릇이 부족할 것이고, 백가의 촌에 한 사람만 의사이면 사람을 살리는데 부족한 것이다. 반드시 쉽고 안전한 의술을 널리 밝힌다면, 집집마다 의학원리를 알게 될 것이며, 사람마다 병리를 알게 된다면 수세보원을 할 수 있다"[34]라고 쓰신 것을 필자가 기억하고 있기 때문에 이 책자의 권말에 이르러 되새김질하고 싶다는 생각이다.

최근 건강염려증의 사람들이 우리 사회에 급증하고 있다고 한다.

엘리엇 프라이드슨(Eliot Freidson)에 의하여 제기된 가부장주의 혹은 부권주의라고 번역되는 퍼터널리즘(paternalism)의 문제점을 소개해 보기로 한다. 의료현장에서 1970년대 초에 엘리엇 프라이드슨이 의사와 환자와의 권력관계를 퍼터널리즘(의료부권주의 혹은 가부장적 온정주의)으로서 고발한 것에 의해 퍼터널리즘이 사회문제로써 환기되었다.

전문가 입장에서 일반 환자는 의료에 대해서 무지하기 때문에 스스로 올바른 결정을 한다는 것은 어렵다. 그러므로 일반인과 전문가 사이에의 전문지식에서 압도적인 격차가 있는 관계로 의료현장에서 환자는 의사보다도 유리한 입장에 서 있지 않다는 문제점을 제기한 것이다. 동무(東武) 공께서 말씀하신 "반드시 쉽고 안전한 의술을 널리 밝힌다면, 집집마다 의학원리를 알게 될 것이며, 사람마다 병리를 알게 된다면" 건강염려증 사람들이 각자 추구하는 행복한 생활로 복귀하게 되리라는 것이 필자의 신념이기도 하다.

몇 년 전에 필자가 번역출판한 서적《혈액을 깨끗이 해주는 식품 도감》(중앙생활사 발행)에서 다루고 있는 혈관혈전증으로부터 초래되는 동맥경화, 고혈압 등 다양한 질환에 대해 각 개인에 맞춘 구급색채치료에 대한 공개강좌를 개설하고 있는 이유는 여기에 있다.

---

34) 萬室之邑一人陶, 則器不足也. 百家之村一人醫, 則活人不足也. 必廣明醫學, 家家知醫, 人人知病然後, 可以壽世保元.

7장
색채치료의 임상사례

이 장에 소개하는 색채치료를 통하여 증상이 치료된 임상사례는 필자의 은사이신 카시마 선생님께서 자신의 진료실에서 실행한 사례로써 색채치료 연구 초창기의 것들이다. 그 이후 색채치료는 여러 연구회원 선생님들의 협력으로 더욱 진보하고 있다.

현재 색채소자를 사용한 임상방법과 기술 및 다종다양한 색채소자의 개발에 따른 적용질환 및 임상효과도 괄목할 정도로 발전하고 있다는 점을 감안하고, 이하의 임상사례를 참고로써 색채치료의 임상적 가능성을 검토해 주신다면 다행이겠다.

01 뇌신경계 질환

간질(癎疾) (남아, 8세)

어렸을 때부터 한 달에 여러 차례 발작을 일으켰다고 한다. 뇌의 색으로 탐색하여 보니, 좌뇌(左腦) 측부에 1원짜리 동전 크기의 이상부위가 이미징 스캔되었다. 그래서 이개부의 뇌 대표영역과 우측전완상부(右側前腕上部)의 뇌 대표영역에 〈뇌질환〉의 색을 첩부하였다. 파워테스트에서 이상부위에 〈클라미디아 T〉, 〈수은〉, 〈아연〉 등이 반응하여 반응한 색채를 중첩하여 첩부했다.

10일 후 내원하였을 때 이상부위는 절반 정도가 치료되어 있었다. 2개월째 내원했을 때는 처음 치료 이후로 발작이 전혀 일어나지 않았다며 기뻐했다. 파워테스트 결과 이상부위는 계속 축소되었고, 점의 상태에까지 이르렀다는 것을 알 수 있었다.

만성두통 (여성, 70세)

10년 전부터 심한 두통으로 고통받고 있는 환자였다. 평소에 하루 세 번 두통약을 먹지 않으면 안 될 지경이었다. 항상 속이 메스꺼웠고 머리가 무겁고 아팠다 한다. 현재 정신과에 통원치료 중이다.

〈뇌질환〉의 색채를 반응이 나타난 전완외측부(前腕外側部) 양손에 첩부하고, 이개부에서 뇌와 두통 부위에 해당하는 좌우 후방과 이하수부(耳下垂部)의 색채응답점에 색을 첩부하였다. 그런 후 다음날 한 번 더 찾아오도록 했다.

그러나 다음날 내원하지 않았기 때문에 걱정하고 있었는데 이틀 후에 내원하여, "지난번 왔을 때 치료를 받고 나서 두통이 없어져 약을 먹지 않은 상태로 살펴보았더니, 더 이상 두통은 없고 머리도 가벼워졌습니다. 이것이 일시적이거나 재발하지 않을까라는 불안감도 있습니다. 지금까지 오랫동안 고통스럽던 것이 이렇게 빨리 편안해지리라고는 믿어지지가 않는데, 괜찮을까요?"라고 묻는다.

나도 알 수가 없었기 때문에 1개월간 상태를 지켜보고, 병이 다 나아도 반드시 찾아오라고 당부하였다. 환자도 정말 그렇게 되면 얼마나 좋겠느냐며 돌아갔다. 그리고 1개월 후에 내원하여 이미징 스캔을 해보았더니, 〈뇌질환〉의 색채탐색봉은 완전히 반응을 하지 않고 두통도 완전히 치유되어 있었다.

회전성 어지러움(메니에르) ① (여성, 60세)

메니에르병으로 산재병원에 1개월간 입원해 있는 환자의 딸이 구토와 현기증이 심해서 일어날 수가 없다며 자기 어머니의 증상을 상담하러 찾아왔다. 그녀는 산재병원에서 간호사로 일하고 있었기 때문에 〈메니에르〉 색채를 주며 이개부의 색채응답점에 붙이도록 했다.

나중에 전화가 왔는데, 색채 첩부 후 30분 정도가 지나자, 1개월만에 일어나서 1층의 응접실까지 걸어보았지만 현기증은 없었다고 한다.

회전성 어지러움(메니에르) ② (여성, 57세)

1주일 전부터 현기증이 있었는데 점점 심해져서, 내원했을 당시에는 전신이 후들후들 떨려 걸을 수조차 없는 상태여서 주변 사람의 부축을 받고 간신히 찾아왔다.

〈메니에르〉 색채탐색봉으로 이개부에서 반응 부위를 찾아 색채응답점에 색을 첩부하였더니, 그 자리에서 좋아져 일어났다. 처음엔 비틀거리며 걷기 시작했지만, 점차 평상시와 같은 걸음걸이가 되었다. 환자는 "아! 아무렇지도 않아. 정말로 가벼워졌어!"라며 기뻐하며 돌아갔다.

불면증 (여성, 80세)

10년 전부터 수면제에 의존하고 있다는 환자로, 〈불면증〉 색채탐색봉으로 검사해서 이개부 주변에 있는 색채응답점에 〈멜라토닌〉, 〈노르아드레날린〉, 〈세로토닌〉의 색채를 붙였다.

그 결과 조금은 잠들 수 있게 되었지만, 곧바로 깨어났다. 그에 더하여 수면약제의 색채 〈라보나(rabona)〉를 붙였더니 깊이 잠들 수 있게 되었다고 한다. 언제나 동반되었던 두통도 소실되었다. 아침에 일어나 밖에 나가면 기온의 차이로 늘 느껴왔던 심한 두통도 완전히 소실되었다고 한다.

편두통(偏頭痛) (남성, 35세)

1주일 전부터 오른쪽 머리가 욱신욱신 아파서 견딜 수가 없었다고 한다. 두통약을 먹었지만 약효는 3시간도 채 지속되지 못한다는 것이다. 환자는 눈을 감고 머리를 감싸 안은 채 잔뜩 찌푸린 얼굴로 괴로움을 호소했다.

뇌질환 관련 탐색봉으로 검사해 보았더니 우측 두부에 선상으로 이상부위가 나왔다. 손의 중지 반응 부위와 전완부(前腕部) 색채응답점에 색을 첩부하고 3분 정도가 지나자 거짓말처럼 통증이 소실되었다. 환자는 "도대체 무슨 마약입니까?"라며 놀라운 눈으로 물었다. 색채치료에 대하여 설명해주었지만, 뭔가 여우에게 홀린 것은 아닌가라고 경탄하며 돌아갔다.

02 내과 질환

간장암(肝臟癌) (남성, 72세)

국립암센터에서 간장암으로 진단받고 수술을 권유받았지만, 수술은 싫다면서 내원하였다. 암 탐색봉으로 이미징 스캔하자 간장부위에 메추리알 정도 크기의 이상부위가 나타났다. 〈간암〉 관련 색채를 환부와 이개부, 발바닥에 있는 암근혈(癌根穴) 등 반응 부위에 첩부하였다. 복용하는 약으로서는 프로폴리스가 적응했기 때문에 추천했다.

반년쯤 지나서 이미징 스캔을 해보았더니 이상부위는 더 커지지도 더 작아지지도 않은 채 변화를 보이지 않았다. 더욱이 암 관련 색채만이 아니고 〈바이러스〉와 〈중금속〉에도 반응했기 때문에 〈클라미디아 T〉, 〈수은〉, 〈근디스트로피〉, 〈EPA〉, 〈암〉 관련 색채를 고쳐서 붙였다. 환자에게 항상 〈전자파간섭기〉를 패용(佩用)할 것을 권하고, 1개월마다 내원하도록 했다. 색이 떨어지면 반드시 지난번 것과 같은 색채를 붙이도록 하고 계속 관찰하기로 했다.

이후 반응이 서서히 축소되어 4개월 후에 암 반응은 완전히 사라졌고, 간경의 이상도 찾아볼 수 없었다. 그러나 이것은 탐색봉에 의한 검사였고, 조직검사를 받은 병원 측의 결과를 확인할 수는 없다. 환자 역시 정상 상태를 되찾았기 때문에 더 이상은 반응이 나타나지 않는다고 말한 뒤 그만 와도 된다고 했다. 그런데 1개월 후에 다시 찾아왔을 때, 암센터에서 검사한 결과 깨끗이 나왔다고 한다. 그는 기뻐서 그 사실을 알려주기 위해 왔다고 하였다.

구토(嘔吐) ① (유아)

생후 22일째의 유아로, 모유를 먹이면 트림을 하면서 구토하고, 1시간 간격으로 울고, 먹고 토하기를 되풀이해서 저녁 즈음 내원했다. 〈위경〉의 경락탐색봉에서 반응하여 족삼리혈에 〈위경〉의 경락 색채를 첩부하고 바로 모유를 주었더니, 아이는 먹는 채로 그대로 잠들었다. 1시간 동안 기다려 보았지만 젖을 토하지 않았기 때문에 돌아가도록 했다. 그 후 아이가 건강해졌다는 연락이 왔다.

구토(嘔吐) ② (남성, 14세)

1주일 전부터 구토가 나고 식욕도 감퇴하더니, 어제부터는 먹으면 곧바로 토하고 만다고 한다. 내과에서 진단을 받았지만 원인을 알 수 없다는 답변이고, 구역질을 멈추는 약만 받았을 뿐이다. 하지만 그 약을 마시면 바로 토하기 때문에 마실 수가 없다며 내원했다.

환자는 간경, 음교맥의 경락탐색봉에서 반응하였고, 지기혈(地機穴), 충양혈(衝陽穴), 기문혈(期門穴)에 반응이 나타나 각각의 〈경락〉 색을 첩부하였다. 다음날 치료를 받고 나서 구역질이 없어졌을 뿐 아니라, 오히려 식욕이 생겼다고 하였다.

당뇨병 (여성, 60세)

공복시에 혈당치가 180이나 되는 환자였다. 진찰 결과 〈비경〉, 〈위경〉, 〈당뇨병〉의 색채탐색봉에서 반응이 있었고, 〈잠재성 바이러스〉와 〈아연〉도 반응했으나 아세틸콜린은 없었다. 이들 색을 조합하여 췌장의 반응부, 배부(背部)의 흉추 4번에서 9번까지의 척추 양측 반응부, 손가락 반응부, 이개부 반응 부위에 첩부하였다.

10일째에는 당뇨치가 142로 떨어졌고, 20일째에는 120으로 떨어졌다. 동시에 〈비만〉, 〈중성지방〉 색채를 이개부의 비만 색채응답점에 첩부하였는데, 20일째에는 체중이 5kg이나 감소되었다.

C형 간염 (남성, 57세)

C형 간염으로 6년간 병원에 다니고 있지만 낫지가 않는다고 한다. 색채치료에 대한 이야기를 듣고 9월에 내원했다. 〈C형 간염〉 색채탐색봉으로 반응한 점에서 〈수은〉, 〈클라미디아 T〉의 반응도 있었기 때문에 각각 〈색채〉를 첩부하고, 한 달에 한 번은 오도록 하였다. 붙인 색이 떨어졌을 경우에는 반드시 떨어진 부위에 다시 붙이도록 하고 색을 건네주었다. 동시에 전자파간섭기를 건네주면서 항상 몸에 지니고 다니도록 하였다.

환자는 검사표를 가지고 왔기 때문에 매달 병원에서 검사한 검사표를 내원할 때 지참하도록 부탁했다. 다음은 그 검사표이다.

구분	9월 10일	10월 31일	11월 21일	12월 18일
COT	62.0	48.0	45.0	28.0
GTP	124.0	110.0	71.0	49.0
rGTP	113.0	110.0	71.0	49.0
ZTT	13.3	13.0	13.0	13.0

HCV-RNA 정량　PCR(polymerase chain reaction)

걱정이 되는 HCV-RNA(C형 간염 바이러스)는 고빈도로 변이하기 때문에 방심할 수는 없지만, 어떠한 변화를 했는지까지는 이전의 검사결과가 없는 관계로 잘 알 수가 없었다. 그 밖의 것은 호전되고 있다는 것을 확실히 알 수 있었다. 금후의 검사를 가지고, 결과에 따라서는 간장암으로 발전하는 HCV에 대항하는 색을 연구해야겠다고 생각했다.

신경성 위염 (여성, 38세)

1주일 전부터 갑자기 위가 아프기 시작했는데 낫지가 않는다고 한다. 색채탐색봉에서는 위경, 비경 등은 반응하지 않았지만 〈농약〉의 색채탐색봉에서 반응을 찾아볼 수 있었다. 또 〈새집증후군〉과 〈활성산소〉가 반응했다.

환자의 이야기로는 아이의 고등학교 수험공부 때문에 항상 골치가 아프고 스트레스가 심하다고 하였다. 원인은 그것뿐이었기 때문에 위경에 반응이 없었다는 것도 이해가 된다. 이 3가지의 색을 중완혈, 내관, 공손혈에 첩부하였더니 즉시 통증이 멎고, 1주일이 지나도 재발하지 않았다.

췌장암 (남성, 67세)

1997년 4월, 컨디션이 좋지 않아 적십자병원에 찾아갔더니 췌장암이라는 진단을 내렸다고 한다. 6월에는 종양 마커(Marker)로 CA19-9가 1만 단위였고, 가족들은 환자의 상태가 수술도 힘들고 내년까지밖에는 살 수 없다는 선고를 받았다고 한다. 최후의 수단으로서 우리 연구소에 내원하게 되었다.

암 탐색봉으로 이미징 스캔을 하자 사방 3cm 정도의 종양이 췌장부에, 1.5cm 정도의 종양이 간장에 전이되어 있는 것이 발견되었다. 즉시 〈췌장암〉 관련 색채를 그 부위에 첩부하였다. 병원에서 받은 약을 파워테스트로 검사하였더니 한 종류를 제외하고는 모두 맞지 않는 것으로 나타났으므로 투약을 중지하는 편이 좋겠다고 알려주었다. 그리고 카니키친과 스쿠알렌이 포함되어 있는 것을 복용하는 것이 좋겠다고 추천하였다. 색은 반드시 지정해준 위치에 첩부하도록 했다.

8월에 내원하여 다시 이미징 스캔을 해보니 전이한 간장암의 반응은 소실되고, 췌장암은 절반 크기인 1.5cm로 감소하였다. 컨디션도 회복되어 골프를 하고 있다고 했다. CA19-9도 75단위까지 격감했다. 11월에는 CA19-9가 5로 되고, 다음해 1월 28일에 내원하였을 때에는 암 반응은 소실되어 있었고, CA19-9는 제로가 되었다.

병원에서는 어떻게 이렇게 되었는지 궁금해 하며 고개를 갸우뚱하였다고 한다. 또 무엇을 먹었는지 상세하게 묻고, 그 일체를 기록하였다고 한다. 3월에는 병원에서도 3개월에 1회 정도로만 검사를 하라는 이야기를 들었다고 한다.

환자는 1월에는 스키를 타러 갔고, 현재는 월 4회 골프를 즐기고 있다. 컨디션은 쾌적한 상태이고, 피부도 윤이 나고 건강해진 상태였다. 물론 3월에 이미징 스캔을 한 결과 암 반응도 전혀 보이지 않고 소실되어 있었다. 4월에 CT검사를 한 결과, 중성지방이 많은 것을 제외하면 완전하게 건강해졌다는 진단을 받았다고 연락을 해왔다.

03 부인과 질환

노인성 질염(膣炎) (여성, 51세)

2개월 전부터 음부가 찌릿찌릿하게 아파 부인과에 가보았더니, 노인성 질염이라 했다고 한다. 검사결과 〈충맥〉, 〈간경〉, 〈보렐리아〉, 〈클라미디아 T〉, 〈게르마늄〉의 색채탐색봉에서 반응했다.

환자에게 삼음교 및 손에 투영되는 색채응답점, 이개부의 질(膣) 반응부에 〈아목실(amoxil)〉, 〈EPA〉 등 색채를 첩부하였다. 10일 후 통증은 소실되었고, 부인과에서 진찰을 받았더니 치유가 되었다는 말을 들었다고 연락이 왔다.

입덧 (여성, 29세)

임신 2개월째가 되어 입덧이 심해 식사를 할 수가 없었다. 〈비경〉, 〈위경〉, 〈충맥〉의 경락의 색채탐색봉에서 반응하였다. 삼음교, 중완, 내관, 공손에 〈경락〉 색을 첩부하였더니, 2일째 되는 날부터 식욕도 생기고, 기분도 좋아졌다고 하였다.

자궁근종(子宮筋腫) (여성, 45세)

4개월 전부터 출혈이 멈추지 않아 병원 진찰에서 자궁근종이라는 진단을 받았다고 한다. 〈충맥〉과 〈자궁근종〉의 색채탐색봉이 반응을 하여, 근종의 크기를 이미징 스캔해보았더니 3개소에 근종이 발견되었다.

큰 것은 세로 2.8cm에 가로 3.2cm였고, 거기서 조금 떨어진 곳에 사방 1cm 크기가 한 개, 바로 아래쪽에 7mm 정도가 한 개 이미징 스캔되었다. 삼음교에 〈충맥〉 색을 첩부하고, 근종이 보인 곳에는 〈수은〉, 〈클라미디아 T〉, 〈EPA〉, 〈아목실〉이 반응했기 때문에 그 곳에 중충 색을 첩부하였다.

환자가 먼 곳에서 찾아왔기 때문에 붙여놓은 색이 떨어지면 그 자리에 붙이도록 하고 연락해주기를 부탁하였다. 그러자 3일 후에 출혈이 완전히 멈추었다고 연락이 왔다.

3개월 후 내원했을 때 다시 이미징 스캔해 보았더니 직경 1.5cm 크기의 1개소가 남았고, 나머지 2개소는 소멸되었다. 생리도 순조롭게 되고 쾌적하게 되었다고 한다. 다시 2개월 후에 내원하였을 때 근종이 이미징 스캔에서는 완전히 소실되어 있었다.

04 비뇨 · 생식기계 질환

신장결석(腎臟結石) (여성, 22세)

환자는 당시 임신 6개월인 상태였다. 2주일 전부터 하루에 3, 4회 허리부터 등 쪽에 걸쳐 격통(激痛)이 엄습해 오기 때문에 진단을 받았더니, 신장결석이라는 말을 들었다고 한다. 그러나 임신 중이었기 때문에 치료할 수가 없어 내원했다.

신장결석 탐색봉으로 이미징 스캔을 한 후 〈통각〉과 〈신장결석〉의 색채를 첩부하였다. 그러자 그 즉시 통증이 없어졌고, 2일 후 내원하였을 때는 통증이 완전히 소실되었다고 알려주었다. 1개월 후에 환자의 측근으로부터 연락이 왔는데, 지금까지 한 번도 통증이 일어나지 않았고 순조롭게 지내고 있다고 했다.

야뇨증 (아동, 8세)

태어날 때부터 매일 밤중에 두 번 정도 오줌을 쌌는데, 지금까지 여러 방법을 써보았으나 호전되지가 않았다고 한다. 뜸요법도 해보았지만, 효과는 하루뿐이어서 허사였다.

검사결과 〈사마륨〉, 〈보렐리아균(Borrelia)〉, 〈클라미디아 T〉의 탐색봉에서 반응하였기 때문에 이것들의 색채응답점인 곡골, 대장유, 방광유에 색채를 첩부하였다. 이개부의 색채응답점에서는 신문, 방광, 뇨점에 첩부하였다. 5일 후에 일부 첩부한 색이 떨어졌다면서 다시 내원하였는데, 색채치료를 받은 후 한 번도 야뇨가 없었다고 하며, 치료효과에 대해 경탄을 하였다.

05 이비인후과 질환

결막염(結膜炎) (유아)

왼쪽 눈이 충혈되고, 특히 눈곱이 굉장히 심하여 눈을 감거나 뜰 수가 없을 정도였다. 마침 저녁때였기 때문에 안과에 가지 못하고 내원했다. 반응한 대장경의 합곡에 〈대장경〉의 경락 색을 첩부하고, 다음날 안과에 가도록 한 후 일단 귀가시켰다. 다음날 아침 일찍, 아침에 거짓말같이 깨끗하게 눈이 나았다며 흥분된 음성으로 전화를 통해 알려왔다.

난청(難聽) (여성, 73세)

최근 1년 전부터 이개부가 잘 들리지 않게 되었다며 찾아왔다. TV 소리를 높이지 않으면 들리지 않아 가족들에게 항상 볼륨을 높이라고 하였고, 매일매일이 우울하고 재미가 없다고 한다.

〈녹농균〉, 〈클라미디아 T〉, 〈보렐리아균(Borrelia)〉, 〈포름알데히드〉의 색채탐색봉, 경락에서는 〈담경〉, 〈삼초경〉의 색채탐색봉이 반응하였다. 경락의 경우 각각의 원혈에 첩부하였고, 녹농균 등의 색채는 중첩하여 전완내측의 뇌점에 첩부하고, 또 이개부 주위의 색채응답점에 첩부하였다. 색이 떨어지면 반드시 다시 붙이라고 하면서 경과를 지켜보자고 가족들에게 당부하였다.

1개월이 지나자 TV의 음량을 낮게 하여도 들린다고 하였다. 본인은 알 수가 없었지만, 가족들이 지금까지 상태로는 듣지 못했을 법한 상태에서도 들리게 되었다고 알려주었다.

백내장(白內障) (여성, 57세)

1년 전에 왼쪽 눈을 백내장으로 수술받게 되었는데, 이번에는 오른쪽 눈이 보이지 않게 되었다고 찾아왔다. 안과에서는 백내장이라고 진단내리고 수술을 해야 한다고 했다 한다.

〈백내장〉, 〈녹농균〉의 색채탐색봉과 경락의 〈간경〉 탐색봉에서 반응하여 이개부의 색채응답점, 전완내측 및 태양혈에 색채를 첩부했다. 다음날 전화 연락이 왔는데, 왠지 환하게 보이고 눈도 편안해졌다는 것이다.

색이 떨어지면 찾아오도록 했는데 10일째 되는 날 내원하였다. 느낌이 좋고, 뿌옇던 것이 없어졌다고 하였다. 그 후로도 색을 계속 붙이고 동시에 안과의 진단결과도 알려달라고 하였다. 의사는 한동안 상태를 지켜보자고 하였다 한다. 그래서 이후의 결과를 보기 위해서 경과를 연락해달라고 부탁하였다.

설통(舌痛 = 혀의 통증) (여성, 45세)

1주일 전부터 혀의 좌측하부 안쪽이 아파서 아무것도 먹을 수가 없었다. 병원에서 진통제 주사를 맞고 약을 받아서 복용해 보았지만 소용이 없었다고 한다. 통증 때문에 이야기하기도 어려워했다.

색채진단에서 대장경에 이상이 있었다. 합곡혈(合谷穴)과 중지복(中指腹)의 반응 부위에 〈대장경〉, 〈통증〉 색을 첩부하였더니, 단번에 통증과 이화감(異和感)이 없어졌다.

알레르기성 해수(咳嗽) (여성, 32세)

추워지면 기침이 나오고, 천식과 같이 숨이 차고 투명한 담이 나오며, 몸을 구부리고 걷지 않으면 괴로워했다. 병원의 진단에서는 천식은 아니고 알레르기라는 말을 들었다. 한 달 동안 입원했지만 증상은 호전되지 않았다고 한다.

검사결과 〈보렐리아균(Borrelia)〉, 〈클라미디아 T〉 탐색봉이 반응하여 폐경의 태연혈, 천돌, 유부, 중부, 단중, 풍문, 흉추 1번에 각각의 반응한 색채를 중첩해서 붙였더니, 그 자리에서 천명이 멈추었다. 경과를 지켜보기로 하고 돌려보냈는데, 다음날 기침도 멈추었다는 연락을 받았다.

이명(耳鳴) (여성, 75세)

반년 전부터 머리가 울린다고 한다. 그것도 바람소리처럼 쏴아 하는 시끄러운 느낌이 든다고 했다. 병원에서는 이명이라고 진단을 내리고, 나이 때문에 오는 것이라 익숙해지도록 노력을 하면 점점 신경 쓰이지 않게 된다고 말했다고 한다. 그러나 걱정이 된다면서 내원하였다.

진단결과 〈이명〉과 〈난청〉의 반응이 나왔기 때문에 각각의 색채를 첩부하였다. 그리고 새집증후군이 포함되어 있는 〈전자파간섭기〉를 항상 몸에 지니도록 당부하였다. 10일 후 내원하여, 그렇게 자신을 괴롭혔던 이명이 거짓말처럼 들리지 않게 되었다면서 기뻐했다.

인후부위화감 ① (남성, 87세)

흉부에서 인후부에 걸쳐 압박감을 느껴 숨쉬기가 괴롭고, 걸을 때에도 호흡곤란이 와서 한동안 쉬지 않으면 걸을 수 없을 정도였다. 병원에서는 원인불명이라 했고, 고령이기 때문이라는 말을 들었다 한다. 심근경색, 관동맥혈전성아테롬, 동맥경화의 탐색봉에 반응이 있어서 반응부인 흉부 4개소, 인후부 4개소(근긴장상태)와 팔의 전완내측에서 인후, 흉부에 해당하는 곳에 색을 첩부하였다.

다음날 내원하였을 때, 고통은 없어졌지만 아직도 뭔가 묵직한 느낌이 있다고 했다. 그래서 다시 이미징 스캔하여 새롭게 찾아낸 세 곳의 반응 부위에 색을 첩부하였다. 이후 쾌적하게 되어 산책을 할 수 있게 되었다는 연락을 받았다.

인후부위화감 ② (여성, 56세)

10년 전부터 콩알 정도 크기의 오톨도톨한 것이 인후부 좌측에 생겼다. 그곳으로부터 잡아당기는 것처럼 목 근육이 아프고, 눈 쪽까지 위화감을 느끼게 되었다. 또한 어깨결림까지 있어 병원에서 진찰을 받았는데, 뢴트겐 검사에서는 이상이 없다는 말을 들었다.

검사결과 방광경, 대장경, 소장경, 비경에 이상반응이 나타났다. 각 경락의 원혈에 〈경락〉 색을 첩부했으며, 오톨도톨한 부위에는 〈게르마늄〉과 〈심근경색〉의 반응이 있어 각각의 색채를 붙였다. 치료한 지 10일 후에는 오톨도톨한 것이 느껴지지 않게 되었으며, 어깨결림도 편안해졌다는 연락을 받았다.

중이염 (유아, 1세)

감기에 걸린 후 중이염이 되어 두 번이나 절개수술을 했지만 상당한 고름이 나왔다. 의사의 진단으로는 다시 절개를 해야만 한다는 것이다. 탐색봉에서는 로타바이러스, 녹농균, 황색포도구균, 표피포도구균, 화농연쇄구균, 사마귭, 레오바이러스, 보렐리아균(Borrelia), 아목실(amoxil)에 반응하였기 때문에 이개부 주위에 이들을 중첩한 색채를 첩부하였다.

경락에서는 삼초경, 태양경, 담경, 신경 각각에도 반응하였지만, 갓난아기라서 보이는 곳에 붙이면 바로 떼어버리기 때문에 발과 전완내측에 첩부하였다. 1주일 후의 검진에서는 상당히 호전되어 있었다.

축농증(蓄膿症) (여성, 57세)

코가 막힌 상태여서 항상 콧소리를 내며, 어떤 날엔 농(膿) 같은 콧물이 코를 풀 때마다 나온다고 한다.

탐색봉에서는 대장경, 음유맥, 화농연쇄구균, 녹농균, 인터페론, 부신피질호르몬, 근디스트로피, EPA, 아목실에 반응하였다. 내관에 〈음유맥〉 색을 첩부하고 협곡에 〈대장경〉의 색을 첩부한 뒤, 반응한 모든 부위를 포함한 색채를 이개부, 손가락, 전완내측(前腕內側), 비양(飛揚) 반응 부위에 첩부하였다. 그러자 기분이 좋아지는 느낌이 들었다고 한다. 2일 후에는 콧물도 멈추고 콧소리도 사라졌다.

06 피부과 질환

노인성 소양증(搔痒症) (남성, 75세)

1개월 전부터 가려움이 심하여 한 번 긁기 시작하면 멈출 수가 없을 정도로 가려워진다면서 내원하였다. 진찰을 해보니 옆구리에는 긁은 상처가 나 있었지만 습진 등은 없고 붉은 반점이 있는 정도였다. 폐경, 히스타민에 반응하였다. 이개부, 태연, 열결, 풍문, 폐유에 〈폐경〉 색과 〈항히스타민〉 색을 첩부하였더니, 다음날에는 가렵지 않게 되었다.

농가진(膿痂疹) (남아, 10세)

밖에서 놀다가 집에 돌아왔는데, 무릎에 빨갛고 오돌토돌한 종기 같은 것이 돋아 부어있는 상태였다. 진료소의 진단으로 농가진이라는 말을 들었다.

비경, 방광경에 반응이 나왔기 때문에 원혈(原穴)에 각각의 〈경락〉 색을 첩부하였고, 더불어 환부에 〈아목실〉의 색을 첩부하였더니 통증과 가려움이 순식간에 없어졌다. 2일 후 내원했을 때는 농가진이 완전히 마르고 치유되어 있었다. 약은 처음에 진료소에서 받은 것 외에는 일절 사용하지 않았다.

동상 (여성, 42세)

매년 추워지면 발가락이 동상에 걸려 두 배 크기로 부어오르고 빨갛게 되며 가렵다고 한다. 검사해 보니 간경, 신경, 방광경, 게르마늄에 반응했다. 각 경락의 원혈에 〈경락〉 색을 사용하고, 족지근간부(足指根幹部)에 〈게르마늄〉 색을 첩부하니, 3일째 되는 날 완전히 치유되었다.

백선(白癬) (여성, 56세)

왼쪽 검지 손톱이 아파서 여러 가지 약을 써 보았지만 낫지 않는다며 찾아왔다. 진찰을 해보니 붉게 짓물러 있었고, 문제의 검지 손톱이 파도처럼 오돌토돌하게 되어 있었다. 탐색봉으로 검사를 했더니 백선 반응이 나와, 그곳에 〈백선〉 색과 〈아목실(amoxil)〉 색을 첩부하였다.

환자는 다음날 내원하여 통증이 완전히 없어졌다고 기뻐하였다. 그 후 1주일이 지나자 부어오른 것도 완전히 없어지고 정상 피부가 되어 있었다. 손톱에 오돌토돌하게 돋은 것은 그 후에 없어졌을 것이라 생각한다.

생조박리(生爪剝離 = 손발톱이 타박 등으로 떨어져 빠짐) (남성, 67세)

문을 닫으려다가 발가락이 문 사이에 끼여 발톱이 떨어져나갔다. 출혈이 있는 발가락에 〈지혈〉, 〈아목실〉 색과 〈통증〉 색을 겹쳐서 상처부위 위에 붙였다. 그러자 욱신거리고 아팠던 통증이 10분도 지나지 않아 사라졌다.

하지만 그날로 구두를 신고 싶었지만 역시 아파 신을 수가 없었다. 통증이 사라져 3일 후에 구두를 신었더니 조금 통증이 느껴지는 정도이고, 하루 종일 걸어도 아무렇지 않게 되었다.

색은 이처럼 외상에도 효과가 있다는 것을 알았다. 그 후에도 가벼운 절상이라면 약을 바르지 않고 〈아목실〉의 색을 붙이는 것만으로도 화농도 생기지 않고 빨리 나았기 때문에 가족 모두가 칼 같은 것에 베었을 때에는 색을 붙이게 되었다.

07 운동 · 관절계 질환

간헐성파행증(間歇性跛行症 = 보행시 하지혈관이 막혀 통증 때문에 절뚝임) (남성, 65세)

10분 이상은 아파서 걸을 수 없기 때문에 한동안 쉬어야 하고, 이를 2, 3회 되풀이하지 않으면 안 되는 환자였다. 30분 정도 쉬지 않으면 아파서 5분도 걸을 수가 없었다. 이런 증상이 1년 전부터 점점 심해졌다 한다. 아플 때에는 대퇴외측에 빈 콩깍지 크기의 근경결이 보였다. 정형외과와 침, 정체요법 등 주위에서 추천하는 곳은 모두 가보았지만 낫지 않았다. 병원에서는 동맥경화혈관협착증이라고 진단했다 한다.

탐색봉으로 검사해 보았더니 담경, 바이러스, 근디스트로피 반응이 나왔다. 대퇴외측을 이미징 스캔하자 대퇴부의 무릎에서 10cm 위쪽에 폭 5cm, 길이 3cm 정도의 경결부가 있었다. 또한 하지외측 무릎 아래쪽 17cm 되는 곳에 똑같은 크기의 경결부가 있었고, 가볍게 누르기만 해도 아파했으나 발적이나 종창은 보이지 않았다. 그 부근에서 〈담경〉, 〈근디스트로피〉의 반응과 〈클라미디아 T〉, 〈동맥경화〉, 〈EPA〉를 찾아볼 수 있었기 때문에 그곳에 색채를 첩부하고, 손가락과 이개부의 색채응답점에 각각의 색을 첩부하였다.

이 환자의 경우 자신이 없었고, 한동안 경과를 살펴보면서 그 후에 치료하지 않으면 안

되겠다고 생각하고 돌려보냈다. 그런데 환자는 다음날 내원하여 대기실에서 커다란 목소리로, 오늘 아침 집에서 시험삼아 걸어보았더니 이곳까지 통증 없이 걸어올 수 있었다고 한다. 이곳까지는 45분이나 걸리는데 일부러 알리려고 찾아왔다고 했다. 극적인 치료 사례이다.

견갑골내연통(內緣痛) (여성, 61세)

연말에 버터 반죽을 하던 중에 왼쪽 견갑골 내측을 따라 묵직한 통증이 생겼다고 한다. 통증 때문에 누울 수도 없고, 손을 움직여도 아프고, 목 상하운동도 제대로 할 수 없을 정도였다.

진단을 해보니 경추와는 직접 관계가 없는 것 같아 〈방광경〉 색을 승산혈(承山穴)에 붙이고, 견갑골 이상부위에는 〈통각〉 색을 세 군데에 붙였다. 그리고 소장경의 양곡혈(陽谷穴)에 〈경락〉 색을 붙였다. 그러자 순식간에 통증이 없어졌다.

늑간신경통 (여성, 77세)

작년에 옆구리(대포혈에서 아래쪽을 향하여)에 심한 통증이 있어서 1개월 동안 입원을 했던 환자였다. 그 해 2월부터 재발하여 밤이 되면 욱신욱신 아파서 잠을 제대로 잘 수가 없었다고 한다.

색채진단을 해보았더니 담경(膽經)에 이상이 있어 원혈(原穴)에 〈담경〉 색을 첩부했다. 또한 옆구리의 통증부위를 탐색봉으로 검사하여 반응한 부위에 〈통각〉 색을 첩부하고, 손의 반응 부위에도 〈통각〉 색을 첩부하였다. 다음날 내원하여 3개월간 지속된 통증도 없어지고 잠들 수 있었다고 하였다. 그 후 재발은 없었다.

류머티즘 (여성, 28세)

3년 전부터 류머티즘이 생겨 움직이면 발뒤꿈치와 손의 관절, 손가락 관절이 아프고, 걸으면 발도 아프다고 했다. 〈통각〉 색이 반응했기 때문에 이개부의 〈류머티즘〉 색채응답점, 전완부의 반응 부위, 손가락 관절부의 통증이 있는 부위에 첩부하자 즉시 통증이 가라앉았으며 전신이 따뜻해지는 느낌을 받았다고 했다. 첩부한 곳에 색이 떨어지면 반드시 다시 붙이도록 했다.

발목염좌(捻挫) (여성, 16세)

이틀 전에 배구를 하다가 오른쪽 복숭아뼈 근처를 삐었는데, 아파서 걸을 수가 없다고 절뚝거리면서 찾아왔다. 동통부와 담경의 현종혈 및 손가락의 색채응답점에 〈통증〉 색을 첩부하자 즉효적으로 통증이 소실되었다.

배부통(背部痛) ① (남성, 80세)

2개월 전, 신문을 옮기고 있을 때 척추 7번째 외측에 통증이 있어서 찜질과 침치료를 하여 조금씩 좋아지고 있었는데, 1개월째 지나면서 갑자기 통증이 심해져 누워있어도 아프고 일어나도 아파서 참을 수가 없을 정도였다고 했다. 정형외과에 주사를 맞으러 다니고 있지만 낫지 않는다며 내원했다.

진단결과 방광경의 이상과 통증의 색채에 반응이 나왔다. 그래서 손등의 척추 7번째에 해당하는 부위에 탐색봉으로 검사하였더니 역시 이상반응이 나왔다. 그곳에 〈통증〉 색을 첩부하였더니 즉시 통증이 소실되었다. 몸을 옆으로 눕히거나 누웠다가 일어나도 전혀 아프지 않다고 했다. 단 한 번에 치유된 경우였다.

배부통(背部痛) ② (남성, 17세)

10일 전 클럽활동에서 축구를 하던 중 갑자기 등의 좌측이 아프기 시작했다. 조금 지나면 나아지겠지 생각하며 지냈는데 둔통이 여전히 지속되었다고 한다. 오늘도 체육수업 중에 축구를 하다가 몸을 뒤로 제쳤는데, 갑자기 찌릿하고 동통이 일어나 옆으로 비틀 수 없게 되고, 특히 구부리면 아프다고 한다.

진단해 보니 〈방광경〉, 〈통각〉 색에 반응이 있었다. 다리의 승산혈 외측에 있는 색채응답점에 〈방광경〉 색을, 배부(背部) 색채응답점에 〈통각〉 색을 첩부하였다. 그러자 즉시 옆으로 비틀고 구부릴 수 있게 되었고, 통증이 단번에 완전히 나았다.

변형성관절염, 슬관절염 (남성, 71세)

작년 2월경부터 오른쪽 무릎이 아팠고, 특히 일어나거나 앉을 때 통증을 느껴 정형외과에 갔더니 변형성관절염이라 하였다고 한다. 수술을 권유받았으나 수술하기 싫어 다른 정형외과와 침구원에 다녔지만 상태가 좋아지지 않아 내원하였다. 탐색봉을 통해 반응한 〈위경〉, 〈통각〉 색을 원혈 및 손가락과 이개부의 색채응답점에 붙였다.

환자는 과연 이런 것으로 병이 나을 수 있을까 의심하는 눈으로 보면서 "지금으로서는 변함이 없는 느낌"이라고 말했다. 다시 한 번 잘 살펴보라고 하자, "이제 됐어요. 같은 느낌이에요" 하면서 나의 의견도 듣지 않은 채 돌아갔다.

환자는 그 뒤 3개월만에 내원하여, "그때부터 이틀 후에는 일어나고 앉을 수 있게 되었고 이것으로 좋다고 생각했는데, 무언가를 하다 보면 무릎 안쪽이 찌릿한 느낌이 있어 다시 왔다"고 말했다. 처음에는 색채치료를 무시하였지만, 굉장한 것이라고 느끼게 되었으며 꼭 부탁드린다고 웃으며 말했다. 더욱이 대기실에서는 다른 환자에게 색채치료에 대해 열렬히 설명하고 있었다.

보행곤란 (남성, 61세)

이틀 전부터 보행시 술에 취한 것처럼 후들거리며 똑바로 걸을 수 없었던 환자로, 중지첨단에서 〈뇌질환〉에 해당하는 탐색봉이 반응하였고, 그중 두정부(頭頂部)에 이상반응이 나타났다. 중지첨단에 〈뇌 질환〉의 색을 첩부하였더니 곧장 걸을 수 있게 되었다. 이제 더 이상 후들거리지 않고 걸을 수 있게 되었다.

삼차신경통 (여성, 52세)

5년 전부터 오른쪽 얼굴이 아파서 입을 벌릴 수가 없기 때문에 밥을 못 먹고 죽과 같이 마실 수 있는 정도의 부드러운 것만 먹어왔으며, 아파서 이야기할 수조차 없다고 한다.

통각 색으로 살펴보았더니 삼차신경의 2지와 3지에 크게 반응하고, 오른쪽 눈 아래로부터 입, 하악(下顎)에 걸쳐 일체에 반응하였다. 탐색봉으로 건드리기만 해도 펄쩍 뛰어오를 정도로 고통스러워하였다. 세수를 하지 못해 이끼와 같은 때도 끼어 있었다.

〈통각〉 색, 〈근디스트로피〉, 〈게르마늄〉, 〈클라미디아 T〉, 〈EPA〉, 〈아목실〉, 위경, 대장경, 음유맥, 간경에 이상반응이 나왔다. 경락치료에는 각각의 〈경락〉 색을 첩부하고, 얼굴의 통점에는 반응한 모든 것을 포함한 색채를 붙였다. 때가 있으면 반창고를 붙일 수 없었기 때문에 핀셋으로 때를 제거하자, 건드릴 때마다 통증 때문에 비명을 질러서 절반은 포기하고 한동안 시간을 두고 하자고 권유했다.

10분 정도 지나서 첩부한 곳을 만져도 아프지 않다는 것을 알게 되자 환자는 "아무리 아파도 참겠습니다. 혹시 비명을 질러도 용서해주세요"라고 요청하였다. 이렇게 해서 치료를 속행하게 되었다. 때를 제거하기 위해 솜으로 소독을 할 때마다 비명을 질렀지만 무시하고 다 붙였다. 한동안 쉬고 나서 조심스럽게 얼굴을 만져보니 통증이 사라져 있었다. 환자도 입을 천천히 벌려서 비틀어보더니, 통증이 없어지다니 꿈만 같다고 눈물을 흘리며 돌아갔다. 만약을 위해서 한동안 3일 간격으로 내원하도록 했다.

치료 후 3일째 되는 날 내원하여 5년만에 밥을 먹을 수 있었다고 하였다. 어젯밤에는 기쁜 나머지 너무 이야기를 많이 하고 떠들었더니 코 근육이 때때로 찌릿하고 통증이 느껴지고 어금니 근처가 아직 아프다고 해서 통각 탐색봉으로 이상부위를 찾아보았다. 비근(鼻筋)을 따라서 반응이 있기 때문에 그곳에 〈통각〉의 색을 붙였다. 더불어 코와 손가락의 반응 부위에도 첩부하였다.

그 후에 완치되었다고 생각하고 색을 떼어내자 통증이 생기는 부위가 있었기 때문에 확인을 하면서 거듭 치료한 결과 2개월 후인 지금에는 다른 사람처럼 얼굴도 깨끗해지고 통증도 사라졌다. 환자의 소개로 다른 삼차신경통 환자가 찾아왔는데, 1회 치료로 통증이 소실되었다. 이와 같은 난치성 질환에는 색채가 현저한 효과를 보인다는 것을 알았다.

서경 헤르니아 (남성, 72세)

10년 전부터 뭔가 일이 있으면 곧바로 오른쪽 서경부가 기분 나쁘게 팽창하곤 했다고 한다. 조금씩 눌러가면서 팽창한 부위를 집어넣었는데 그러다 보면 통증이 있었다. 그래서 목욕탕에 들어가서 팽창부위를 꾹 눌러 퉁그러져 나온 부위를 들어가게 하곤 했다. 그러나 기침을 하면 곧바로 튀어나와 버린다면서 내원을 하였다.

근디스트로피, 콘드로이틴의 반응이 나와 이상부위에 이미징 스캔을 하였더니, 서경부에 선상으로 3cm 정도 이상부위가 나타났다. 그곳에 색채를 첩부하였더니 15일째에는 색채응답점이 없어졌고, 기침을 하거나 움직여도 아프지 않고 가벼운 느낌이라고 하였다.

서경부통(鼠徑部痛) (남성, 46세)

11월에 골프를 치던 중 왼쪽 서경부에 통증을 느꼈고, 그 후 허리를 비틀면 아파서 골프도 할 수가 없었다고 한다. 좀 지나면 낫겠지 하는 생각으로 반년을 지냈지만 차도가 없어 내원했다.

간경에 이상이 나왔기 때문에 태충혈(太衝穴)에 〈간경(肝經)〉 색을 첩부하고, 서경부의 색채응답점에 〈통증〉 색을 첩부했다. 그런 후 몸을 힘껏 비틀어보라고 하니 통증은 완전히 소실되어 있었다. 단 한 번으로 치유된 사례이다.

수배통(手背痛 = 손등의 통증) (여성, 80세)

1주일 전부터 아무것도 하지 않았는데 왼쪽 손등부위부터 손가락에 걸쳐 종창이 생겼고 아파서 잠들 수가 없다는 환자였다. 검사를 해보았더니 반짝거릴 정도로 빨갛게 부어 있는 상태였으며 손을 사용하지 못했다.

삼초경(三焦經)과 통증에 이상반응이 나타나, 손의 색채응답점에 〈통증〉과 〈삼초경〉 색을 붙였다. 다음날 내원했을 때에는 부어 있던 것이 가라앉아 손의 주름이 나타났다. 환자는 훨씬 편안해졌지만 기분상으로 통증이 남아 있는 것 같다고 하여, 보다 정확한 색채응답점을 찾아 해당 색을 첩부하였더니 완전하게 통증이 소실되었다고 했다.

수족관절통 (여성, 40세)

4개월 전부터 수족의 관절 마디마디가 쑤시고 가만히 있어도 아파 병원에서 검사를 해보았는데, 류머티즘은 아니지만 원인을 알 수 없다고 했다는 것이다.

색채진단을 해보았더니 통각(痛覺), 충맥(衝脈), 심경(心經), 방광경(膀胱經)에 이상이 있었고, 충맥 중에서는 난소 근처에 이상반응이 있었다. 그 근처를 가볍게 눌러도 아파했다(氣衝穴). 여기에 〈통각〉 색을 첩부하고, 다른 경락 이상부위에는 원혈(原穴)에 〈경락〉 색을 첩부하였더니 경락 이상반응이 소실되었다. 다음날 환자는 그렇게 고통스러웠던 통증이 거짓말처럼 나았다고 알려왔다.

슬관절염(膝關節炎) ① (여성, 19세)

1년 전 자전거를 타다가 넘어진 이래로, 정좌를 하고 앉으면 무릎 바깥쪽에서부터 발에 걸쳐 전기가 찌릿하게 지나가는 것처럼 아프다고 했다. 정형외과나 접골원에 가보았지만 나아지지 않는다는 것이다.

환자는 비경(脾經), 담경(膽經), 양유맥(陽維脈)에 반응하였다. 그래서 삼음교(三陰交)혈에 〈비경(脾經)〉 색을, 현종혈(懸鐘穴)에 〈담경(膽經)〉 색을, 그리고 무릎 외측에 해당하는 손가락 색채응답점에 〈담경〉 색을 첩부하였다. 그러자 그 자리에서 정좌할 수 있게 되었다. 이후로 전기가 찌릿하게 지나가는 것 같은 현상도 없어지고 통증도 없어졌다고 한다. 단 한 번으로 치유된 사례이다.

슬관절염(膝關節炎) ② (여성, 51세)

몇 년 전부터 무릎이 아팠었지만 그런대로 견딜 수 있는 상태였다. 그런데 2주일 전부터 오른쪽 무릎이 너무 아파 정형외과에 통원치료를 하게 되었다. 그런데 그 와중에 왼쪽 무릎까지 아파지고, 지금은 앉을 수도 없게 되어서 집의 화장실도 좌변기로 바꿀 정도였다고 한다.

위경에 통각 색이 반응을 보였고, 내정혈에 〈위경〉의 색을, 손가락의 반응부와 이개부에 있는 무릎의 반응 부위에 〈통증〉 색을 첩부하자 편안하게 앉을 수 있게 되었고, 통증도 완전하게 소실되었다. 역시 단번에 치유한 사례이다.

슬관절염(膝關節炎) ③ (여성, 25세)

1개월 전부터 왼쪽 무릎이 아파 정형외과에 갔는데, 관절염이라는 진단을 받았다. 주사를 맞아도 낫지 않고 최근에는 물이 고이기 시작하였다. 진찰을 해보니 다리의 대퇴부까지 부어 있었고, 무릎을 구부릴 수 없는 상태였다. 물론 계단을 오르내릴 수도 없었다.

검사결과 위경, 통각, 콘트로이친, 아목실이 반응하였다. 손의 내외측에 있는 무릎 반응부위에 〈위경〉의 경락색채, 〈아목실〉, 〈통각〉 색을 첩부하였다. 내정혈에 〈위경〉의 색, 무릎의 이상부위에 〈통각〉 색을 첩부하였다. 이개부 및 손가락 반응 부위에도 이들 색채를 중첩하여 첩부하였다.

그러자 여전히 부어 있는 상태이긴 하지만 통증은 없어졌다. 이틀 후에는 부은 것도 완전히 가라앉고, 계단도 오르내릴 수 있게 되었으며, 약간 묵직하기는 하지만 앉을 수 있게 되었다고 연락이 왔다.

슬관절통(膝關節痛) ① (65세)

1년 전부터 계단을 오르내릴 때 오른쪽 무릎 안쪽이 아팠다고 한다. 특히 내려갈 때는 더욱 아팠기 때문에 손잡이가 없는 곳은 왼발을 먼저 계단 위에 내려놓고 그 다음에 오른발을 내려놓는 방법으로 한 발씩 내려가지 않으면 안 되는 상황이었다.

탐색봉으로 검사해 보니 위경과 〈통증〉이 반응하여 〈경락〉 색을 해계혈(解谿穴)에 첩부하였다. 또한 슬안혈(膝眼穴), 건슬혈(健膝穴), 무릎내측 반응부 및 손가락의 반응 부위에 〈통증〉의 색채를 첩부하자 즉시 계단을 오르내릴 수 있게 되었고 통증도 소실되었다.

슬관절통(膝關節痛) ② (여성, 60세)

20년 전부터 무릎이 아파 계단을 오르내릴 때면 손잡이에 의지해야 했다. 더구나 한 발짝씩 다리를 간추려 모으지 않으면 안 되었다. 최근에는 허리도 아프다고 하였다.

방광경, 위경, 담경, 통각, 클라미디아 T, 수은, 콘드로이틴, 근디스트로피의 반응이 나왔기 때문에 원혈에 각각의 색을 첩부하고, 환부에는 〈통증〉의 색채를 첩부하였다. 1주일 후에 내원하였는데, 다리가 구부려지지는 않지만 통증은 없어져 편안해졌다고 기뻐했다.

새집증후군(sick house syndrome) (남성, 25세)

1개월 전, 아침에 일어나보니 양팔을 올릴 수 없게 되었지만, 억지로 하루 종일 움직였다고 한다. 팔을 돌리면 조금 아픈 정도라서 대수롭게 생각하지는 않았었다고 한다. 검사결과 담경, 방광경, 포름알데히드, 농약의 반응이 나왔다. 환자의 직업은 대형 냉동기와 대형 냉장고 속에 들어가 수리하는 일이었다.

견배부 및 어깨 주위를 〈새집증후군〉 탐색봉으로 검사하여, 그 색채응답점에 해당 색을 붙였다. 그런 다음 팔을 돌려보라고 했더니 통증이 없어졌고 가벼워진 느낌이라고 했다. 이틀 후에 걱정이 되어 연락을 해보았더니, 양손을 가볍게 올릴 수 있게 되었다고 한다.

심근경색(心筋梗塞) (남성, 45세)

골프를 치다가 갑자기 명치부위가 아프기 시작했다. 우연히 아는 사람으로부터 위통이라면 침으로 멎게 할 수 있다는 이야기를 듣고 본원에 찾아왔다. 탐색봉으로 살펴보니 〈심근경색〉에 반응을 하였기에 이미징 스캔을 하였다. 그러자 좌상 쪽에 1cm 정도의 선상으로 이상이 발견되었다.

〈심근경색〉의 색을 첩부하자 통증은 없어졌지만, 만일을 위해 병원의 순환기과에 가보도록 추천하였다. 역시 심근경색으로 병원에 입원하게 되었는데, 통증이 없어졌기 때문에 치유효과도 있는 것은 아닐까 생각된다. 이상부위는 여전히 반응이 있었기 때문에 퇴원 후에 다시 한 번 〈심근경색〉 색을 붙이고, 이후 어떤 식으로 변화하였는지 살펴보기로 하였다.

악관절증(顎關節症) (남성, 46세)

10일 전부터 갑자기 입을 벌릴 수 없게 되어 손가락도 넣을 수 없었다고 한다. 그 때문에 식사도 할 수 없어서 유동식만 먹어야 했다.

실제로 1cm 정도밖에 입이 벌어지지 않고, 좌악관절의 반응인 〈담경〉, 〈통각〉, 〈사이토메갈로바이러스〉가 나왔기 때문에 색채응답점에 이들 색을 중첩하여 첩부하고 이개부의 색채응답점에 첩부하였더니, 손가락 두 개가 들어갈 정도가 되었다. 그래서 전완부 및 손가락의 색채응답점에 추가하였더니, 더욱 편안해지고 손가락 세 개가 들어갈 정도였다. 이틀 후에는 통증이 완전히 사라지고 정상이 되었다며 기뻐하는 연락을 받았다.

(※ 현재 진보한 색채치료에서는 〈교합장애〉, 〈저작근저하〉의 색채를 첩부하면 더욱 좋은 결과가 나타난다.)

암성동통(癌性疼痛) (남성, 85세)

폐암으로 앙와자세(仰臥姿勢)를 취하면 호흡곤란이 일어나 항상 일어나서 호흡을 하는 상태이고, 등과 흉늑부에 통증을 호소하였다. 〈통증〉 색을 첩부하였지만 단번에 없어지지 않았다. 그래서 탐색봉으로 반응을 한 〈CS증후군〉, 〈수은〉, 〈클라미디아 T〉, 〈활성산소〉, 〈암〉을 포함한 색채를 첩부하였다. 그러자 즉석에서 통증이 없어지고 호흡도 편안해졌다며 기뻐했다.

가족들에게는 색이 떨어지면 반드시 같은 부위에 첩부하도록 했다. 치료 후 3일이 경과하였지만 통증이 없다는 연락을 받았다.

어깨결림 (여성, 57세)

어깨결림은 지병인 것 같고 20년 이상 계속되고 있었다. 어깨결림 환자는 많지만, 위하수나 내장, 부인과의 영향과 경추의 이상으로부터 오는 경우도 많다. 그런 것들의 이상 경락과 병후를 살펴보고 치료를 하지 않으면 일시적으로 통증을 억누르는 것에 지나지 않는다. 이 환자는 경추에 이상이 있고, 이로 인해 어깨에서 견갑골에 걸쳐 통증이 있고 구역질까지 있는 정도의 어깨결림이었다.

소장경, 방광경, 삼초경, 비경, 충맥, 경추 5번과 6번 탐색봉에서 이상을 발견했다. 충맥 및 비경에서는 자궁근종에 반응이 있고, 달걀 크기 정도의 근종을 폐경 전부터 가지고 있었기 때문에 〈자궁근종〉 색을 붙였다. 각각의 원혈에 〈경락〉 색을 첩부하고, 견배부에는 바이러스도 있었기 때문에 〈잠재성 바이어스〉를 색채응답점에 붙였다.

그러자 통증은 즉시 멎었지만 경추 및 근종의 경우에는 근본적인 치료를 하지 않으면 일시적인 것이 되기 때문에 치유될 때까지 한동안 색을 붙이지 않으면 안 된다고 설명해 주었다. 자궁근종은 3개월 후에 완전히 소실되었고, 어깨결림도 치유되었다.

오십견(五十肩) ① (남성, 46세)

2개월 전부터 갑자기 왼쪽 어깨가 아파서 손도 들어 올리지 못하고, 밤에 누워 있으면 욱신욱신 아파 견딜 수가 없었다고 한다. 편안한 쪽으로 누워도 금세 아파져서, 정형외과에 다니면서 통증을 멎게 하는 주사를 맞았지만 낫지 않았다고 한다.

진찰을 해보니 손을 내리는 것은 가능했지만 위로는 전혀 들어 올리지 못했다. 손을 옆으로 40도 이상은 들어 올리지 못하는 상태였고, 40도 이하에서도 올린 손을 바로 내리지 않으면 아파서 견딜 수 없어한다.

탐색봉으로 검사해보니 대장경, 삼초경, 소장경에 이상이 있었다. 원혈에 각각의 〈경락〉 색을 첩부하였더니 약간 편안해한다. 견관절 주변을 탐색하여 이상부위에 〈통증〉 색을 첩부하였더니 그 자리에서 통증도 없어지고 손도 자연스럽게 올릴 수 있게 되었다. 뿐만 아니라 손을 커다랗게 회전시켜도 괜찮을 정도로 완전하게 통증이 소실되었다. 한 번으로 치유된 경우였다.

오십견(五十肩) ② (여성, 48세)

오른쪽 어깨부터 아프기 시작하여 머리까지 아파지고, 손도 들어 올리지 못할 지경의 동통이 1주일째 계속되어 견딜 수 없었다고 했다. 내원한 날도 회사에 출근했었는데, "그러한 몸으로는 일이 되지 않으니 집으로 돌아가 요양하세요"라는 말을 듣고 그 길로 이곳으로 왔다는 것이다.

환자는 팔을 15도밖에 올리지 못했다. 그 이상이 되면 몸도 함께 구부러지는 상태가 되었고, 아무튼 언제나 동통이 있는 상태였다.

경락으로는 방광경, 대장경, 삼초경, 소장경, 폐경에 이상반응이 나타났다. 각각의 원혈에 〈경락〉의 색을 첩부하자, 어쩐지 편안해진 것 같은 기분이 들고 동통도 약해졌다며 조심스럽게 손을 움직이기 시작했다. 그러나 45도 정도는 올릴 수 있게 되었지만 그 이상은 올라가지 않는 상태였다.

다시 견배부(肩背部)로부터 견갑부에 걸쳐 〈통증〉 색을 첩부하였더니 90도까지 올릴 수 있게 되었다. 그러나 손을 돌리면 또 통증을 느꼈기 때문에 수지(手指)의 반응 부위와 이개부의 반응 부위에 〈통증〉 색을 첩부하였다. 그러자 통증이 완전히 소실되었다. 환자는 "마치 여우에게 홀린 것 같은 신기한 기분"이라며 무척 기뻐하며 돌아갔다. 역시 극적인 효과였다.

요부염좌(腰部捻挫) (남성, 15세)

신장 170cm, 체중 127kg의 중학생 남자아이였다. 그날 소프트볼을 하다가 오른쪽 허리를 삐끗하여 아파서 굽히거나 펴지를 못하였다. 2년 전에도 같은 경험이 있었다고 한다.

검사결과 방광경, 통각에 반응이 있었다. 〈방광경〉의 색과 〈통증〉의 색을 곤륜혈 및 요부 색채응답점 3개소, 손가락 색채응답점 1개소에 첩부하였다. 그런 후 바로 허리굽히기를 해보도록 했는데, 통증은 이미 소실되어 있었다.

요통(腰痛) ① (여성, 77세)

오른쪽 옆구리부터 허리뼈에 걸친 부분이 아파서 누울 수조차 없는 환자였다. 작년 2월에도 같은 통증으로 전문병원에 입원치료를 하여 좋아졌는데, 올해 2월이 되자 재발하여 누워있어도 욱신욱신하여 잠들 수가 없을 정도라고 하였다.

담경(膽經)과 통증에 반응이 있었고, 손의 반응 부위에 〈통증〉 색을 첩부하자 편안해졌다며 돌아갔다. 다음날 전화로 3개월만에 편히 잠들 수 있었으며, 통증은 거짓말처럼 소실되었다고 연락해왔다.

요통(腰痛) ② (남성, 48세)

5일 전부터 허리가 아파서 굽히거나 펼 수가 없다며 내원했다. 방광경과 요추 4번, 5번에 이상반응이 나왔기 때문에 각각의 색을 요추 4번과 5번, 다리의 위중혈, 곤륜혈에 〈방광경〉의 색, 요통 부위에 〈통증〉 색을 첩부하였더니 즉시 편안해졌다.

좌골신경통(座骨神經痛) ① (남성, 53세)

1개월 전부터 왼쪽 허리부터 발 외측에 걸쳐 동통이 있었던 환자였다. 담경, 방광경, 통각 색이 반응하여 곤륜혈과 절골혈에 경락 색을 첩부하였더니 순식간에 통증이 없어졌다(이와 같은 예는 종종 경험할 수 있다).

그러나 계단을 오르내릴 때면 좌골은 아프지 않지만 오른쪽 무릎이 아프다고 하여, 발의 해계혈에 〈위경〉의 색을 첩부하고, 슬안혈에 〈통각〉 색을 첩부하였더니 통증이 완전히 소실되었다.

좌골신경통(座骨神經痛) ② (여성, 35세)

1년 전부터 좌골신경통으로 신경블록시술도 몇 번인가 받았지만, 통증이나 저림은 한 번에 고쳐지지가 않았다. 입원해서 치료도 받아보았지만 마찬가지였다고 한다.

〈방광경〉, 〈통각〉, 〈EPA〉, 〈아목실〉 색채탐색봉 반응과 바이러스 감염의 영향도 있었다. 그러므로 곤륜과 위중에 〈방광경〉의 색을, 허리의 이상부위에 〈좌골신경통〉 색채를 첩부했다. 그러자 그 자리에서 통증이 없어지고 편안해졌다.

4일 후 내원하였는데, 통증이 전혀 느껴지지 않는다고 했다. "이것으로 괜찮을까요? 정말로 다 나았다는 것이 이상하기도 하고 마치 꿈같아요. 이대로 유지되도록 기도를 드리고 있어요. 이와 같은 증상이 단 한 번으로 치유되다니 색채가 가지고 있는 그 불가사의한 위력에 감격했습니다"라며 기뻐했다.

대상포진 (여성, 72세)

3일 전부터 좌측 격유혈(膈兪穴, 늑골 7번째) 근처에 찌릿찌릿한 통증을 느껴 찾아온 환자였다. 진찰해보니 직경 2cm 안에 작은 구진(丘疹) 여섯 개 정도가 돋아 있었고, 건드리면 아파했다.

탐색봉으로는 〈헤르페스 조스터(herpes zoster)〉가 반응했기 때문에 대상포진이라 판단하였고, 경락탐색봉으로 중지첨단을 진단하였더니 폐경(肺經) 및 방광경(膀胱經)에 이상이 있었다. 손의 대표영역에서도 반응을 확인했기 때문에 각각의 〈경락〉 색을 첩부하고, 발진부위에는 〈헤르페스 조스터〉의 색채를 첩부하였다. 이틀 후에 내원하였는데 통증이 없어졌다고 한다.

- **크립토크롬**(cryptochrome) : 청색광수용체 단백질의 한 종류.
- **테스토스테론**(testosterone) : 안드로겐에 속하는 스테로이드호르몬으로서 남성호르몬의 일종.
- **케모카인**(chemokine) : G단백질공역형 수용체를 통해 그 작용을 발현하는 염기성 단백질이며 사이토카인의 일군임. 백혈구 등의 유주를 일으키고 염증의 형성에 관여함.
- CXCR4(chemokine receptor4) : 케모카인 수용체.
- **엔도스타틴**(endostatin) : 고형 종양 내부에서 새로운 혈관의 증식을 저해하는 작용에 대해 연구 중인 약물, 혈관신생저해 약물.
- **안지오스타틴**(angiostatin) : 인간을 포함한 동물종에서 발견되는 단백질. 혈관신생저해제로써 항암치료에 이용하는 것에 대하여 연구 중임.
- **오스테오파시**(Osteopathy) : 1874년 미국인 의사 앤드루 테일러 스틸(Andrew Taylor Still)에 의해 창시된 수기요법. 그리스어 Osteon(뼈)과 Pathos(병리, 치료)의 두 가지 어원의 합성어.
- **어플라이드 키네시올로지**(Applied kinesiology : AK) : 카이로프랙터(chiropractor)인 조지 굿허트(George Goodheart) 박사와 동료에 의해 개발된 대체요법의 하나.
- **스크리닝 테스트**(screening test) : 무증상의 사람을 대상으로 질환이 있는지를 발견하는 것을 목적으로 하는 검사. 예를 들어 위암 검진의 위부 간접X선 촬영, 대장암 검사 등이 이에 해당.
- **송과체**(pineal body) : 뇌에 존재하는 작은 내분비선이다. 송과선(pineal gland), 상생체(epiphysis)라고도 한다. 개일리듬(circadian rhythm)을 조절하는 호르몬 멜라토닌을 분비하는 것으로 알

려져 있다.

- **로돕신**(Rhodopsin) : 척추동물의 광수용기 세포에 존재하는 색소이고, 시홍(視紅)이라고도 한다. 로돕신은 망막에서 빛 수용체 세포의 형성과 빛 인식의 초기 단계를 주관한다. G단백질 결합 수용체 패밀리에 속하며 빛에 민감하고, 야간 시력은 이 물질 덕분에 이루어진다. 빛을 받으면 즉시 퇴색하고 그 회복에 인간의 경우 약 30분이 소요됨.
- **근방추체**(筋紡錘體) : 골격근의 내부에 있는 방추형 수용체. 신경과 연락하고 근육의 수축 상태를 전달하여 척수 반사를 통해 자세, 운동 조절에 중요한 역할을 함.
- DNA : 디옥시리보핵산(deoxyribonucleic acid)의 일종. 지구상의 많은 생물에서 유전정보의 계승과 발현을 담당하는 고분자 생체물질.
- **오라**(Aura) : 어원은 미풍, 아침의 상쾌한 공기를 의미하는 그리스어 *αΰρα*(아우라), 바람, 향기, 광체 등을 의미하는 라틴어 aura(아우라)에서 유래함. 생체가 발산한다고 알려진 영적인 방사체, 에너지를 의미한다. 또는 어떤 인물이나 물체가 발하는 독특한 또는 영적인 분위기와 어딘지 모르게 느끼는 힘, 위압감으로도 가리킨다. 단순히 '인간의 분위기'라는 뜻으로도 사용된다.
- **티모신**(thymosin) : 흉선(thymus)에서 분비되고 있는 호르몬.
- **프로브**(probe) : 생화학에서 물질을 검출하기 위해 사용하는 물질. 측정이나 실험 등을 위해 시료에 접촉 또는 삽입하는 바늘, 탐침(探針).
- **리보솜**(ribosome) : 모든 생물의 세포 내에 존재하는 구조이며, 조면소포체(rER)에 부착되어 있다. mRNA의 유전정보를 읽어 단백질로 변환하는 기구인 번역이 이루어지는 장소이다. 크고 작은 2개의 서브유닛(subunit)으로 이루어져 있고, 이것들은 단백질(ribosomal protein)과 RNA(rRNA : ribosomal RNA)의 복합체이다. 세포소기관으로 분류되는 경우도 있다. 2000년 X선 구조해석에 의해 입체구조가 결정되었다.
- RNA : 리보핵산(ribonucleic acid)은 리보뉴클레오티드(Ribonucleotide)가 포스포디에스테르 결합(Phosphodiester bond)으로 연결된 핵산이다. RNA의 뉴클레오티드는 리보오스, 인산, 염기

로 구성된다. 기본적으로 핵산 염기로 아데닌(A), 구아닌(G), 시토신(C), 우라실(U)이 있다. RNA 중합 효소에 의해 DNA를 주형으로 전사(합성)된다. 각 염기는 DNA의 그것과 대응하고 있지만, 우라실은 티민에 대응한다. RNA는 생체 내에서 단백질 합성을 할 때 필요한 리보솜의 활성 중심 부위를 구성하고 있다. 생체 내에서의 거동과 구조는 전령RNA(mRNA), 운반RNA(tRNA), 리보솜RNA(rRNA), 논코딩RNA(ncRNA), 리보자임, 이중가닥RNA(dsRNA) 등으로 다양하게 분류된다.

- **미토콘드리아**(mitochondria) : 진핵생물의 세포소기관이다. 이중생체막으로 구성되고, 자신의 DNA(mtDNA)를 가지고 분열 증식한다. mtDNA는 ATP 합성 이외에 생명현상에도 관여한다. 산소호흡(호기성 호흡)의 장소로서 알려져 있다. 또한 세포의 아포토시스에 중요한 역할을 담당하고 있다.
- ATPase(adenosine triphosphate) : 아데노신삼인산(ATP)의 말단 고에너지 인산결합을 가수분해하는 효소군의 총칭이다. ATP는 생체 내의 생명의 화폐라고도 한다.
- **광여기**(光勵起) : 빛을 어떤 물질에 쬐이면 첫 단계에서 물질은 광 흡수에 의해 '물질계 전체의 기저상태'에서 '계의 여기상태'로 전환한다. 이러한 광여기 과정은 보통 광 흡수와 광 반사 분광 스펙트럼 등의 관측수단을 통해서 어떻게 '광여기 상태'가 생성되는지를 식별한다. 이 과정의 관찰수단으로 흡수, 반사 외에 최근에는 광전자 방출 스펙트럼이 유력한 기술로 주목되고 있다.
- **위상**(位相, phase) : 파동 등의 주기적인 현상에서 하나의 주기 중의 위치를 나타내는 무차원량으로 통상은 각도로 나타냄.
- **역위상**(逆位相, antiphase) : 위상의 대립적 개념으로써 주기(주파수)를 가진 2개의 진동의 위상에 약 180도 차이가 있는 상태. 한쪽의 진동피크가 다른 쪽 진동의 골짜기와 시간적으로 일치하는 상태.
- EPA(eicosapentaenoic acid) : 다가불포화지방산의 일종으로 인간의 체내에서 만들 수 없는 필수지방산의 하나이기 때문에 음식에서 섭취해야 함. 말초혈관의 혈액순환을 촉진시키는 작용

으로 알려져 있는 영양소.

- **아목실**(amoxil) : 세균감염의 치료에 사용되는 최근 개발된 β-lactam계 항생제의 하나이며 페니실린계 항생물질에 속한다. 분자식은 $C_{16}H_{19}N_3O_5S$. 구조는 대부분 암피실린(ampicillin)과 같지만, 장에서의 흡수가 좋기 때문에 경구투여제로 사용된다.
- TXB2(Thromboxane B2) : TXB2는 주로 혈소판에서 아라키돈산에 의해 생합성되는 TXA2의 안정된 대사산물이다. TXB2를 측정하는 것은 곧 TXA2의 혈중농도 추이를 추측하는 것이다. TXA2의 주작용은 혈관 수축, 기관지 수축, 혈소판 응집 등이 있으며, 혈전증, 협심증, 심근경색 및 천식 등의 주요한 원인물질의 하나라고 알려져 있다. TXB2가 높은 경우는 동맥경화증, 심근경색 직후, 협심증, 혈전증, 만성사구체신염, 신혈관성고혈압, 기도과민성의 항진 등을 의심할 수 있으며, 즉 혈액순환장애, 동맥경화가 있다는 것이다,
- **사마륨**(Samarium) : 원자번호 62의 원소. 원소기호는 Sm이며 희토류 원소의 하나이다. 성인의 체내에 포함하는 사마륨의 총량은 약 50μg인데, 그 대부분은 간 및 신장에 존재하며 혈액 중에 용해하고 있는 사마륨 농도는 약 8μg/L이다.
- c-fos4 : c-fos는 거의 모든 세포에서 다양한 자극을 받으면 새로운 단백질 합성을 수반하지 않고 일과성으로 발현하는 전초기유전자(immediate early gene)이지만, 혈구계에서도 사이토카인 등의 자극에 의해 일과성에 발현하며, 분화와 증식에 중요한 역할을 하는 것으로 알려져 있다.
- DEPAS : 항불안 약제.
- **할시온**(Halcion), **유로딘**(Eurodin), **이소미탈**(Isomytal), **베게타민** A(Vegetamin A) : 수면유도 약제.
- **포름알데히드**(formaldehyde) : 유기화합물의 한 종류로 가장 간단한 알데히드이고 독성이 매우 강함. 미량이 인간을 포함한 대부분 생물의 물질대사의 부산물로 만들어진다. 새집증후군의 원인물질 중 하나이며 아토피성 피부염의 원인물질 중 하나이기도 하다. 국제 암학회에서 2009년 골수성백혈병의 원인물질로서 특정되어 있다.
- Integrin5 β1 : 세포접착인자의 하나로 암(癌)의 지표 중에서도 전이(轉移)를 나타내는 것으

로 알려져 있다.

- Dclk1(Doublecortin like kinase1) : 정상적인 장관줄기세포 마커는 아니지만 장(腸) 종양에서 종양줄기세포(tumor stem cell)의 표지인자(marker)라고 밝혀졌다. Dclk1을 표적으로 하는 '종양줄기세포 표적치료'가 향후 암치료에 매우 효과적인 전략이 될 것으로 기대를 모으고 있다.
- **폴리모들 수용기**(Polymodal receptor) : 침해 자극에 반응하는 감각수용기를 가리킴. 열 자극, 화학적 자극, 기계적 자극 등의 유해 자극에 각각 특이적으로 대응하는 수용체가 있고, 침해 자극에 응답하여 활성화되어 활동전위를 발생하여 상행성으로 통증을 전달한다.
- **브래디키닌**(bradykinin : BK) : 혈압강하작용을 갖는 생리활성물질의 일종. 키니노겐(Kininogen)에서 혈장 칼리크레인(kallikrein)이나 트립신에 의해 만들어진다. 강압작용 외에 신경세포에 작용하여 통증을 느끼게 하는 물질이기도 하다. 또한 염증의 발생에 관여하는 등 다양한 작용이 있다. 발통(發痛)작용은 PGE2에 의해 강화된다.
- **프로스타글란딘**(Prostaglandin : PG) : 프로스타산(酸) 골격을 가진 한 무리의 생리활성물질. 아라키돈산에서 생합성되는 에이코사노이드(eicosanoid)의 하나로, 다양한 강한 생리활성을 갖는다. 프로스타글란딘과 트롬복산을 합하여 프로스타노이드라고 한다.
- P_2X·P_2Y receptor : P2수용체는 ATP수용체라고도 하며 ATP, ADP, UTP, UDP 등의 세포막의 뉴클레오티드(nucleotide)로 하는 새포막상의 수용체이다. P_2X · P_2Y의 2개의 패밀리로 분류된다. 생체 내에서 널리 발현하고 신경전달, 통각, 미각, 염증반응 등 다양한 생리작용과 관련이 있는 것으로 보고되고 있다.
- NMDA(N-methyl-D-aspartate) : 기억과 학습, 또한 허혈 후 신경세포 사멸 등에 깊이 관여하는 수용체로 간주되고 있다.
- **히스타민**(histamine) : 동물의 조직 내에 널리 존재하는 화학물질. 보통은 비활성상태에 있지만, 상처나 약물에 의해 활성형(活性型)이 되어 강한 혈관확장을 일으키며, 또 가려움이나 통증의 원인이 된다. 과잉으로 활성화되면 알레르기 질환의 원인이 됨.
- **사이토카인**(cytokine) : 면역계의 세포에서 분비하는 생리활성물질로서 표적세포가 특정되지

않고 정보전달을 하는 것을 말한다. 사이토카인은 다기능, 즉 하나의 사이토카인이 표적세포 상태에 따라 다른 효과를 초래한다. 예를 들어 면역반응에 대한 촉진과 억제의 양쪽에 작용하는 사이토카인이 일부 알려져 있다. 특히 면역, 염증에 관련된 것이 많다. 또한 세포의 증식, 분화, 세포사멸(Apoptosis) 또는 상처치유 등에 관계하는 것이 있다.

- **의주감**(蟻走感) : 피부 표면을 개미가 기어가고 있는 것 같은 느낌. 저림 증상은 특히 압박된 것도 아닌데 손발이 저리거나 피부가 저리는 감각이 나타남.
- **부정수소**(不定愁訴) : '머리가 무겁다', '안절부절', '피로가 해소되지 않는다', '잘 잘 수 없다' 등의 왠지 컨디션이 나쁘다는 자각증상을 호소하지만 검사를 해도 원인이 되는 질병이 발견되지 않는 상태를 말한다. 환자는 고통을 호소하지만 다방면에 걸쳐 객관적 소견이 부족한 것이 특징.
- CS**증후군**(Chemical Sensitivity Syndrome) : 다양한 종류의 미량 화학물질에 반응하는 고통스러운 화학물질과민증.
- VGEF(Vascular Endothelial Growth Factor) : 혈관내피증식인자.
- Ntr-3 : 저친화성 신경성장인자 수용체.
- Bcl-2 : 세포 내 미토콘드리아의 막상에 존재하며, 정상에서는 세포자살(Apoptosis)을 저지하는 단백질을 코드함. 1985년 크로체(Croce)에 의해 암유전자로써 발견됨.
- **액티빈**(Activin) : 난포자극호르몬(FSH)의 합성과 분비를 촉진하며 생리주기를 조절하는 역할을 가진 펩티드이다. 인히빈(inhibin)과 반대의 작용을 가지고 있다. 성선, 하수체, 태반, 그밖의 장기에서 생산된다.
- NGF(nerve growth factor) : 신경성장인자.
- **흑질치밀층** : 중뇌(中腦)의 일부를 차지하는 신경 핵이다. 흑질은 치밀부와 망상부(및 외측부)로 크게 2군으로 대별되는데, 모두 대뇌기저를 구성하는 중심적 요소이다.
- **도파민작동성 뉴런**(dopaminergic neuron) : 신경전달물질로 도파민을 방출하는 뉴런이다. 작동성(作動性)이라는 것은 '방출한다'라는 의미이다. GABA작동성 뉴런(GABAergic neuron), 아드

레날린작동성 뉴런(adrenalinergic neuron), 콜린작동성 뉴런(cholinergic neuron) 등.

- **글루타민산**(glutamic acid) : 산성극성측쇄(酸性極性側鎖) 아미노산으로 분류된다. 단백질 구성 아미노산의 하나로, 비필수아미노산. 동물의 체내에서 신경전달물질로 기능하고, 글루타민산 수용체를 통해 신경전달을 하는 흥분성 신경전달물질이다.
- GABA(Gamma Amino Butyric Acid) : γ-아미노 낙산이라고 하며 아미노산의 일종으로, 진정효과가 있는 것으로 최근 주목받고 있는 성분. 주로 뇌와 척수에서 '억제성 신경전달물질'로 작용하며, 뇌의 흥분을 진정시키고 평상심을 유지하도록 도와준다. 또한 혈압강하 작용도 있기 때문에 고혈압에서 발생하는 뇌졸중 등의 예방에도 작용한다.
- **β아밀로이드**(amyloid-βprotein : Aβ) : 알츠하이머병의 병리학적 특징 중 하나인 노인반의 주요 구성성분은 아밀로이드β 단백질(Aβ)이라고 밝혀져 있다.
- GOT(AST), GTP(ALT) : GOT와 GPT는 본래 간세포 안에 있는 효소. 간세포가 손상되면 혈액 속에 유출되어 나오므로 간염 바이러스나 약물 등으로 간세포의 손상을 측정하는 검사로 이용되고 있다.
- **세컨드 오피니언**(Second opinion) : 환자가 진료를 받을 때 치료방법 등의 선택에 대한 결단을 하기 위해 담당의사(주치의) 이외의 전문적인 지식을 가진 제삼자에게 요청하여 얻는 '의견' 또는 '의견을 구하는 활동'이다.
- **오피오이드 수용체**(opioid receptor) : 모르핀과 같은 물질의 작용 발현에 관여하는 세포표면 수용체 단백질이다. 오피오이드 수용체는 침해수용 섬유인 C섬유와 Aδ섬유의 전 시냅스 말단부분에 존재하고 리간드의 결합에 의해 막전위의존성 칼슘 채널의 기능을 억제하며, 통증전달물질(substance P 등)의 방출억제에 의하여 진통효과를 나타낸다.
- GDNF(Glial-Cell Derived Neurotrophic Factor) : 아교세포(glial cell) 유래 신경영양인자.
- **온코젠**(oncogene) : 암유전자. 어떤 정상적인 유전자가 수식을 받아서 발현, 구조, 기능에 이상을 초래하고, 그 결과 정상세포의 암화를 유발하는 것을 가리킴. 이때 수식을 받기 전의 유전자를 암원유전자(proto-oncogene)라고 부른다.

• Ras oncogene : Ras 암유전자.

• p53 : 암억제 유전자로 세포의 생사를 제어하는 다수의 정보를 통합하는 기능을 담당하고 있다. p53은 세포내 정보의 매우 복잡한 네트워크 중심에 위치하고 암유전자의 비정상적인 활성화 및 DNA 손상, 산화스트레스 등 이상한 입력정보에 응답하여 DNA 복구와 세포증식정지, 노화, 세포사멸 등의 적절하게 프로그램을 개시한다. 특히 세포가 암화하면 p53에 의한 세포사멸이 일어나 암세포는 사멸한다.

• **광유전학**(optogenetics) : 유전학(genetics)에 광(opto)의 접두사를 붙인 말이며, 2006년 스탠퍼드대학교 칼 다이서로스(Karl Deisseroth) 박사에 의해 제창되었다. 원래는 '유전학적 방법을 이용하여 원하는 신경세포에 광구동형(光驅動型)이온 수송체를 발현시켜 빛으로 이를 활성화시킴으로써 신경세포를 흥분, 억제한다는 실험기술 및 그 실험분야'를 가리키는데 사용했다. 현재는 신경세포 이외의 세포, 광구동형이온 수송체 이외의 광응답성(光應答性) 단백질을 이용한 경우에도 이 말이 적용되고 있다.

• **전자기방사**(electromagnetic radiation) : 공간의 전기장과 자기장의 변화에 의해 형성되는 파(波, 波動)이다. 이른바 빛(적외선, 가시광선, 자외선)이나 전파는 전자기방사파의 일종이다. 전자파(electromagnetic wave)라고도 불린다. 현대과학에서 전자파는 파(波)와 입자(粒子)의 성질을 가진 것으로 알려져 파장의 차이에 따라 다양한 호칭이나 성질을 가진다. 통신에서 의료에 이르기까지 다양한 분야에서 사용되고 있다.

• **생체리듬**(circadian rhythm) : 약 24시간 주기로 변화하는 생리현상으로서 동물, 식물, 균류, 조류 등 대부분의 생물에 존재하고 있다. 일반적으로 체내시계라고도 한다. 엄밀한 의미에서는 개일리듬은 내재적으로 형성되는 것이지만 빛이나 온도, 식사 등 외계로부터의 자극에 의해 수정된다.

• **광전자공학**(optoelectronics) : 전자공학과 광학을 융합하는 학문이다. 조명으로만 이용되어 왔던 빛을 연산(演算)이나 통신 또는 에너지원으로 이용하는 것을 목적으로 연구한다.

• **색채응답점**(contact response point) : 색채생명정보소자를 피부의 특정점에 붙이면 생체가 응답

하는 포인트를 가리킨다.

• **자율분산시스템**(Autonomous Decentralized System) : 시스템 전체를 총합하는 관리기구를 가지지 않고 시스템을 구성하는 각 요소(個, sub system)가 자율적으로 행동하면서 서로가 협조·경합적으로 상호작용하여 전체로서 질서를 형성하거나 또는 유지하는 시스템을 가리킴.

• **자기촉매**(自己觸媒) : 반응의 산물(産物)이 반응을 촉매하는 것을 말한다. 일반적으로 반응은 가속도적으로 진행한다.

• **자기조직화**(self-organization) : 어떠한 시스템을 구성하는 미시적(micro)인 요소가 상호작용하여 자발적으로 거시적(macro)인 질서구조를 형성하는 협동현상으로서, 시스템에 다양성과 복잡성을 이끌어내 새로운 기능을 창출하는 것을 가리킨다. 자기조직화 현상은 자연환경이나 생체시스템에서 볼 수 있으며, 그 다양성, 복잡성, 그리고 기능성을 낳는 원천이 되고 있다.

• **산일구조**(散逸構造, dissipative structure) : 열역학적으로 평형이 아닌 상태에서 개방계 구조를 가리킨다. 즉, 에너지가 흩어져가는 흐름 속에 자기조직화하에서 발생하는 정상적인 구조이다. 일리야 프리고진(Ilya Prigogine)이 제창하여 노벨상을 수상했다. 정상개방계, 비평개방계라고도 한다.

• **전자파**(electromagnetic wave) : 공간의 전기장과 자기장의 변화에 의해 형성되는 파(波, 波動)이다. 이른바 빛(적외선, 가시광선, 자외선)이나 전파는 전자파의 일종이다. 전자기방사(electromagnetic radiation)라고도 불린다. 전자파는 파(波)이기 때문에 산란이나 굴절, 반사, 또한 회절과 간섭 등의 현상을 일으키며 파장에 따라 다양한 성질을 나타낸다.

• **광구동형 단백질**(Light driven protein, photo receptor) : 광자극에 반응하는 단백질의 총칭이며 대표적인 것은 시홍(視紅), 즉 로돕신(rhodopsin)이다.

• **끌어들임**(entrainment) : 동기화(同期化, synchronization)라고도 하며, 원래는 다른 주기를 가진 여러 리듬이 어떠한 상호작용(혹은 일방적인 작용) 결과, 완전히(또는 거의) 일치하는 진동주기를 갖게 되는 현상을 가리키는 것이다.

• **리듬 동조**(同調, Rhythm coherence syntony) : 리듬의 동기(同期), 즉 동기적인 신경세포의 발화가

정보를 코드(code)한다는 학설(temporal coding, assembly coding)이 있다.

- **시간질서 생성**(Temporal coding) : 시미즈 히로시(清水博)에 의해 제창된 개념으로 생명은 질서를 만들어내고 또 깨뜨리며, 새로운 질서를 만들어내는 것을 되풀이하여 시간과 더불어 발전해 가는 것이라는 개념.
- **질서 파라미터**(parameter of order) : 질서변수(秩序變數)라고도 하며, 위상이 가지는 질서를 나타내는 매크로(macro)한 변수를 가리킨다.
- **양 설정**(良設定) **- 불량 설정**(不良設定) : 원래는 수학적 용어이지만 심리학에서는 해(解)가 하나로 정해지지 않은 문제를 가리킴. 인간의 시각에는 이차원적인 망막의 상으로부터 삼차원 세계를 인식하고 있지만, 이차원 정보만으로 삼차원의 세계를 구축하는 것은 해(解)가 하나로 정해지지 않기 때문에 불량 설정 문제로 된다. 이 불량 설정 문제는 인간이 이미 획득하고 있는 지각세계에 대한 다양한 지식을 제약하기 때문에 해가 하나로 정해지고, 실제로 인간은 있는 하나의 세계를 보고 있는 것이 된다.
- **상전이**(相轉移, phase transition) : 통계역학적 계의 매개변수를 바꾸는 과정에서 물리적 성질 가운데 일부가 급격하게 변하는 현상이다. 상전이라는 용어는 물리학적인 계뿐만 아니라 생물학적, 사회학적인 계에서도 상전이라는 개념을 사용한다.
- **질서 생성**(**이상상태에서 정상으로 수복**) : 생체가 색채생명정보칩의 정보를 받아 스스로 조작정보를 창출해서 새로운 질서를 생성(질병으로부터 치유 쪽으로 활동)하는 것을 가리킴.
- **코르티솔**(Cortisol) : 부신피질호르몬인 당질코르티코이드의 일종. 탄수화물, 지방 및 단백질대사를 조절하며 생체에 있어서 필수적인 호르몬이다.
- ACTH(adrenocorticotropic hormone) : 뇌하수체 전엽에서 분비되는 호르몬의 하나. 시상하부 - 뇌하수체 - 부신계(hypothalamo-pituitary-adrenal axis)를 구성하는 호르몬이다. 시상하부에서 부신피질자극호르몬 방출호르몬(CRH)에 의하여 분비가 자극된다. 또한 당질코르티코이드에 의해 분비가 억제된다(네거티브 피드백). 부신피질에 작용하여 당질코르티코이드 등의 부신피질호르몬의 분비를 촉진한다.

• **TRP채널**(Transient receptor potential channels) : TRP유전자는 1989년 초파리의 광수용 응답변이주의 원인유전자로 발견된 TRP변이주(株)에서 광수용기전위변화(光受容器電位變化)가 일과성(transient)이라는 것에서 명명되었다. TRP가 코딩하는 단백질은 양이온 채널을 형성한다. TRP채널은 포유류에서는 적어도 29종의 유전자와 6개의 서브 패밀리로 구성된다.

• **트랜스듀싱**(transducin) : G단백질의 하나. 빛이 조사(照射)되면 로돕신이 활성화하고 트랜스듀싱(G단백질)을 거쳐 포스포디에스테라제(phosphodiesterase : PDE)를 활성화함으로써 2차 메신저인 cGMP가 분해된다. 그 결과, 형 막에 있는 CNG채널을 닫고 안쪽으로 전류가 흐르지 않게 됨으로써 막 전위가 감소한다. 이것이 시세포의 광응답이다.

• **포스포디에스테라제**(phosphodiesterase : PDE) : 넓은 의미로는 인산디에스테르결합(Phosphodiester bond = 분자의 인산이 2개의 수산기와 결합한 구조)의 한쪽 결합을 가수분해하는 효소이다.

• **광역학요법**(photodynamic therapy) : 생체 내에 광과민성 물질(광증감제)을 주입하여 표적이 되는 생체조직에 어떤 파장의 빛을 조사하여 광감수성 물질로부터 활성산소를 발생시켜, 이로 인해 암이나 감염 등의 병소를 치료하는 요법이다.

• **교원병**(膠原病, collagen disease, connective tissue disease) : 전신의 여러 장기에 염증이 생기고, 장기의 기능장애를 초래하는 일련의 질환군(群)의 총칭. 이 명칭은 1942년에 미국의 병리학자 폴 클렘퍼러(Paul Klemperer)가 제창하였다. 유사한 질환의 개념으로 자가면역 질환, 류머티즘, 결합조직 질환이 있는데, 교원병은 이 3종류의 병태가 복합적으로 나타난다는 것이 특징이다. 원인은 혈액 속에 있는 항체가 세포핵 등과 반응을 하여 면역복합체를 형성하면서 조직에 침착하거나, 조직을 공격하는 것에 의하여 발병하는 것으로 생각되며, 사망에 이르게 되는 경우도 있다. 전형적인 증상으로 발열, 발진, 권태감, 관절통, 관절염, 근육통, 내장병변, 레이노드 현상 등을 열거할 수 있으며 여성에게 많은 것도 특징이다.

참고문헌

- 加島春來(1997), 《色彩療法과 診斷法》.
- 橋本政和(1996), 《이제 電磁波는 두렵지 않다》, Tama出版社.
- 近藤良(2000), 〈power test와 bi digital o-ring test의 비교〉, www1.odn.ne.jp/oricon_health/Powertest.htm.
- 大村惠照(1993), 《Bi digital o-ring test의 實習》, 醫道의日本社.
- 木下淸都 · 代田文彦(1985), 《圖說 東洋醫學 經穴編》, 學習硏究社.
- 杉靖三郎 감수(1981), 《圖說 新 人間醫學百科》, 엔터프라이즈.
- 永田親義(1989), 《새로운 양자생물학》, 손영수 역, 전파과학사.
- 西澤道允, 《臨床東洋醫學概論》, 一皇漢醫道硏究所.
- 石田秀實(1987), 《氣가 흐르는 身體》, 平河出版社.
- 小曾戶丈夫 · 浜田善利(1972), 《意釋黃帝內經靈樞》, 築地書館.
- 松岡敬子 역(1993), 《라이프 컬러》(파멜라 오즈리 저), Tama出版社.
- 熊澤孝朗, 《全日本鍼灸學會雜誌》(제47회 抄錄中, 痛症의 可塑性 - 참아서는 안 되는 痛症의 이야기).
- 井上昌次郎(1996), 《멜라토닌의 眞實》, 매거진하우스.
- 井土貴司 감수(1996), 《活性酸素》, 日東書院.
- 天井正久 · 川合重孝 · 山本恒久 역(1997), 《中國醫學의 歷史》, 東洋學術出版社.
- 千千岩英影(1974), 《色彩學》, 福村出版.

- 淺川要 외 공역(1992), 《中國氣功學》, 東洋學術出版社.
- 橫內正典(1998), 《究極의 癌治療》, Tama出版社.
- 橫山裕道(1997), 《遺傳子의 構造와 不可思議》.
- 加藤やすこ(2012), 《전자파과민증의 치료》, 綠風出版社.
- 小山寿(2002), 《전자파의 정체와 공포》, 河出書房新社.
- 村瀨雅俊(2004), 〈전자파의 생체에의 영향 - 호르몬 작용가설의 제창〉, 교토대학교 기초물리학 연구소 연구회보고서.
- 傳田光洋(2007), 《피부는 생각한다》, 岩波書店
- 傳田光洋(2009), 《현명한 피부》, 치쿠마新書
- Rupert Sheldrake(1981), 《A New Science of Life》, 幾島幸子 · 竹居光太郎 역, 工作社.
- Ilya Prigogine 외(2011), 《혼돈으로부터 질서》, 신국조 역, 자유아카데미출판.
- 淸水博(1992), 《生命과 場所》, NTT출판
- 淸水博(2003), 《場의 思想》, 동경대학출판회
- 淸水博(2009), 《생명을 다시 돌아봄》, 中公新書
- 鮎澤聰(1997), 〈생물학적 커뮤니케이션의 이론과 그 임상응용에 관한 연구〉, 의학박사 학위논문.
- Fritjof Capra(2008), 《현대의학과 동양사상》, 김용정 외 공역, 범양사.
- Bernard J.F. Lonergan(1971), 《Method in Theology. University of Toronto Preess》.
- 児玉龍彦 · 仁科博道(2005), 《시스템 생물의학 입문》, 羊土社.
- 吉田伸夫(2013), 《光의 場, 電子의 海 - 양자장이론으로의 길》, 新潮選書.
- 竹內薰(2004), 《場이란 무엇인가》, 講談社
- Stuart Kauffman(2012), 《自己組織化와 進化의 논리》, 米沢富美子 감역, 치쿠마학예문고.
- 佐藤公行 · 和田正三 편저(2000), 《생명을 지탱하는 光》, 共立出版社.
- 《실험의학》(2014 Vol. 32 No.4), 〈TRP Channel로 느끼는 구조, 작동하는 구조〉, 羊土社.

| 찾아보기 |

ㄱ

ㄴ

ㄷ

ㄹ

ㅁ

ㅂ

ㅇ

인명

(주)바이오컬러텍의 색채생명정보과학연구소

색채생명정보소자

당 연구소에서는 생물체를 구성하고 있는 고분자 집단과 단백질은 물론 다양한 세포주, 조직과 장기에 관한 생체구성개체가 내는 생물정보를 컬러로서 코드화(Color coding)하는 연구를 하고 있습니다. 즉, 생체조직을 비롯한 병원체로부터 내는 고유의 파동성과 위상(位相)이 같은 색채를 선별하고, 이 파동정보를 혁신적 바이오 소재인 색채로 집적화하는 연구를 실행하고 있습니다. 우리는 십수 년간의 색채연구와 생명과학과의 융합하는 연구 끝에 색채를 새로운 소재의 바이오 소자로써 특허를 획득하게 되었습니다. 현재 개발된 색채생명정보소자는 약 10,000여 종에 달하며, 인체의 질병검사 및 진단치료에 이용하고 있습니다. 이 색채생명정보소자를 임상에 적용하는 연구는 우리나라를 비롯하여 일본과 미국, 중국, 네덜란드, 포르투갈 등의 여러 국가에서 행해지고 있으며, 금세기의 새로운 개념의 보완대체의학으로 주목을 모으고 있습니다.

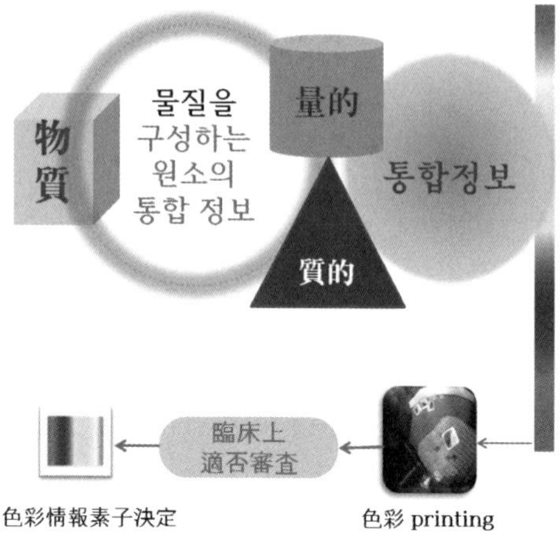

색채생명정보시스템 연구

색채생명정보시스템 연구는 각각의 살아 움직이는 역동적인 정보를 저장하고 운반하는 색채생명정보소자들을 정합성(整合性)이 있게 조합하는 연구입니다. 예를 들어서, 찰과상이나 절상에 적용하는 색채생명정보소자의 조합은 〈항균+지혈+과산화수소+통각〉으로 각각의 색채를 배합하고 있는데 매우 효과적입니다. 색채생명정보시스템은 기초과학인 해부, 생리, 병리학의 이론을 기반으로 분자생물학과 시스템 생물학의 이론을 응용하고 있으며, 동양전통의학에 따른 경락과 한방약제의 정보도 이용하는 연구도 포함되고 있습니다. 다양한 생체관련 정보를 담고 있는 색채생명정보소자를 사용하여 생명시스템에 간섭을 끼치는 방법론과 정보를 간섭받게 된 생명시스템이 응답하는 방향성에 관한 생명의 거동을 밝히는 연구도 수행하고 있습니다. 이렇게 얻게 된 정보는 다양한 질병치료 및 건강관리에 적용하는 임상연구가들에게 활용되고 있습니다.

건강관련 다양한 기능성 액세서리의 개발

당 연구소에서는 미세먼지(PM2.5)를 비롯한 수은, 잔류농약과 같은 환경공해물질로부터 신체를 지켜주는 액세서리를 비롯한 유해전자파간섭기, 신체의 다양한 증상에 도움이 되는 패치종류 등 색채생명정보소자를 적용한 건강관련 신개념의 기능성 액세서리를 개발하고 있습니다.

색채생명과학으로의 초대 – 색채생명과학의 전망

전 세계적으로 생물학 연구의 조류가 크게 변화하고 있습니다. 이것은 매우 새로운 도전으로의 유혹이며 시대적 패러다임인 한편 생물학이 원래 추구해온 생명의 본질을 탐구하는 것으로 되돌아가고자 하는 것을 담고 있습니다.

지구상의 생명계가 색채를 이용하고 있는 생물학적 특성에 관한 본 연구의 전망은 색채생물학의 틀을 구축하는 것이며, 이러한 연구를 통하여 생명의 원초적 본질을 이해하고 해명하는 것입니다. 이에 한걸음 더 나아가, 종래의 현대의료적 또는 전통의료의 치료법을 적용하더라도 질병의 질곡으로부터 고통당하고 있는 만성질환자 또는 난치성질환의 환자분들에게 희망의 빛을 비춰드리는 것에 있습니다.

- 색채정보역학치료 전문가과정 공개강좌 개설안내 -

당 연구소에서 색채생명과학의 응용분야인 색채정보역학치료의 연구 활성을 위하여 공개강좌를 다음과 같이 개설하고 있습니다.

생명과학을 베이스로 색채생명정보의 이론과 현대표준의학의 이론을 임상학적으로 적용하는 발상과 다양한 통증에 대처하는 구체적인 방법론을 소개합니다.

*임상전문인을 위한 공개강좌

- **대상 :** 의사, 치과의사, 한의사
- **강사 :** 이준육(색채생명정보과학연구소장)
- **일시 :** 매월 첫째 주, 셋째 주 토요일 오후 3:30~6:30
- **장소 :** 색채생명정보과학연구소
- **참가신청 방법 :** 이메일로 신청 접수

*일반인, 대체의학연구자를 위한 공개강좌

- **일시 :** 매월 둘째 주, 넷째 주 토요일 오후 3:30~6:30

※ 기타 자세한 사항은 이메일 colormedi@naver.com, 전화 02-792-4668

※ 사정에 따라 일정이 변경되는 경우도 있다는 점 양지해 주시기 바랍니다.

중앙생활사 Joongang Life Publishing Co.
중앙경제평론사 | 중앙에듀북스 Joongang Economy Publishing Co./Joongang Edubooks Publishing Co.

중앙생활사는 건강한 생활, 행복한 삶을 일군다는 신념 아래 설립된 건강 · 실용서 전문 출판사로서
치열한 생존경쟁에 심신이 지친 현대인에게 건강과 생활의 지혜를 주는 책을 발간하고 있습니다.

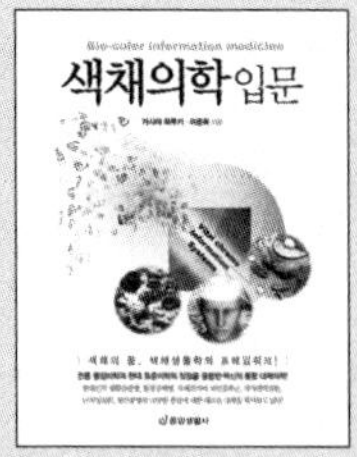

색채의학 입문

초판 1쇄 인쇄 | 2016년 6월 10일
초판 1쇄 발행 | 2016년 6월 15일

지은이 | 카시마 하루키 · 이준육(加島春來 · 李準六)
펴낸이 | 최점옥(Jeomog Choi)
펴낸곳 | 중앙생활사(Joongang Life Publishing Co.)

대　표 | 김용주
책임편집 | 한옥수
본문디자인 | 박근영

출력 | 현문자현　종이 | 한솔PNS　인쇄 · 제본 | 현문자현

잘못된 책은 구입한 서점에서 교환해드립니다.
가격은 표지 뒷면에 있습니다.

ISBN 978-89-6141-182-0(03510)

등록 | 1999년 1월 16일 제2-2730호
주소 | ⊕ 04590 서울시 중구 다산로20길 5(신당4동 340-128) 중앙빌딩
전화 | (02)2253-4463(代)　팩스 | (02)2253-7988
홈페이지 | www.japub.co.kr　블로그 | http://blog.naver.com/japub
페이스북 | https://www.facebook.com/japub.co.kr　이메일 | japub@naver.com
♣ 중앙생활사는 중앙경제평론사 · 중앙에듀북스와 자매회사입니다.

※ 이 도서의 국립중앙도서관 출판시도서목록(CIP)은 서지정보유통지원시스템 홈페이지(http://seoji.nl.go.kr)와
국가자료공동목록시스템(http://www.nl.go.kr/kolisnet)에서 이용하실 수 있습니다.(CIP제어번호:CIP2016012277)